W0293858

Hans H. Rhyner
Irene Karner

Das Ayurveda-Kamasutra

Die Informationen und Tipps, die in diesem Buch vermittelt werden, haben sich in der ayurvedischen Praxis bewährt und wurden von den Autoren nach bestem Wissen und Gewissen ausgewählt und aufgezeichnet. Sie können den Lesern bei Gesundheitsvorsorge und Selbsthilfe hilfreich sein. Keinesfalls sollen sie ärztlichen Rat oder ärztliche Hilfe ersetzen. Weder Autor noch Verlag haftet für eventuelle Schäden, die sich aus Gebrauch oder Missbrauch des in diesem Buch vorgestellten Materials ergeben.

Hans H. Rhyner/Irene Karner

Das Ayurveda-Kamasutra

Zeit für Sinnlichkeit

Bauer
Verlag Herman Bauer
Freiburg im Breisgau

Die Deutsche Bibliothek – CIP-Einheitsaufnahme

Ein Titeldatensatz für diese Publikation ist bei
Der Deutschen Bibliothek erhältlich

Loktorat und Redaktion: Martina Klose
Fotos: Ulli Seer (35); Zeichnungen: Corinna Zürcher (8);
Strichzeichnungen S. 176 und 177 Ito Joyoatmojo; hist. Abb. S. 198, 207, 210
aus Vatsyanana: Kamasutra-Leitfaden der Liebeskunst. Otus 2002

1. Auflage 2002
ISBN 3-7626-0864-4
© 2002 by Verlag Hermann Bauer GmbH & Co. KG, Freiburg im Breisgau
www.hermann-bauer.de
Das gesamte Werk ist im Rahmen des Urheberrechtsgesetzes geschützt.
Jegliche vom Verlag nicht genehmigte Verwertung ist unzulässig.
Dies gilt auch für die Verbreitung durch Film, Funk, Fernsehen,
photomechanische Wiedergabe, Tonträger jeder Art, elektronische
Medien sowie für auszugsweisen Nachdruck und die Übersetzung.
Umschlag: Marketing Design Service, Hamburg, unter Verwendung von Fotos von Ulli Seer
Gestaltung der Innenseiten: Karin Jerg, Ballrechten-Dottingen
Satz: Fotosatz Reinhard Amann, Aichstetten
Druck und Bindung: Druckerei Ernst Uhl, Radolfzell
Printed in Germany

Inhalt

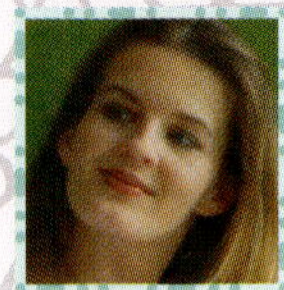

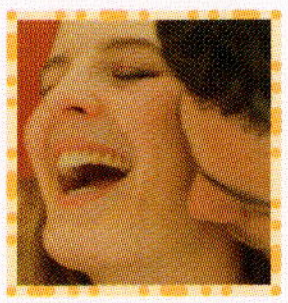

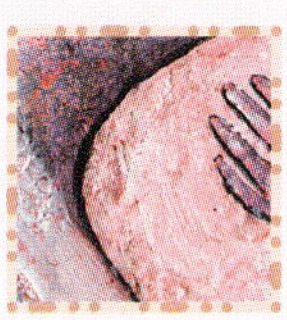

Vorwort

Lust ist das unkontrollierbare Feuer, das die Liebe zum Glühen bringt. Sie ist *die* motivierende Kraft in dieser Welt und symbolisiert vollkommenes Glück, kein anderes Gefühl nimmt uns derart in Besitz wie Liebe und Lust. Dienen diese beiden lediglich der Fortpflanzung, dem Überleben der Gattung Mensch? Nüchterne Neurobiologen, Sexualmediziner und Sexualwissenschaftler behaupten das – und dies, obwohl, was die weibliche Sexualphysiologie anbelangt, immer noch große Wissenslücken bestehen, quasi weiße Flecken auf der Landkarte des Körpers der Frau. Bei den Männern versteht man die komplexen zentralnervösen Abläufe bei sexueller Erregung zwar etwas besser, aber auch hier hat die Wissenschaft das Thema zu lange stiefmütterlich behandelt. Und das bleibt auch so in unserer so genannten »modernen, aufgeschlossenen Gesellschaft«. Vieles ist zwar heute erlaubt und fast alles scheint möglich – die Umsetzung der Sinnlichkeit in den Alltag hat aber nicht stattgefunden.

Als Kleinkinder erlebten wir täglich ein Feuerwerk von Sinnesempfindungen. Alles war neu, musste mit Händen, Zunge und Augen erforscht werden. Warum haben wir das Abenteuer »Sinnlichkeit« aufgegeben? Es wurde uns systematisch ausgetrieben. Als wir in zartem Alter das erste Mal durch die Pforten unserer Bildungsstätten schritten, verließen wir unsere subjektive Welt mit ihren farbigen Erfahrungen und lebhaften Emotionen. Fortan sollten wir nur noch das fühlen und tun, was im Lichte der großen Wissenschaft standhält. Was in unseren Bauchen, Eierstocken und Hoden passierte oder passieren könnte und was wir empfinden, müssen wir heute in Fachbüchern und unendlich langen Tabellen nachschauen. Unsere subjektive Wahrnehmung und Eigenverantwortung sind dabei verloren gegangen. Wir haben verlernt, uns auf unsere Sinne zu verlassen. Die Sinnesorgane sind aber die wichtigsten Messinstrumente überhaupt: Ohne die subjektive Information unserer Empfindungen laufen wir ständig Gefahr, genau das Falsche zu tun, denn so genannte »objektive« Richtlinien gibt es nicht; sie mögen einigen nutzen, doch anderen schaden sie.

Liebe und deren stärkste Emotion, die Lust, bedeuten aber nicht nur Glück und Erfüllung im Leben, sondern auch Schutz und daraus resultierend: Gesundheit. Die Sexualwissenschaftler des antiken Indien ca. 1500 bis 600 v. Chr. behandelten diese Themen ausführlich in den medizinischen Texten der Ayurveda und in Werken über Sexologie wie das *Kamasutra* (etwa 4. bis 6. Jahrhundert v. Chr.). Sie propagierten eine Emanzipation der Sinnlichkeit, einen selbstbewussten Umgang mit Lust. Aus ihrer Sicht war vollkommenes Lustempfinden nur möglich, wenn der Mensch vollkommen gesund ist, das heißt, wenn sich Körper, Geist und Seele in einem harmonischen Zustand befinden. Darum haben Ayurveda-Ärzte von alters her Sinnlichkeit und bewusstes Lustempfinden empfohlen: Die gesunde Lust und ihre Erfüllung in einer liebevollen Beziehung garantieren eine Steigerung der Abwehr von Psyche und Körper. Gelebte Lust fördert zudem, dass wir unsere materielle Anhaftung loslassen. Ein satter Mensch kann sich nach einer guten Mahlzeit anderen wichtigen Lebensaufgaben widmen; und so kann jemand, der seine Lust gelebt hat, den nächsten wichtigen Schritt in seiner Bewusstseinsentwicklung wagen, da er nun keine Angst mehr spürt, etwas Wichtiges im Leben zu verpassen. Die herausragende Rolle, die Lust in unserem Leben spielt, hat sich seit der Antike nicht mehr verändert. Täglich finden sich in der Ayurveda-Praxis Menschen, die entweder krank sind, weil sie ihre Lust nicht gelebt haben, oder ihre Lust nicht leben können, weil Körper oder Psyche krank sind – ein Teufelskreis, den es zu durchbrechen gilt.

Ayurveda ist nun die Wissenschaft vom Leben – vom Zusammenspiel von Körper, Geist und Seele. Sie verbindet Gesundheitskunde, Medizin und Lebensphilosophie auf einzigartige Art und Weise. Schon vor 3500 Jahren kannte Ayurveda die Fachrichtung »Sexualmedizin« (*Vajikarana*) als eine der acht wichtigsten Zweige der Medizin. Zu ihrer Unterstützung wurden auch Methoden aus der inneren und regenerativen Medizin (*Kayacikitsa* und *Rasayana*) hinzugezogen. Aus der inneren Medizin stammt die Methode des *Pancakarma* (siehe Seite 29) – sie umfasst fünf große Reinigungs- oder ausleitende Maßnahmen und wird traditionellerweise vor einer sexualmedizinischen Behandlung durchgeführt, um deren Wirkung zu steigern.

Außerdem werden Therapien aus der regenerativen Medizin vor den Behandlungen der Sexualmedizin durchgeführt, um eventuelle Schwachstellen im Organismus zu beseitigen. All das sind äußerst effektive Behandlungsmethoden bei sexuellen Störungen, die auch heute mit Erfolg eingesetzt werden. Viele Patienten konnten sowohl durch ayurvedische Therapien als auch indem sie Ernährung und Lebensstil an ihre individuelle Konstitution anpassten großartigen Nutzen ziehen.

In der ayurvedischen Literatur finden wir häufig Zitate von Vatsyayana, dem Autor des *Kamasutra*. Es wird oft fälschlicherweise für erotische Literatur gehalten, ist aber eigentlich das erste wissenschaftliche Werk über Sexologie. Das *Kamasutra* wurde von den kulturellen Gegebenheiten seiner Zeit stark geprägt, obwohl der Autor klar erwähnt, dass sein Werk auf einer Sammlung von früheren Werken beruht, die er selbst zusammengetragen hat, weil sie verloren zu gehen drohten. So lautet auch die literarische Übersetzung von *Kamasutra:* »Leitfaden der Sinnlichkeit«. Einige Kommentatoren behaupten, dass Vatsyayana in Wirklichkeit eine Frau gewesen sei, eine berühmte Kurtisane, die vor 2400 Jahren in Pataliputra in Zentralindien gelebt haben soll. Ihr Hauptanliegen sei es gewesen, die Natur des Begehrens und ihre Funktionsweise zu erforschen, denn jeder Mensch möchte seine Erfahrungen nicht als sinnlos empfinden, sondern genau verstehen können. Dabei geht es vor allem um ein praktisches, nicht nur um ein intellektuelles Verstehen menschlicher Ausdrucksweisen. Die erotischen Illustrationen, die wir in modernen Ausgaben finden, passen eigentlich überhaupt nicht dazu. Sie stammen aus einer viel späteren Epoche, sind in keinem Originalmanuskript zu finden und dienen eindeutig der Verkaufsförderung. Die Originalsprache ist bewusst nicht erotisierend gehalten und die Autorin (wenn es denn eine Frau ist) hält sich mit Absicht hinter dem Namen eines Gelehrten versteckt. Aber auch frühere und spätere Texte dieses Genres sind immer in wissenschaftlicher Sprache mit einer poetischen Ader verfasst.

Wir wollen dieser Tradition in *Das Ayurveda-Kamasutra* folgen – und gehen das Thema ganz sachlich an. Im Vordergrund soll nicht ein Lust-Machen stehen; vielmehr wollen wir Ihnen ein brauchbares Bild darüber vermitteln, dass das Ausleben Ihrer Lust für Sie wesentliche Vorteile hat. Ein erotisierender Text allein kann Ihnen wohl Lust auf Lust machen, vermag das Warum und Wie aber nicht zu klären. Das Wissen über Lust befähigt und schenkt Ihnen die Kraft für ein sinnliches Leben. Und: es ist Zeit für Sinnlichkeit …

Interessanterweise finden wir im *Kamasutra* auch viele Verweise auf ayurvedische Schriften und frühere Texte der Sexologie. Der Zusammenhang zwischen Sexualmedizin und

Sexologie ist daher in der Tradition gegeben. Beide Gruppen sollen und können in der zeitgemäßen Therapie, aber auch in eigenverantwortlicher persönlicher Gesundheitsvorsorge vielfache Anwendung finden. Ein wichtiger Text ist etwa *Koka Shastra*, ein Handbuch für Ehepaare. In diesem Werk werden die berühmten 64 Liebesstellungen beschrieben. Es ist das Buch, das dem Brautpaar unter das Kopfkissen gelegt wurde und ihm aufzeigen sollte, wie man »es« richtig macht. *Koka Shastra* stammt aus der Feder eines Poeten namens Kokkoka und wurde im 12. Jahrhundert verfasst, also rund 1600 Jahre nach dem Kamasutra. Eine Übersetzung in eine europäische Sprache wurde erst im Jahre 1964 von dem berühmten Sexualmediziner Dr. Alex Comfort vorgenommen.

Ananga Ranga (»die Bühne des Amor«) wurde im 16. Jahrhundert von Kalyanamalla verfasst. Er schreibt über den Zweck seines Werkes selbst:

»Es ist wahr, dass keine Freude, die von Sterblichen erfahren werden kann, größer ist als das Wissen über den Allmächtigen. Danach und erst danach folgt die Freude, die ein Mann durch die Vereinigung mit einer Frau erfahren kann. Es ist wahr, Männer heiraten nur, damit sie jeden Tag Sex haben und den Komfort zu Hause genießen können. Sie vergessen dabei die Freude der Frau. Solche Männer ignorieren die Wissenschaft des Liebesgottes und sind nichts als Dummköpfe. Dieses Buch soll verhindern, dass durch solches Benehmen Leben und Liebe für immer verloren gehen.
Dann sollt ihr noch wissen, dass jeder Vers dieses Buches wie in der Tradition der vedischen Schriften üblich auf zwei Arten verstanden werden kann, nämlich auf spiritueller Ebene und auf der Ebene der Liebe …« KALYANAMALLA: ANANGA RANGA[1]

Heutzutage werden wir einerseits bei jedem Schritt mit sexistischen Bildern überschwemmt: Swingerclubs und Sextourismus werden salonfähig, das Internet liefert Live-Sex ins Wohnzimmer – und trotzdem fühlen sich die Konsumenten solcher Erotika nicht erfüllt. Die Erklärung ist einfach: Auf der mentalen Ebene findet eine Überstimulation statt, während die Sinnesorgane schon lange verkümmert sind. Wenn die Sinne gestärkt sind, reagieren sie schon auf einen Hauch des Kontaktes ... man kann sagen, dass die starke Stimulierung über die Psyche beweist, wie schwach die Sinne eigentlich sind. Dieses Buch soll dazu dienen, den umgekehrten Weg zu gehen: Mit einer wirkungsvollen Stärkung der Sinnesorgane, des Körpers und einem verantwortungsbewussten Umgang mit Menschen und materiellen Ressourcen finden Sie zu Gesundheit und Glück.

Meine (Dr. Hans H. Rhyner) Studien der Ayurveda schlossen nun die medizinischen Sexualwissenschaften (Vajikarana) mit ein. Zu Anfang dachte ich, das sei eher eine fragwürdige Angelegenheit, denn in den gängigen Texten wird Vajikarana sehr ungenau mit »dem Wissen über Aphrodisiaka« übersetzt. In der Gesundheitspraxis und vor allem in Zusammenhang mit den ausleitenden Therapien (Pancakarma; siehe Seite 29) wurde die Sexualwissenschaft aber bald zum festen Bestandteil meiner täglichen Arbeit. Die Menschen im Abendland sind sehr interessiert an diesem Wissen – allerdings leiden sie im Bereich »Sexualität« auch vermehrt unter körperlichen und emotionalen Störungen. So habe ich mich weiter in dieses Fachgebiet vertieft und, was ich da lernte, auch praktisch in meiner Ayurveda-Klinik in Indien anwenden können, wo die Mehrheit der Klienten aus Europa stammte. Seit ich wieder in der Schweiz lebe, ist dieses Thema noch aktueller geworden. Und so entstand bereits, vor rund fünf Jahren die Idee, ein Handbuch über gesunde Sexualität zu schreiben. Die wichtigsten Fachbücher über Ayurveda sind zur gleichen Zeit entstanden wie das *Kamasutra* – und so lag die Idee nahe, das umfangreiche Wissen dieser beiden Quellen zusammenfließen zu lassen.

Meine Mitautorin Irene Karner, die in ihrem Ayurveda-Fachinstitut *Anemonya* in Wien so vielen Menschen hilft, ihre Gesundheit zu verbessern und ihr Leben mit Ayurveda zu bereichern, ist dank ihres wunderbaren enormen Einfühlungsvermögens geradezu dazu geschaffen, den weiblichen Aspekt, die Freude und den spielerischen Umgang mit der Sinnlichkeit einzubringen. Sie selbst sagt dazu: »Es ist mir immer schon störend aufgefallen, wie Menschen ihr eigenes sexuelles Verlangen auch heute noch verdrängen. Obwohl sie unter ihrer unerfüllten Sexualität leiden, schieben sie das Thema beiseite. Sie suchen nach Auswegen, die oftmals leider in Irrwegen münden. Dass wir lernen, mit uns selbst umzugehen, uns unserer sexuellen Wünsche bewusst werden – und so eine beglückende Sinnlichkeit mit unserem Partner erleben, liegt mir sehr am Herzen!

Als ich vor Jahren das erste *Kamasutra*-Buch in Händen hielt, war ich sehr überrascht von den detaillierten Beschreibungen und den genauen Abbildungen zum Geschlechtsverkehr (auch wenn diese ursprünglich nicht zum Originaltext gehören). In allen Zeiten haben sich die Menschen mit dem Thema »Sexualität und Erotik« auseinander gesetzt. Wir wünschen Ihnen Freude mit diesem Buch, Bereicherung und spannende Sinnlichkeit in Ihrem Leben!

Im Herbst 2002

Irene Karner
Dr. Hans H. Rhyner

Einführung

Der Geist ist willig, aber das Fleisch ist schwach …

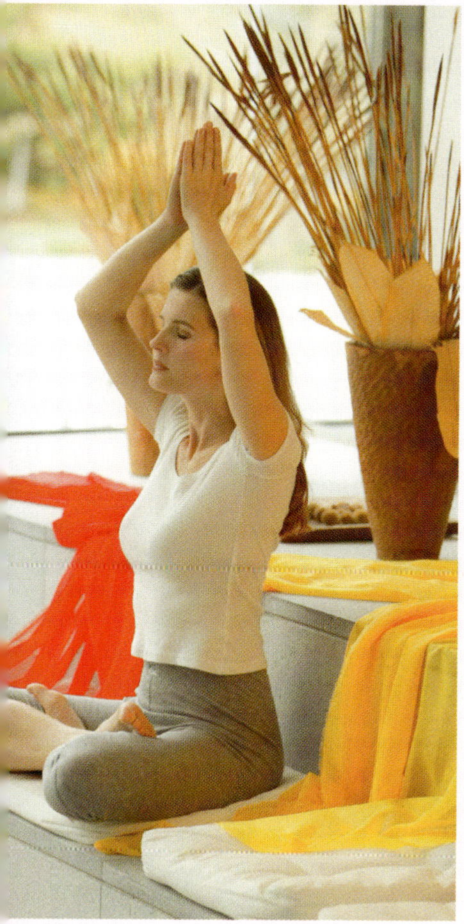

… dieser populäre Volksglaube ist absurd! Das Umgekehrte ist der Fall: Das Fleisch kann wohl dem Geist folgen, der Geist aber muss nicht dem Fleisch gehorchen. Er steht über Sinnen und Körper und kann diese kontrollieren. Wir haben Gedanken, Gefühle und Eindrücke und sind doch von ihnen verschieden: wir sind *nicht* unsere Gedanken, Gefühle und Eindrücke. Wir sind Wesen, die im Grunde unabhängig davon sind. Wir sind Herrinnen unseres

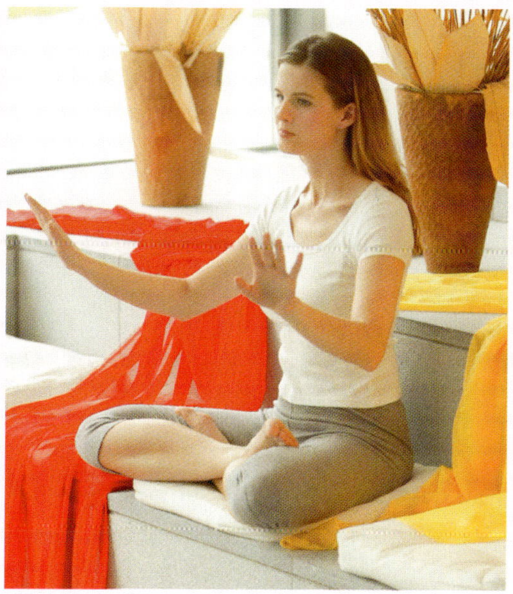

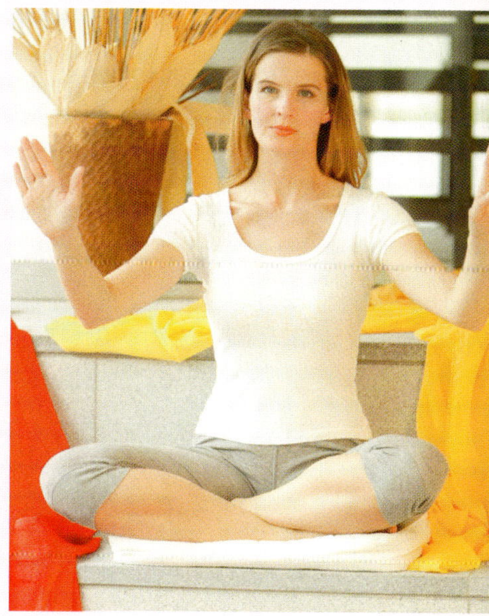

Feldes und bestimmen, auf welche Empfindung wir uns einlassen wollen – Empfindungen und Körper bestimmen *nicht* über uns. Wir entscheiden dank unseres Bewusstseins, mit welcher Intention wir etwas tun wollen. Das wiederum wird von unserer Psyche aufgenommen und an unsere Sinnesorgane weitergeleitet und ist Grundlage für einen selbstbewussten Umgang mit Sinnlichkeit. Stehen wir zu unseren Wünschen und Verlangen und leben wir diese mit einer positiven Absicht, so werden wir sicher ein glückliches und erfülltes Leben genießen. Bei den auf Seite 15 abgebildeten Fotos handelt es sich um drei Yoga-Haltungen, die Ihnen helfen, Ihr Feld, Ihr Selbst bewusst wahrzunehmen und darüber zu bestimmen. Die Haltungen (von links nach rechts) dienen: dem Wahrnehmen des inneren Kosmos durch das In-sich-hineinschauen, dem Wahrnehmen der Abstrahlung (der Aura) nach außen, dem Wahrnehmen der äußeren Welt aus der selbstbewussten Perspektive des eigenen Feldes.

Lust und Sünde

Der modernen westlichen Gesellschaft fehlt eine einheitliche Sexualmoral. Was als normal empfunden wird, darüber ist man uneins, denn die Gesellschaft spaltet sich zusehends in immer mehr Subkulturen – und in diesen Nischen ist keineswegs alles erlaubt, hier herrschen jeweils eigene Regeln und Tabus. Soll das bedeuten, dass das Konzept der Sünde überholt und abgeschafft ist? Gibt es allgemein gültige ethische Regeln, was Sexualität, Erotik und Sinnlichkeit anbelangt? Die Antwort vorweg: Ein selbstzerstörerischer Umgang mit sich selbst wird von allen Autoritäten als »Sünde« bezeichnet. Wenn jedoch die Erfüllung Ihrer Lust keine Formen annimmt, die gegen Ihr Leben oder das Leben anderer gerichtet sind, können Lust und Liebe *niemals* Sünde sein! Mit anderen Worten: Lernen Sie sich selbst zu lieben und handeln Sie danach.

Vatsyayana, der Autor des *Kamasutra*, sagt, dass die Erfüllung von sozialen Pflichten einen ethischen Wert darstellt. Nur so seien Wohlstand und Liebe überhaupt möglich. Er erwähnt zwar Reinkarnation oder ein Leben nach dem Tod, schlägt sich dann aber mehrheitlich auf die Seite der Materialisten, die zwar Belohnung und Strafe in Himmel oder Hölle in Betracht ziehen, aber für zu komplex halten, um sich im praktischen Leben danach zu richten. Er würde sich der mittlerweile gängig gewordenen Verhandlungsmoral, wie sie der Autor Günter Amendt 1970 in seinem Aufklärungsbuch *Sexfront* gefordert hat, wohl anschließen: alles ist erlaubt zwischen zwei oder mehreren Menschen, was im wechselseitigen Einverständnis geschieht und Dritte nicht schädigt.

Ayurveda geht einen Schritt weiter und erkennt: Jeder braucht seine eigene Philosophie. So wie jedes Individuum seinen eigenen Lebens- und Ernährungsstil haben sollte, empfiehlt sie, auch Lebensphilosophie und Religion dem momentanen Stand des Bewusstseins anzupassen. Stellen Sie sich ein riesiges Buffet vor, auf dem alle erdenklichen Philosophien und Religionen delikat ausgebreitet sind. Sie wählen das oder die Systeme aus, die Ihrem jetzigen Bewusstseinsstand entsprechen. Später – wenn Sie wieder Hunger bekommen – stellen Sie sich erneut ans Buffet und wählen. Ein solch offenes System setzt natürlich Ihre Bereitschaft voraus, für Ihr Seelenheil selbst Verantwortung zu übernehmen, es hat aber den Vorteil, dass Sie nicht an einem Dogma hängen bleiben, sondern eine Entfaltung Ihres Bewusstseins fördern. Letztlich steuert jeder für sich allein sein eigenes Flugzeug durch die Stürme des Lebens.

Alle Autoren der ayurvedischen Schriften (wie Vatsyayana, Kokkoka und Kalyanamalla) erwähnen nun vier Bestimmungen des menschlichen Daseins. Das sind:

1. Pflichterfüllung (*Dharma*)
2. Streben nach Wohlstand und materieller Sicherheit (*Artha*)
3. Lust und Liebe (*Kama*)
4. spirituelle Emanzipation (*Moksha*)

Diese vier Ziele können durchaus nebeneinander bestehen. Eine Art Entwicklung führt den Menschen – aber auch eine Gesellschaft als Ganzes – durch die verschiedenen Stadien. Vatsyayana ist der Ansicht, dass die Erfüllung der individuellen sozialen Pflichten zu Wohlstand führt. Dieser Wohlstand wiederum ermöglicht das ungestörte Ausleben von Lust und Liebe. Wenn die Sinne zufrieden gestellt sind, gestattet das die Auseinandersetzung mit den höheren Werten des Lebens. Lust und Liebe sind darum nicht nur ebenso wichtig wie Pflichterfüllung oder harte Arbeit, sondern stellen eine absolute Notwendigkeit für Gesundheit, Lebensqualität und die Erfüllung unseres Lebensinhalts dar.

Oft verbietet uns ein falsch verstandener christlich-religiöser Hintergrund, uns unserer Sinne zu erfreuen. Jemand bringt es zu Wohlstand, aber: Eher geht ein Kamel durchs Nadelöhr, als dass ein Reicher in den Himmel kommt ... Dagegen ist die 68er-Generation angetreten und auf die Barrikaden gestiegen. Aber trotz sexueller Revolution, in der das Motto herrschte: »Macht Liebe statt Krieg«, hat die große sexuelle Befreiung von damals leider nicht nur positive Spuren hinterlassen: Sex ist zum mechanischen Leistungssport avanciert. Wo aber sind Freude, Leichtigkeit und die Lust am Entdecken geblieben?

In meiner Praxis erfahre ich täglich, wie viele Menschen in Beziehungen vereinsamen. Lust und Sex erfahren sie nur in ganz kleiner Dosierung. Singles, so könnte man meinen, sind ungebunden und frei, haben oft Sex, und das mit wechselnden Partnern. Doch diese Annahme ist offenbar ganz und gar falsch. Nach einem Bericht des Magazins *Max* hat jeder zweite 25- bis 29-jährige Single in Deutschland weniger als einmal im Monat Sex[2]. Das ist erschreckend! Ein gesunder Körper hat eine gesunde Libido – wird diese nicht gelebt, so wirkt sich das zuerst auf psychischer und später auf körperlicher Ebene aus.

Unsere Sinnlichkeit auszuleben macht uns zufrieden – nur so können wir loslassen und weitergehen. Alte Menschen zum Beispiel, die immerfort nur über die verpassten Gelegenheiten in ihrem Leben sinnieren, können einfach nicht loslassen. »Der Weg ist das Ziel«, darin liegt die ganze Wahrheit. Wir verbringen die meiste Zeit unseres Lebens mit Tätigkeiten, die uns helfen sollen, ein bestimmtes Ziel zu erreichen. Der Bergsteiger verbringt Monate der Vorbereitungen, Tage oder Stunden des Erkletterns, aber nur einige Minuten am Ziel selbst, auf dem Gipfel. So ist unser aller Leben: Und wenn wir so viel Zeit für den Weg investieren, möchte er auch bewusst erlebt werden. Lassen Sie uns die Welt mit Lust und Freude wahrnehmen ... und das bei jedem Schritt. Aus welcher Motivation heraus wir etwas tun, ist deshalb immer wichtiger, als das, was wir tun.

Lust und Liebe

»Du liebst mich gar nicht und willst nur mit mir schlafen!«, ist ein oft ausgesprochener Vorwurf. Auch das Umgekehrte ist zu hören: »Du sagst, dass du mich liebst, aber du begehrst mich nicht mehr.« Um wirkliche und tiefste Erfüllung im Leben zu finden, müssen Liebe und Lust gelebt sein. Natürlich gibt es Formen der Liebe, wie Freundschaft oder elterliche Liebe oder die Liebe der Kinder zu ihren Eltern, bei denen Sexualität keine Rolle spielt oder sogar auf keinen Fall spielen darf. Für eine Liebesbeziehung ist das Lustprinzip jedoch absolut wesentlich und notwendig.

Die Philosophen der Vedanta-Schule, einer idealistischen indischen Philosophie-Richtung, sind der Ansicht, dass die Anziehung, die zwei Menschen füreinander empfinden, eigentlich auf der Ausstrahlung der Seele beruht. Diese Energie wird auf der Ebene des Geistes als tiefe Liebe und erotische Gefühle erlebt. Zu einem Höhepunkt und damit zu der intensivsten Erfüllung dieser Emotionen gelangen die Liebenden allein über körperliche Erfüllung, in der die reinste Essenz der körperlichen Säfte eine entscheidende Rolle spielt. Dass so etwas Natürliches wie Sexualität mit Scham- oder Schuldgefühlen zu tun haben könnte, war dem Autor des *Kamasutra* völlig unverständlich. Liebe als hohes Ziel des Sex als etwas Anstößiges oder Zweitrangiges zu trennen war ihm völlig fremd. Sexuelle Freizügigkeit ohne eine Spur von Prüderie ist das einzigartige Vermächtnis der östlichen Kulturen an uns.

Es hat immerhin über 2000 Jahre gedauert, bis die westliche Sexualforschung darauf stieß, dass die Klitoris nicht nur die Hauptrolle bei der sexuellen Befriedigung der Frau spielt, sondern auch um ein Vielfaches größer ist, als bisher angenommen. Die anscheinend kleine, aber kostbare Perle ist ein komplexes Geschlechtsorgan, von dem nur die Spitze sichtbar ist. Der erheblich größere Rest dehnt sich unsichtbar in das Innere des weiblichen Körpers hinein aus. In den klassischen Werken der Ayurveda wird über die Besonderheiten der weiblichen Anatomie darauf verwiesen. Es werden insbesondere Nervenzentren (*Nadis*) erwähnt: Das eine endet bei der Klitoris, das andere in der Mitte der Vagina auf der Seite des Harnleiters (dort soll der berühmte »G-Punkt« liegen) und das dritte im hinteren Teil der Vagina, wo der Penis des Mannes schwerer Stimulation verursachen kann. Dieser letzte Punkt soll für Frauen mit großen Geschlechtsorganen tiefste Befriedigung bringen.

Der Autor von *Ananga Ranga* weist speziell auf Folgendes hin: Wenn die Partnerin keine Befriedigung findet, geht die Partnerschaft letztlich in die Brüche. Vagbhata beschreibt befriedigende Sexualität neben gutem Essen und genügend Schlaf als eine der drei Säulen der Gesundheit für die Frau. Vatsyayana erklärt das Motiv für die Erwähnung der speziellen Situation der Frau in der Sexualität so:

»Wenn der Mann seinen Höhepunkt erreicht hat, ist die Frau gerade erst etwas aufgewärmt. Deshalb muss der männliche Partner besondere Rücksicht und Umsicht walten lassen«. (KAMASUTRA, KAPITEL 1, VERS 35)

Wenn eine Frau mit Unmut gegenüber allem reagiert, was mit Sex zu tun hat, bedeutet das eher, dass sie wiederholt verletzt und in der Ausübung ihrer Sexualität behindert wurde und nicht dass Sex für sie tabu ist. Lust, Romantik, Erotik, Sexualität und Liebe sind deshalb keine Gegensätze, sondern erfüllen alle den einen Zweck: Sie machen unser Menschsein vollständig.

Wie bei jeder wissenschaftlichen Auseinandersetzung stehen am Anfang die Grundprinzipien. *Das Ayurveda-Kamasutra* will ebenfalls nicht darauf verzichten, diese zu erklären – auch wenn sie manchmal trocken klingen mögen. Je weiter Sie aber im Text vordringen, umso mehr praktische Beispiele und Anwendungsmöglichkeiten werden Ihnen angeboten, die Sie in die Praxis umsetzen können. So wird das reine Wissen zu einem Bestandteil Ihres Lebens.

Zum Aufbau des Buches

In Teil I von *Ayurveda-Kamasutra* lernen Sie Aufbau und Funktion von Körper, Sinnen und Psyche kennen. Anhand eines Fragebogens finden Sie Ihre Grundkonstitution heraus, die für Ihr Temperament ausschlaggebend ist und dafür, wie Sie auf andere Menschen wirken. Daraus ergibt sich in logischer Konsequenz, welche Partner zu Ihnen passen. In Teil II geht es dann darum, wie Sie, Ihrer individuellen Konstitution entsprechend, fit werden für ein sinnliches Leben. Konkret geht es um: die angemessene Ernährungsweise, ayurvedische Ölmassagen, Verhaltensregeln und die Einrichtung Ihres Wohnraumes. Diese Ratschläge stammen größtenteils aus der Ayurveda und aus dem vedischen *Vastu*.

Die Teile III und IV, die mit Ausnahme der Kapitel über verjüngende Maßnahmen (Rasayana) und Sexualwissenschaft (Vajikarana) aus der Feder von Irene Karner stammen, schließen den Kreis: Hier wenden wir uns dem Thema »gesunde Sexualität« zu. Wir alle brauchen regelmäßige Streicheleinheiten und täglich neue Dinge und Situationen, welche die Sinne entdecken können – und genau darum soll es in diesen Teilen gehen. Es werden die fünf verschiedenen Männer- und Frauen-Typen aus dem Kamasutra erläutert (die Einteilung erfolgte in Abhängigkeit von der Größe der Sexualorgans) genauso wie Liebestechniken, Yogaübungen und vieles mehr.

Lassen Sie sich von *Ayurveda-Kamasutra* inspirieren und Sie werden nicht nur vollkommenere Erfüllung in Ihrem Leben finden, sondern auch Ihrem Partner ein einzigartiges Geschenk machen, denn: *Glück bringt Glück!*

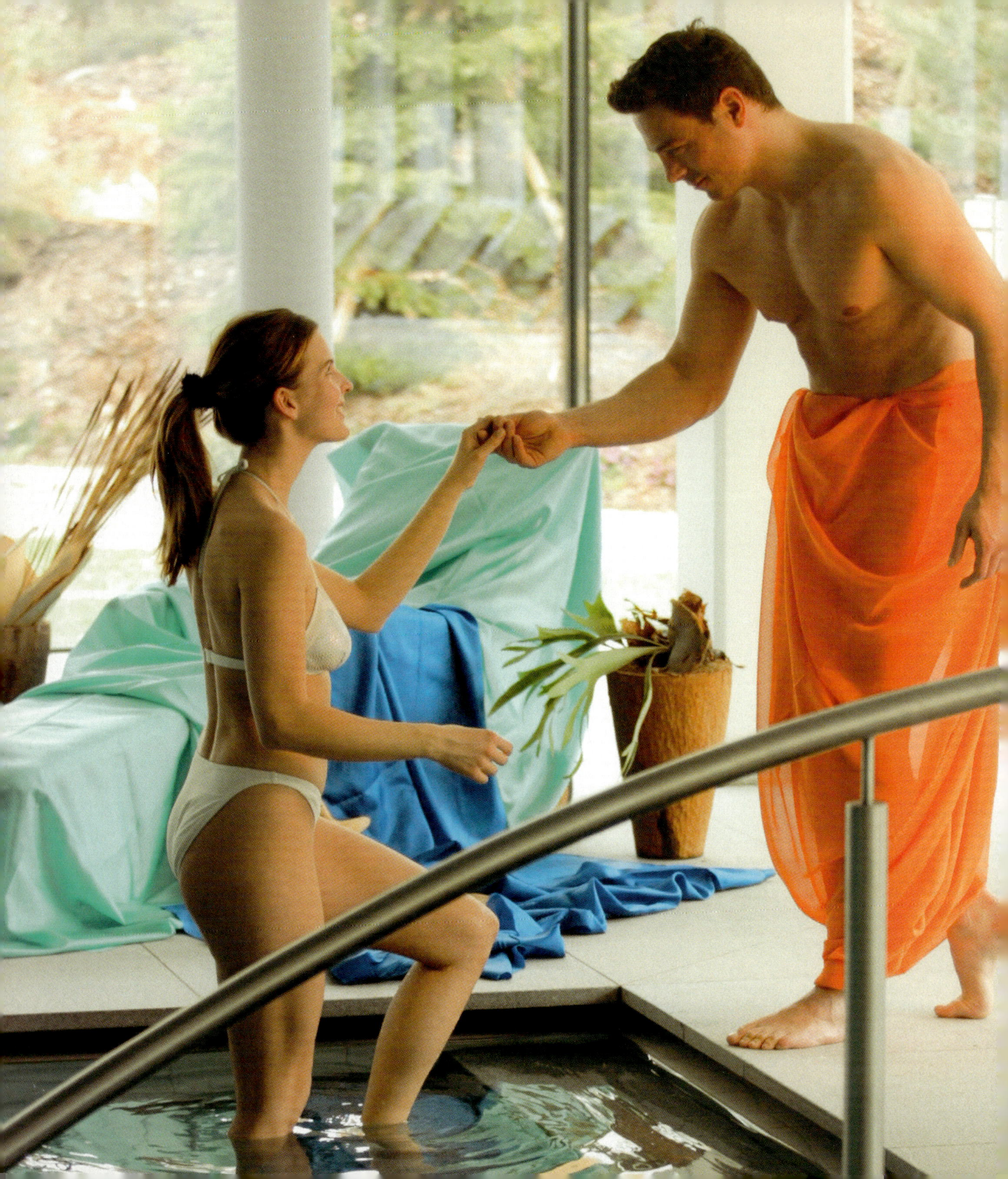

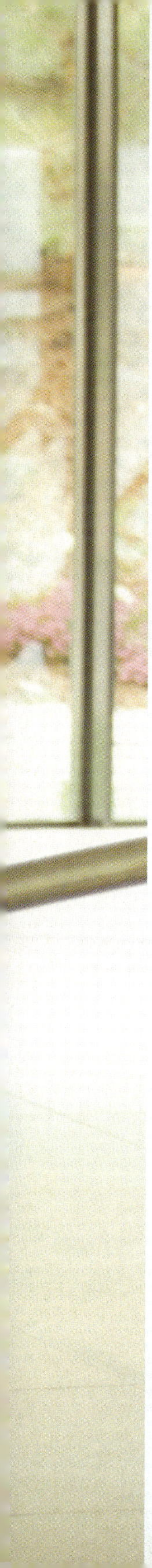

Teil 1

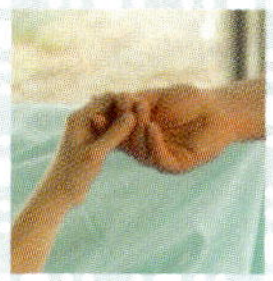

Grundlegendes

Die Voraussetzungen für Glück und Gesundheit

Jeder braucht Gesundheit, wenn er seine Träume verwirklichen will. Ein gesunder Geist in einem gesunden Körper – das war schon die Devise der alten Griechen und Römer. Heute gehen wir einen Schritt weiter und behaupten: Das reicht nicht, auch das Bewusstsein muss gut entwickelt sein. Ayurveda urteilt nun nicht, ob Religiosität als Lebensinhalt besser geeignet ist als Lust oder das Ansammeln von Materiellem. Jeder Mensch ist von Grund auf anders und Regeln greifen nur, wenn wir die individuelle Konstitution berücksichtigen. Deshalb finden Sie in diesem Teil unter »Der Konstitutionstest« (Seite 39) einen Fragebogen, der es Ihnen ermöglicht, Ihren Konstitutionstyp zu bestimmen. Sie erfahren, wie Sie auf andere Menschen reagieren und was Sie beachten sollten in Bezug auf Ihr sinnliches Leben und Ihre Partnerschaft. Ernährung, Lebensstil sowie die in Teil III im Kapitel »Vajikarana – Kraft für die Liebe« beschriebenen verjüngenden und aphrodisierenden Maßnahmen müssen individuell auf die Konstitution abgestimmt werden, um den gewünschten Erfolg zu erzielen. Lassen Sie uns als Erstes die Definition von »Gesundheit« in der Ayurveda betrachten und die vier wichtigen Faktoren für ein ganzheitliches Gesundheitsverständnis beleuchten.

Die Klassiker der Ayurveda sehen folgende Grundlagen als unabdinglich für Glück und Gesundheit an:

1. *Körperliches Gleichgewicht:* Die Körpergewebe, -systeme und -organe befinden sich in einem Zustand optimaler Qualität und Quantität und die Bioenergien (*Dosha*) *Vata*, *Pitta* und *Kapha* (siehe Seite 26) sind im Gleichgewicht. Als direkte Folge des physiologischen Gleichgewichtes entwickelt sich auch eine gesunde Libido, das heißt, die körperliche Grundlage für Sexualität ist vorhanden. Diese kann natürlich je nach individueller Konstitution ein wenig variieren.
2. *Uneingeschränkte Sinnesfunktionen:* Die Sinne sind unsere wichtigsten Instrumente, durch die wir die Eindrücke unserer Umwelt aufnehmen. Sie liefern uns zudem Infor-

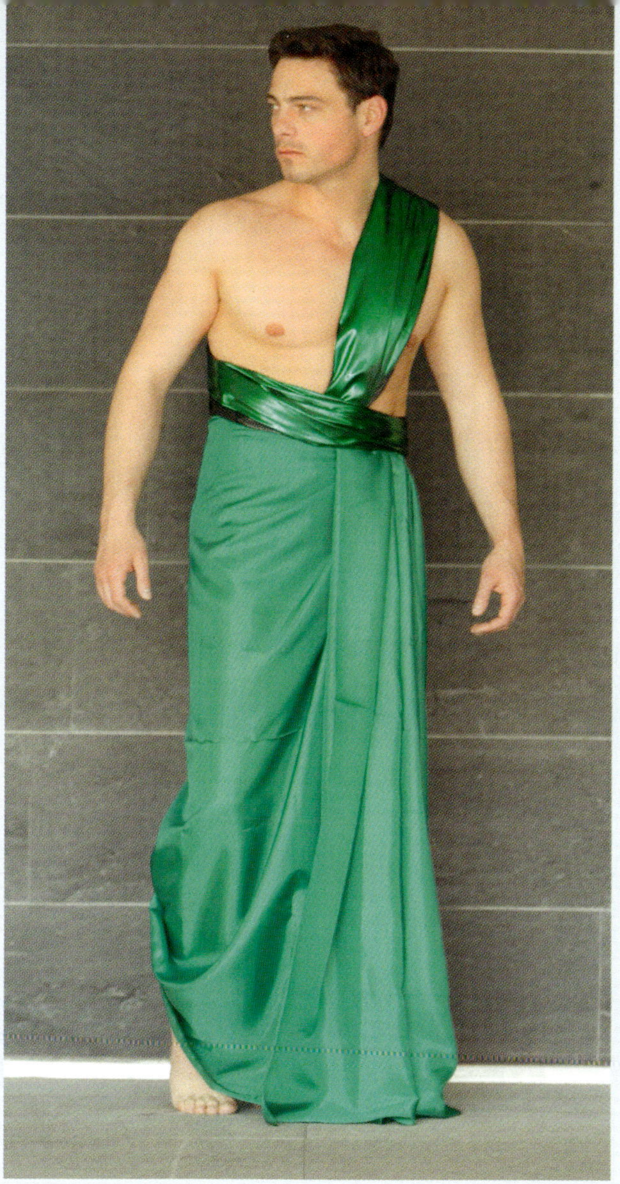

mationen darüber, wie es um unser eigenes Wohlbefinden steht und wie unser Körper auf bestimmte äußere Reize reagiert: Manchmal brauchen wir nur an einen geliebten Partner zu denken und die Reaktion stellt sich unmittelbar ein: Ein wohliges, gleichzeitig stimulierendes Kribbeln, ja manchmal schon ein richtiges Vibrieren durchläuft unseren Körper – unsere Sinne können also sogar auf Gedanken reagieren. Trotzdem ist die wichtigste Funktion der Sinne, dass sie es uns ermöglichen, mit den Objekten im Außen in Kontakt zu treten. Eine Störung dieser Wahrnehmung bedeutet eine ernsthafte Erkrankung.

3. *Zufriedenheit:* Sie entsteht, wenn die Psyche – welche die geistigen und emotionalen Funktionen wie Denken, Fühlen und Wollen einschließt – sich im Zustand von Harmonie befindet. Ein unzufriedener Mensch ist (nach dieser Definition) eigentlich schon ein kranker Mensch. Sind Sie in Ihrer Partnerschaft unglücklich, so ist das *nicht* der natürliche, gesunde Zustand. (Was nicht bedeutet, dass die Lösung ein Partnerwechsel sein muss!) Wie ein einfacher Schnupfen heilbar ist und kuriert werden sollte, so muss auch dieser Zustand verändert werden.
4. *Das eigene Bewusstsein wahrnehmen:* Wir sind mehr als nur die Summe unserer einzelnen Bestandteile, die Psyche eingeschlossen. Wir sind uns all dieser

Fakten bewusst oder können uns ihrer bewusst werden – und genau das ist eine weitere Voraussetzung dafür, gesund zu sein. Bewusstsein ist nämlich eine Manifestation der Seele, des antimateriellen Funkens (*Purusha*) in uns. Die Seele ist *nicht* Teil dieser materiellen Welt (*Prakriti*), sie besitzt keine materiellen Qualitäten, hat weder Anfang noch Ende, alles Wissen und alle Freude ruhen in ihr. Wenn wir uns etwa zu anderen Menschen hingezogen fühlen, so ist das, wie bereits erwähnt, eine Folge der Anziehung der Seele. Manchmal haben wir beim ersten Kennenlernen das tiefe Gefühl, dass wir diesen Menschen schon sehr lange kennen. Das wird mit dem wunderschönen Begriff der »Seelenverwandtschaft« so treffend beschrieben.

Der Körpertempel

Gestörte körperliche Abläufe verhindern automatisch auch ein sinnliches Leben. Verstehen wir, was in unserem Körper vor sich geht, so können wir selbst für ein Gleichgewicht sorgen oder Unstimmigkeiten korrigieren. Wir sind aus Fleisch und Blut – und deshalb wird das physiologische Gleichgewicht gleich an erste Stelle gesetzt. Gemeint sind hier biologische Faktoren: die Bioenergien (Dosha), die als Prinzipien der bewegenden Kraft (Vata), der Umwandlung (Pitta) und der Struktur (Kapha) angesehen werden. Das ideale Verhältnis dieser drei biologischen Faktoren zueinander, welches die perfekte Harmonie und damit auch »Gesundheit« bedeutet, ist bei jedem Menschen ein bisschen anders – wir sind eben unterschiedlich. Das erklärt, weshalb das, was bei Ihnen selbst immer funktioniert, bei anderen Menschen vielleicht eher selten Abhilfe schaffen mag. Die Bioenergien wirken auf einer sehr feinstofflichen Ebene, können aber, wenn gestört, verheerende und krank machende Auswirkungen haben. Wissen wir um sie, so ist es uns möglich, schon im Voraus für Harmonie zu sorgen. Sie dienen dem Arzt als Werkzeuge, um seine Diagnose zu stellen und uns dann zu therapieren, und uns selbst, um Krankheit von vornherein zu verhindern:

Bioenergie (Dosha)	Funktion	Sitz	zugeordnete Elemente
Vata	alles, was im Organismus mit *Bewegung* zu tun hat (wie die Bewegung des Darmes, die Blutzirkulation etc.)	Dickdarm, Haut	Wind und Äther
Pitta	alles, was im Organismus mit *Umwandlung* zu tun hat (wie der Stoffwechsel)	Dünndarm, Augen	Feuer und zu einem geringen Teil auch Wasser
Kapha	alles, was im Organismus mit Struktur zu tun hat (wie Widerstand gegen Abnutzung, Kühlung, Schmierung)	Magen, Lungen, Kopf	Wasser und Erde

Neben den Bioenergien Vata, Pitta und Kapha, die eher funktionelle Aufgaben bewältigen, gibt es sieben Arten von Körpergeweben (*Sapta Dhatu*). Wie hoch unsere Widerstandskraft (rein körperlich) gegen Verschleiß und Krankheit ist, das hängt weitgehend von ihrem Zustand ab. Sie müssen in optimaler Quantität und Qualität vorhanden sein. Und das kann wiederum nur geschehen, wenn sich die Doshas in einem Gleichgewicht befinden. Die sieben Gewebe entwickeln sich eines aus dem anderen in einem evolutionären Stoffwechselprozess. Dieser ist vergleichbar der eingesottenen Butter (Ghee), welche die Sahne der Sahne der Sahne darstellt: Aus Milch entsteht Sahne. Aus Sahne kann Butter hergestellt werden und aus dieser Butter kann durch Einkochen Ghee hergestellt werden. – Ähnlich entstehen aus der vom Organismus verwertbaren Nahrung flüssige, im Körper zirkulierende Nährstoffe, der Nahrungssaft (*Rasa*). Dieser bewirkt die Produktion des nächsten, immer noch flüssigen Gewebes, des Blutes (*Rakta*). Aus diesem wiederum entsteht Muskelgewebe (*Mamsa*), dann Fettgewebe (*Meda*), Knochengewebe (*Asthi*), Knochenmark und Nervenzellen (*Majja*) und zum Schluss das Fortpflanzungsgewebe (*Shukra*).

Gewebe (Dhatu)	vergleichbares westliches Modell	Funktion
Rasa	zirkulierende Nährstoffe in Lymphe, Blut und Zelle	Versorgung aller Gewebe mit Nährstoffen; aus Rasa entsteht auch die Muttermilch
Rakta	rote Blutkörperchen und andere nicht als Nahrung dienende Blutbestandteile	Sauerstoffaustausch; aus Rakta entsteht auch die Menstruationsflüssigkeit
Mamsa	Muskelgewebe	Bewegung, Schutz
Meda	fettige Gewebe (auch im Gehirn)	Schmierung, Schutz
Ashti	Knochengewebe	Stützung
Majja	Knochenmark und Nervenzellen	spezifische Funktionen, Ausfüllen der Hohlräume, Informationsverarbeitung
Shukra	Fortpflanzungsgewebe (Eizelle und Samenzelle), welche den Körper auch verlassen können	Reproduktion

Das Fortpflanzungsgewebe bildet die Essenz aller Gewebe. Wenn in ausreichender Qualität und Quantität im Körper vorhanden, bewirkt es eine kräftige sexuelle Energie und Sinnlichkeit. Ein Verlust der Gewebe wie Blut oder Knochenmark führt sofort zu einem lebensbedrohlichen Zustand. Samen und Ovum, die Teil des Fortpflanzungsgewebes bilden, sind die einzigen Gewebearten, welche den Körper in angemessener Menge verlassen dürfen, ohne dass die Gesundheit beeinträchtigt wird. Je intensiver und häufiger der sexuelle Kontakt ist, desto stärker muss dafür gesorgt werden, dass neues Fortpflanzungsgewebe gebildet wird. Dies kann mittels entsprechender Ernährung, Ölmassagen oder Aphrodisiaka geschehen. (Detaillierter wird darauf in Teil III, »Sexualität und Gesundheit« eingegangen.)

Die Sinnesorgane

Der Zustand, in dem die Sinne perfekt arbeiten, wird als »uneingeschränkte Sinnesfunktion« bezeichnet. Es kommt manchmal vor, dass eine Sinnesfunktion ohne medizinischen Befund verloren geht. Ich hatte zum Beispiel einen Patienten, der nicht mehr riechen konnte. Das war allerdings nicht der Grund für seinen Aufenthalt in der Ayurveda-Klinik. Er hatte schon lange die Hoffnung aufgegeben, wieder riechen zu können. Einige Tage nach der Reinigungskur (Pancakarma) ging er im Rheindelta spazieren. Auf einmal roch er die Blüten, das Moos, den See ... Organisch war bei ihm nichts festzustellen gewesen. – Und genau das ist hier gemeint. Muskeln, Sehnen, Knochenstruktur, Nervenbahnen und Haut einer Hand mögen völlig intakt sein, und doch kann sie nicht bewegt werden.

Pancakarma

Das Wort PANCAKARMA setzt sich aus PANCA (»fünf«) und KARMA (»Tätigkeiten, Durchführung«) zusammen und meint die vollständige Reinigung des Körpers. In der klassischen Ayurveda-Literatur werden fünf Maßnahmen beschrieben: Darmeinläufe, Abführen, künstliches Erbrechen, Naseneinläufe und Aderlass. Ayurvedische Ölmassagen und Schwitzbehandlungen werden als Vorbehandlungen eingesetzt. Die inneren und äußeren Reinigungsmaßnahmen dienen dazu, im Körper vorhandene und seit langem angesammelte Schlacken und Giftstoffe zu entfernen und Störungen der Bioenergien (DOSHA; siehe Seite 26) optimal auszugleichen. Auf diese Art wird das Gleichgewicht im Körper wieder hergestellt und damit sind alle Vorraussetzungen erfüllt für ein gesundes, glückliches Leben. Ayurvedische Reinigungskuren helfen bei vielen Leiden und bringen besonders bei chronischen Krankheiten Linderung und Verbesserung. In Europa wird Pancakarma speziell zur Gesundheitsvorsorge angewandt, um dem Körper einmal im Jahr die Möglichkeit zu geben, sich von Grund auf zu reinigen. Denn: Wenn Sie neue Kleider anziehen, sich vorher nicht baden und waschen, wird das Neue alsbald den Geruch des Alten annehmen. So verhält es sich auch mit der inneren Reinigung im Körper. Pancakarma reinigt den Körper und so können Sie getrost in Ihr neues Gewand schlüpfen. *Achtung!* Eine solche Kur sollte nur von einem Fachmann durchgeführt werden!

In der Ayurveda gibt es elf Sinne: fünf bekannte *kognitive* Organe (Ohren, Haut, Augen, Zunge und Nase; sie sammeln Informationen, Wissen) und fünf *exekutive*, das heißt handelnde Sinne (Sprache, Arme, Beine, Anus und Geschlechtsteile); der elfte Sinn ist die *Psyche*. Die folgende Tabelle mag dies veranschaulichen:

Sinnesorgan	Funktion	Objekt	Element
Ohren	hören	Schall	Äther
Haut	tasten	Berührung	Wind
Augen	sehen	Form und Farbe	Feuer
Zunge	schmecken	Geschmack	Wasser
Nase	riechen	Geruch	Erde
Zunge, Gaumen, Zähne, Kehlkopf	sprechen	Sprache	
Hände	greifen	Substanz	
Füße	gehen	Fortbewegung	
Anus	ausscheiden	Exkremente	
Geschlechtsteile	fortpflanzen (ausscheiden)	Samen, Ovum, Sexualität (Urin, Menstruation)	
Psyche	kognitive und exekutive Sinnesorgane koordinieren	sensorisches und motorisches System	

Höchst spannend sind die Zusammenhänge der verschiedenen Arten von Wechselbeziehungen zwischen den Sinnesorganen und der Entstehung von Krankheiten in der ayurvedischen Lehre. Von den vier möglichen Formen der Wechselbeziehung zwischen Sinnesorganen und den ihnen zugeordneten Objekten

1. gesunder, den Sinnen entsprechender Einsatz der Sinne,
2. Unterversorgung der Sinne,
3. Überbeanspruchung der Sinne,
4. Einsatz der Sinne für etwas, wofür sich nicht gedacht sind (pervertierter Gebrauch),

sorgt nur der erste für Gesundheit, die anderen drei bilden die Grundlagen für das Aufkeimen von Erkrankungen. Das zeigt, wie wichtig es für unseren Gesundheitszustand ist, unsere Sinne richtig zu nutzen: Idealerweise sollen sie nämlich das erfahren, was Sie im Moment als angenehm empfinden. Was und wie Sie etwas wahrnehmen, ist in dieser Situation einzigartig, denn Sie können zum Beispiel kaum nachvollziehen, was ein anderer Mensch in der gleichen Situation empfindet – und dieser andere Mensch kann auch nicht wissen, was Sie bewegt. Außerdem kommt es vor, dass Sie Musik etwa manchmal laut hören wollen und die gleiche Lautstärke für Sie ein anderes Mal völlig unannehmbar ist – in jedem Fall ist es wichtig, dass Sie Ihren momentanen Sinneseindrücken vertrauen und Ihr Handeln danach richten. Dass Menschen ein und dieselbe Situation unterschiedlich wahrnehmen und erfahren, kann in einer Partnerschaft zu Konflikten führen. Beim Liebesspiel gewinnt es weiter an Bedeutung. Sie konnen nicht davon ausgehen, dass Ihr Partner genauso wie Sie auf eine bestimmte Liebkosung reagiert. Und Sinn einer Liebkosung ist es ja, den anderen damit zu erreichen und zu erfreuen. Wichtig ist, zu kommunizieren und zu fragen, wie es ihr oder ihm gefällt ... vielleicht sind Sie aber auch einfühlsam und können es mit Ihren feineren Sinnen spüren.

Wenn Sie Ihre Sinne über längere Zeit vernachlässigen, stumpfen diese nicht nur ab, das kann außerdem zu verschiedenen Erkrankungen führen. Diese Gefahr hat sich in der heutigen Zeit verstärkt: Unsere Augen werden durch Fernsehen, das Arbeiten am Bildschirm, Lesen, Autofahren und bei der Arbeit übermäßig stimuliert. Und die anderen Sinne, insbesondere das Hören und Berühren, kommen meist zu kurz. Der ohnehin strapazierte Sehsinn aber wird auf sehr unausgeglichene Art und Weise überstimuliert; harmonische Farben; feine Licht- und Farbkombinationen, wie sie in der Natur vorkommen (für die man sich auch Zeit nehmen sollte), fehlen. So wird also weiterhin zwischen »Überstimulation« und »falscher Stimulation« unterschieden. Die Reize sollten nicht zu schwach und nicht zu stark sein und die einzelnen Sinne dürfen nicht missbraucht werden. An dieser Stelle möchte ich Sie darauf hinweisen, dass heute, was den Missbrauch anbelangt, toxische Umwelteinflüsse, wie Abgase, Lösungsmittel oder ätzende Flüssigkeiten, eine immer größer werdende Gefahr darstellen.

Finden aber in der Erotik und Sexualität nur die Geschlechtsorgane Beachtung, so wird sie auf keinen Fall befriedigend und erfüllend sein. Betrachten Sie ein erotisches Bild, so fühlen Sie sich vielleicht kurzzeitig erregt. Sie sollen den geliebten Menschen aber auch spüren, schmecken und riechen. Frauen empfinden eben den Geruch ihres Partners am angenehmsten, wenn sie sich in der Zeit um ihren Eisprung befinden, also in ihrer fruchtbarsten Zeit.

Alle Sinnesorgane, jede Zelle des Körpers kann beteiligt sein, so auch der Geschmackssinn: Der erste leidenschaftliche Zungenkuss einer neuen aufflammenden Beziehung wird als nektargleich im Geschmack empfunden. Jahre später, wenn die Beziehung deutlich abgekühlt ist, kann es vorkommen, dass man den Zungenkontakt bewusst vermeidet. Der Geliebte schmeckt Ihnen nicht mehr. Die Haut als Tastorgan ist mit etwa zwei Quadratmetern Oberfläche das größte menschliche Organ überhaupt und bietet eigentlich das wundervollste Spielfeld für Sinnlichkeit. Aber gerade an Streicheleinheiten fehlt es uns heute am meisten. Auch das Gehör will eingeschlossen sein: Flüstern Sie sich liebevolle, lustvolle Dinge ins Ohr; hören Sie Ihre Lieblingsmusik . . . Setzen Sie all Ihre Sinne zum Spiel mit der Lust ein. Verhelfen Sie sich und ihrem Partner zu wirklicher Erfüllung und bleiben Sie ein Leben lang verspielt und verrückt nach Streicheleinheiten.

Die Psyche

Die Funktionen des Intellekts fallen nun in den Herrschaftsbereich der Psyche und so ergibt sich, dass die gleichen Faktoren wie für die Sinne – nämlich Missbrauch, Überbelastung und Nichtnutzung – auch auf die Psyche zutreffen. Wir mögen gemeinhin denken, dass nur ein »zu viel« negative Folgen haben kann. Was aber nützen der gesündeste Körper und perfekt funktionierende Sinnesorgane, wenn wir damit nicht glücklich werden können? Es soll Menschen geben, die reich und gesund sind, in beruflichem Erfolg und Berühmtheit schwelgen und sich trotzdem unglücklich fühlen: Warum kommen sie nicht zur Ruhe? Was hindert sie daran, Frieden mit sich selbst zu finden? Wer ist ihr innerer Feind? Die *Bhagavad-Gita*, ein wichtiges philosophisches vedisches Werk, sagt sinngemäß Folgendes: Wer seinen Geist unter Kontrolle hat, dem ist er ein guter Freund. Wer ihn aber nicht kontrollieren kann, in dessen Innerem sitzt der ärgste aller Feinde und dort treibt er sein Unwesen.

Die Psyche wird nun von drei Faktoren (*Gunas*) beeinflusst. Einer davon, der Aspekt von Erhaltung und Konstanz (*Sattva*), unterstützt sowohl Gesundheit als auch Immunität der Psyche. Die anderen beiden besitzen krank machende Wirkung: Jede Frau und jeder Mann in dieser Welt braucht einen gesunden Schuss Leidenschaftlichkeit, Aktivität und Kreativität (*Rajas*), denn es ist Antriebskraft für alle Aktivitäten. Außerdem sind im normalen Rahmen auch Passivität, Unbeteiligtsein und Ignoranz (*Tamas*) notwendig, wie etwa beim nächtlichen Schlaf; zu viel Schlaf und Passivität wirken dagegen schädlich. Kritisch wird es erst, wenn Rajas und Tamas das Prinzip der Harmonie zu überlagern beginnen. Wir alle können verstehen, dass »Leidenschaft«, wie das deutsche Wort so treffend ausdrückt, mit Leiden zu tun hat. Ruhelosigkeit, der ewige Drang nach mehr Aktivität, verhindert ein zufriedenes Dasein. Man arbeitet hart, um ein Ziel zu erreichen, doch kaum ist es so weit, warten schon neue, noch ehrgeizigere Pläne. Der Reiz liegt im Neuen, noch nicht Erreichten, das meint »Leidenschaft«. Aber auch Trägheit, Lethargie, Widerstände und Ignoranz gefährden unser inneres Gleichgewicht. All das ist in der Tabelle auf Seite 34 zusammengefasst:

Die Sinne eines Menschen, der unter dem starken Einfluss von Tamas steht, werden kaum Empfindungen wahrnehmen oder ausdrücken können. Sie sind abgestumpft oder verkümmert. Rajas bewirkt Leidenschaftlichkeit, bei Männern manchmal sogar ein dominierendes oder auch aggressives Verhalten. Eine Frau wünscht sich aber ein langsames und zärtliches Vorgehen und will nicht nur genommen werden. Daher muss Leidenschaft richtig dosiert und unter Kontrolle behalten werden. Sattva hingegen bedeutet reine, selbstlose Liebe; ein sehr hoch stehendes Prinzip, wobei in einer übertriebenen Form das lustvolle Element, das Sich-Verlieren in der Körperlichkeit, natürlich zu kurz kommen mag.

psychische Faktoren	**Synonym**	**Eigenschaften**	**Funktion**	**Wirkung**
Sattva	Harmonie	rein, in sich selbst ruhend, einträchtig, hell, harmonisch, leicht	gewahr werden	keine negative Wirkung auf Körper und Psyche
Rajas	Leidenschaft	feurig, brillant, ruhelos, motivierend, ehrgeizig, ichbezogen	Aktivität	Hyperaktivität wirkt sich körperlich und psychisch negativ aus
Tamas	Unwissenheit	träge, stumpf, antriebslos, dunkel, phlegmatisch, apathisch, drückend	Passivität	Lethargie, Widerstände wirken sich körperlich und psychisch negativ aus

Die Seele

Zum kompletten inneren Gleichgewicht gehört eine gesunde Seele. Sie mögen mir nun vielleicht entgegnen, dass die Seele nicht krank werden könne. Das stimmt, die Seele als nicht materieller Teil steht jenseits von gut und böse, Krankheit, Gesundheit oder materiellen Qualitäten. Der Ausdruck der Seele in dieser Welt geschieht aber über unser Bewusstsein. Jemand, der die Seele nicht wahrnimmt oder sie gar negiert, besitzt ein Bewusstsein auf rein materieller Ebene. Das spirituelle Bewusstsein entwickelt sich, sobald die (unveränderliche) Seele wahrgenommen wird. Wir vergleichen deshalb die Seele mit einem Spiegel, der unser Bewusstsein wunderbar reflektiert, wenn sich kein Staub auf ihm befindet. Reinigen wir diesen Spiegel, so ist das Therapie für unser Bewusstsein und bedeutet spirituelle Emanzipation (*Moksha*) – nur das Bewusstsein verändert sich, nicht aber die Seele.

Warum gehen Sie in den Fitnessclub? Nur um die Muskeln aufzubauen (eine positive Absicht) oder überflüssigen Speck loszuwerden (eine eher vom Negativen her kommende Absicht) oder um sich rundum gut zu fühlen? – Wahrscheinlich wollen Sie sich ganz und gar wohl fühlen. Hat man ein gesundheitliches Problem und geht damit zum Arzt, so sollte es hier nicht nur um Krankheit gehen, existenzielle Fragen wollen auch beantwortet sein: Bin ich in Lebensgefahr? Wie wird es mit meiner Karriere und meiner Partnerschaft weitergehen? Wie kommt es, dass ich alt und krank werde? Wo entsteht mein Wunsch, nicht zu sterben? Von einem guten Arzt erwartet man mehr als nur ein Schulterklopfen oder ein mitleidiges Lächeln. – Die Mediziner des antiken Griechenland waren Arzt und Philosoph zugleich, so konnten sie dem Menschen körperlich und seelisch beistehen.

Aus der Vielfalt der philosophischen Systeme sucht sich nun jeder Mensch das der momentanen Entwicklung seines Bewusstseins Entsprechende heraus. Es ist wie ein großes »Büffet«, aus dem sich jedes Individuum quasi das Passende zusammenstellt. Entwicklung geht aber stets voraus, das liegt in ihrer Natur. Die Philosophie von gestern kann mir heute schon nicht mehr nützlich sein. Und so müssen Sie den Mut aufbringen, Ihre »philosophische Kost« Ihrem Bewusstseinsstand anzupassen. Beim Erreichten zu verweilen ist immer Stillstand – doch das Leben ist ein Fluss: Wir können uns nicht quer legen, Damm spielen; auch der solideste Damm wird früher oder später überflutet oder kann dem Druck nicht mehr standhalten und bricht. Und so sollte der beratende Arzt oder Therapeut, aber auch der Patient nicht auf irgendwelche festen Standpunkte oder Dogmen beharren, sondern auch nach »unorthodoxen« Lösungen außerhalb ausgetretener Pfade suchen.

Die Zusammenhänge in diesem Abschnitt mögen recht komplex und ausführlich wirken. Es erscheint mir aber wichtig, dass Sie sich hier die Basis schaffen, durch die Sie jeden Schritt und seine Folgen selbst nachvollziehen können. So bleiben Sie unabhängig und können, falls notwendig, abschätzen, was gut und was schlecht für Sie ist. Vermeiden Sie in jedem Fall Abhängigkeiten. Sie brauchen niemanden, der Ihnen vorschreibt, was Sie denken und fühlen sollen, wonach Ihnen der Sinn stehen sollte. Machen Sie sich also die Mühe und setzen Sie sich mit philosophischen Themen auseinander. Der Aufwand lohnt sich, denn die Theorie brauchen wir nur zu Anfang – wenn Sie diese natürlichen Prinzipien anzuwenden beginnen, sehen Sie bald, dass Sie eigentlich ganz natürlich die richtige Wahl getroffen hätten. Leider haben wir verlernt oder nie richtig gelernt, uns auf unsere Körperintelligenz und unser emotionales Gespür zu verlassen, insbesondere wenn wir die Absicht haben, uns in unserem Leben etwas Gutes zu tun.

Von einem selbstbewussten Umgang mit der eigenen Sinnlichkeit profitiert Ihre Partnerschaft. Stehen Sie zu Ihren Gefühlen und lernen Sie, Ihre Wünsche unumwunden auszudrücken: »Ich brauche jetzt eine kräftige Umarmung« oder »Bitte nimm mich in deine Arme und sei zärtlich zu mir ...«

Die sieben Konstitutionstypen

Die ayurvedischen Wissenschaftler wollten einen Schlüssel finden, der es jedem von uns ermöglicht, vorauszusehen, auf welche Situationen wir positiv oder negativ reagieren. Sie beobachteten Menschen zu diesem Zweck genau und schufen so das Konzept von den sieben Konstitutionstypen, die die Urnatur eines Menschen darstellen. – Auf dieser Grundlage können Sie nun Ihre Ernährung und Ihr Verhalten optimal anpassen, so können wir mit weniger Aufwand Gleiches oder mehr als bisher erreichen. Besonders wenn Sie sich Ihrer Konstitution entsprechend ernähren, können Sie ungeahnte Erfolge erzielen: absolutes Wohlgefühl und Gesundheit (siehe unter »Die konstitutionelle Ernährung«, Seite 106).

Die individuellen Konstitutionen von Ayurveda beruhen auf der These der fünf Elemente Erde (*Prithivi*), Wasser (*Ap*), Feuer (*Tejas*), Wind (*Vayu*) und Äther (*Akasha*). Sowohl die Welt um uns herum als auch die Innenwelt unseres Organismus bestehen aus diesen Elementen. Jede Substanz kann genau daraufhin analysiert werden, welche der fünf Elemente sie hauptsächlich repräsentiert: Wo Sie vor allem Hitze und Umwandlungen beobachten können, ist das Feuer-Element vorherrschend. Wo Bewegung und Informationsaustausch stattfinden, wirkt das Element Wind, und wo Schmierung und struktureller Aufbau stattfinden, wirken das Wasser- und Erd-Element – so besitzt jedes ganz bestimmte Eigenschaften. Auf dieser Grundlage ist später das Konzept von den drei Bioenergien Vata, Pitta und Kapha entstanden. Diese werden, wie bereits erwähnt, als krank machende Faktoren des Körpers angesehen, da sie, wenn sie sich im Ungleichgewicht befinden, gesundheitliche Störungen verursachen können. Sind sie aber ausgeglichen, so erhalten sie den gesunden Zustand und stärken das Immunsystem.

Es ist leicht zu verstehen, dass Zustände um uns herum, unsere Nahrung oder unser Verhalten, die einzelnen Bioenergien verstärken oder abschwächen: Wenn draußen etwa eine heftige kalte Brise weht, wird dieses Wetter vor allem die Bioenergie Vata in unserem Organismus verstärken. Eine heiße, nahrhafte Suppe mit vielen Fettaugen kann dieses erhöhte Vata wirksam besänftigen, denn die Eigenschaften dieser Speise sind denjenigen von Vata – nämlich trocken, kalt, rau und leicht – genau entgegengesetzt. Und es ist sehr einfach, einen Zustand auf dieser Grundlage einzuordnen ... und dann das Richtige zu tun.

In der Natur und in unserem Körper vermischen sich allerdings die Eigenschaften der einzelnen Bioenergien. Trotzdem können wir ziemlich genau bestimmen, ob gerade eine oder zwei Bioenergien vorherrschen oder ob sich alle drei im Einklang befinden. Ein harmonisches Gleichgewicht bedeutet nun aber nicht, dass sie sich genau im gleichen Verhältnis zueinander befinden. Wenn das zuträfe, wäre unsere Welt ein langweiliger Ort, denn wir alle wären gleich. Dass das »gesunde« Verhältnis der Bioenergien bei jedem

Bioenergie	vorherrschende Grundelemente	Eigenschaften	normale Funktionen
Vata	Äther & Wind	leicht, kühl, durchdringend, rau, flüchtig, trocken, nicht klebrig; ohne Farbe und Geschmack	Enthusiasmus, Einfallsreichtum, Artikulation, Bewegung, Bildung von Körpergewebe, Ausscheidung
Pitta	Feuer & Wasser	heiß, beißend, flüssig, leicht ölig, sauer, scharf, beweglich, nicht klebrig; von roter, gelber, grüner Farbe	Intelligenz, Ausstrahlung, Glücksgefühl, Sehvermögen, guter Appetit, normaler Hunger, Durst und normale Körpertemperatur
Kapha	Wasser & Erde	schwer, kalt, weich, fettig, süß, bewegungslos, klebrig, träge, schleimig; von weißer Farbe	Toleranz, Geduld, Großzügigkeit, Kraft, Ausdauer, Potenz, Fruchtbarkeit, Zusammenhalt, Schmierung der Gelenke und Schleimhäute

Einzelnen von uns anders ist, macht unsere *individuelle Konstitution* aus. Sie besteht bereits bei unserer Geburt und begleitet uns durch unser ganzes Leben – sie gilt es zu erkennen. Wir bestimmen diejenigen Bioenergien, die an einem bestimmten Krankheitsprozess beteiligt sind, oder unsere Grundkonstitution, indem wir ihre Eigenschaften und Funktionen genau betrachten. Die Tabelle oben ist hierbei hilfreich.

Stellen Sie sich vor, Ihre Arbeitskollegin erzählt Ihnen, dass sie jede Nacht dreimal Sex mit ihrem Freund hat, während Sie nur dreimal im Monat mit Ihrem Partner Geschlechtsverkehr haben. Das bedeutet nicht unbedingt, dass Sie etwas falsch machen. Der Fehler kann auch bei Ihrer Kollegin und deren Freund liegen. Je nach Konstitutionstyp, Lebensgewohnheiten, Jahreszeit und Alter können Abweichungen in der Libido auftreten. So wie nicht alle Menschen gleich viel oder das Gleiche essen mögen, verhält es sich auch mit der Sexualität: Nicht jeder möchte gleich häufig und auf die eine bestimmte Art Sexualität, Erotik und Sinnlichkeit leben.

Der Konstitutionstest

Finden Sie nun heraus, welchem der sieben Konstitutionstypen Sie angehören und welches die wichtigsten Stärken und Schwächen dieser Menschengruppe sind. Über Ihre ideale konstitutionelle Ernährung erfahren Sie mehr in Teil II unter »Die konstitutionelle Ernährung« (Seite 106). Und welcher Partner am besten passen und wie Sexualität gelebt werden will, das lesen Sie in Teil IV nach unter »Männer- und Frauen-Typen« (Seite 211). Dazu sehen Sie sich den folgenden Fragebogen an. Wählen Sie die Antworten in einer oder zwei Spalten, die *am ehesten* auf Sie zutreffen. Dabei sollten Sie Ihre *Gewohnheiten* berücksichtigen, nicht Ausnahmezustände. Wenn Sie zum Beispiel erst seit ein paar Tagen unter Durchfall leiden, sonst aber normalen, gut geformten Stuhl haben, sollten Sie nicht unter »Durchfall« Ihr Kreuzchen machen, sondern unter »gut geformter Stuhl«. Sind Sie unsicher, so können Sie den Test wiederholen, wenn Sie völlig gesund sind.

Jede für Sie zutreffende Antwort ergibt einen Punkt. Zählen Sie zum Schluss die Anzahl der in jeder Dosha-Spalte angekreuzten Antworten zusammen und tragen Sie das Ergebnis unten ein: In welcher Spalte oder in welchen Spalten haben Sie am meisten Punkte gesammelt? Aus den Punktezahlen, die Sie in den einzelnen Spalten erreicht haben, ergibt sich, welchem der sieben Konstitutionstypen Sie zuzuordnen sind (lesen Sie hierfür bitte einfach im Text weiter).

Merkmal	Vata	Pitta	Kapha
Körperbau	leicht, schlank, groß oder sehr klein ☐	regelmäßige Formen, mittlerer Körperbau ☐	gut entwickelt, eher stabile Strukturen ☐
Haut	trocken, kühl, Venen gut sichtbar ☐	glatt, warm, rosa, häufig Akne, Sommersprossen ☐	weich, feucht, kühl, hell, Venen nicht sichtbar ☐
Haar	trocken, spröde ☐	fein, weich, früh grau, hoher Haaransatz ☐	dick, weich, ölig, dicht, tiefer Haaransatz ☐
Nägel	brüchig, schmal, unregelmäßig ☐	dünn, weich, mittel, regelmäßig ☐	dick, breit, regelmäßig ☐
Augen	unruhig, trocken, schmal ☐	durchdringend, lichtempfindlich, mittel ☐	feucht, groß, ruhig, glänzend ☐
Zähne	unregelmäßig ☐	regelmäßig, mittel ☐	regelmäßig, groß ☐
Appetit	variabel ☐	stark ☐	mäßig ☐
isst am liebsten …	warm, süß & sauer, deftig ☐	nicht zu heiß, süß, ausgiebig ☐	warm, pikant, sauer, leicht ☐
Durstgefühl	mittel ☐	stark ☐	wenig ☐
Stuhlgang	unregelmäßig, hart, Blähungen, nicht jeden Tag ☐	ein- oder mehrmals pro Tag, weich, starker Geruch ☐	regelmäßig, gut geformt, hell, etwas träge ☐

Merkmal	Vata	Pitta	Kapha
Urin	leicht gelblich oder dunkel ☐	stärkere Farbe und Geruch ☐	wenig Färbung, milchig oder trüb ☐
Schweiß	kaum ☐	stark mit Geruchsbildung ☐	kalter Schweiß, geringer Geruch ☐
Schlaf	leicht, unterbrochen, kommt mit wenig aus ☐	mittel, bleibt lange auf ☐	tief, lang, ungestört ☐
Libido (sexuelle Energie)	schwankend ☐	mittel, aber intensiv ☐	stark und ausdauernd ☐
Körpergewicht	gering ☐	mittel ☐	groß ☐
Auffassungsgabe	schnell ☐	gut ☐	langsam ☐
Gedächtnis	gutes Kurzzeitgedächtnis ☐	mittel ☐	gutes Langzeitgedächtnis ☐
Nervosität	öfters ☐	manchmal ☐	kaum ☐
Selbstbewusstsein	schwankend ☐	gut ☐	sehr gut ☐
toleriert schlecht ...	kaltes und windiges Wetter ☐	Hitze ☐	feuchtkalte Witterung ☐
mentale Eigenschaften	begeisterungsfähig, sensibel, kreativ ☐	temperamentvoll, kritisch, begabt ☐	schwer aus der Ruhe zu bringen, tolerant ☐
Ergebnis:	**Punkte**	**Punkte**	**Punkte**

Die drei gemischten Konstitutionstypen

In der Praxis treffen wir die drei Konstitutionstypen am häufigsten an, in denen eine Kombination aus zwei Doshas vorherrscht. »Ich habe von zwei/allen drei Typen etwas«, lautet oft die Aussage, die nach dem Ausfüllen solcher Tests gemacht wird. Natürlich wohnen in jedem Menschen und jedem lebenden Organismus alle drei biologischen Faktoren – Vata, Pitta und Kapha – inne, sonst würden unsere körperlichen Abläufe gar nicht funktionieren. Bei der Bestimmung der Konstitution geht es jedoch darum, die *vorherrschenden* Faktoren zu bestimmen. Bei manchen Menschen liegen die drei Bereiche recht nah beieinander, bei anderen wiederum sind sie sehr unterschiedlich gewichtet.

Die gemischten Kombinationstypen zeichnen sich nun dadurch aus, dass zum Teil sehr unterschiedliche Elemente zusammentreffen, wodurch eine »mittlere Immunität« entsteht. Es ist leichter bei ihnen, das fehlende Element zu erspüren und entsprechende Maßnahmen zu ergreifen.

Der Vata-Pitta-Typ

Sie haben in Spalte 1 und 2 die gleiche Punktzahl oder es sind nicht mehr als 2 Punkte Unterschied. In Spalte 3 haben Sie eine deutlich geringere Punktzahl:

Sie sind ein *Vata-Pitta-Typ*. Hier finden die Elemente Wind und Feuer zusammen. Was passiert bei einem Waldbrand, wenn gleichzeitig ein Sturm herrscht? Es ist unmöglich, ihn unter Kontrolle zu bekommen! Sie sind der unkontrollierbare »Waldbrand-Typ«. Ein Mensch, der extrem intensiv lebt, der die Kerze an beiden Enden abbrennen will. Sie lieben es, alles zu geben, bis zur völligen Erschöpfung oder noch schlimmer, bis Sie wirklich zusammenbrechen. Ihr ausgeprägter Wille ignoriert alle Warnsignale des Körpers, das lodernde Feuer konsumiert alle Reserven.

So handeln Sie auch in der Liebe und in Ihren Emotionen. Das könnte von Ihrem Partner ausgenutzt werden, also brauchen Sie ein Gegenüber, das möglichst viel vom Element Wasser in seiner Konstitution aufweist. Das bedeutet, Ihr Partner sollte von einer Kapha-,

Kapha-Pitta- oder Vata-Kapha-Konstitution sein. Seine Psyche muss agil sein und seine Entscheidungen sollen nicht allzu lange auf sich warten lassen. Denn: Geduld ist für Sie ein Fremdwort. (Wie kann man auch Zeit haben, wenn die Emotionen brennen?) Sie sind gleich irritiert, wenn Ihr Partner für eine Sache zu lange braucht. Auf Grund der Empfindsamkeit, ja oft auch Überreizung, sind Sie rasch stimuliert. Sie wünschen maximale Intensität, laufen aber Gefahr, schnell körperlich überfordert zu sein, da Ihrer feinen körperlichen Struktur die schweren Elemente wie Wasser und Erde fehlen. Ihr Begehren und Ihre Sinnlichkeit sind beeindruckend, aber Ihre somatische Verfassung setzt Ihnen enge Grenzen, wenn Sie nicht pfleglich und vorausschauend mit sich umgehen.

Wichtig! Gehen Sie nicht an Ihre Leistungsgrenze. Versuchen Sie, Ihr hitziges und sensibles Gemüt zu besänftigen – denn Menschen mit dieser Konstitution leiden öfter als andere unter Burn-out-Syndrom.

Der Pitta-Kapha-Typ

Sie haben in Spalte 2 und 3 die gleiche Punktzahl oder nicht mehr als 2 Punkte Unterschied. In Spalte 1 haben Sie eine deutlich geringere Punktzahl:

Sie sind ein *Pitta-Kapha-Typ*. Hier stoßen die beiden Gegenspieler Feuer und Wasser aufeinander. Es ist aber sehr praktisch, die Feuerwehr im Hause zu haben, so kann nichts anbrennen. Die Versuchung, einfach ein Feuer zu machen und es dann wieder zu löschen, ist groß. Damit haben Sie Ihren Partner schon oft verwirrt. Im Vertrauen auf Ihre robuste Konstitution und Ausdauer preschen Sie zuerst mutig nach vorn, machen dann aber oft einen Rückzieher. Und so sind Ihre Gefühle: einmal heiß und einmal kalt. Ihre Partner und Ihre Familie sind gefordert. Sie sind sich oft nicht bewusst, was sie gerade getan haben, dass Sie so überreagieren oder warum Sie etwas ansonsten Aufregendes heute völlig kalt lässt. Ihr Partner muss sehr flexibel sein und unbedingt auch Feuer (Pitta) in seiner Konstitution haben wie Pitta-Typen und Vata-Pitta-Typen. Möglich ist hier auch eine Partnerschaft mit einem Menschen, der ebenfalls eine Pitta-Kapha-Konstitution hat. Was die Sexualität anbelangt, so kann es manchmal lange dauern, bis Sie so richtig in Fahrt kommen. Und ein andermal kommt es vor, dass Sie in der Straßenbahn sitzen und ohne ersichtlichen äußeren Anlass plötzlich erregt sind. Sie sind beständig, wenn man Ihnen Treue und Verständnis entgegenbringt. Ihre Libido ist gut entwickelt und konstant. Kompromisse sind nicht nach Ihrem Geschmack. Sie planen Ihr Leben gern mittel- und langfristig und geben sich nicht mit Übergangslösungen zufrieden. Außerdem brauchen Sie ein schön eingerichtetes Zuhause, damit Ihr Leben gut funktioniert. Der Ayurveda-Meister Prof. P. S. Rai hat einmal gesagt: »This is the happy constitution.« Es ist eine »gute« Konstitution, sie sorgt für Zufriedenheit!

Wichtig! Regelmäßige körperliche Betätigung ist ein Muss für Sie. Auch Atemübungen, die das fehlende Element Wind in Ihrem Organismus wieder auffüllen, sind äußerst wichtig.

Der Vata-Kapha-Typ

Sie haben in Spalte 1 und 3 die gleiche Punktzahl oder nicht mehr als 2 Punkte Unterschied. In Spalte 2 haben Sie eine deutlich geringere Punktzahl:

Sie sind ein *Vata-Kapha-Typ*. Hier finden die leichten Elemente Äther und Wind mit den schweren, Wasser und Erde, zusammen. Die Regenzeit in Indien ist ein wunderbares Bild dafür: Der vom Wind gepeitschte Dauerregen wühlt Erde und Meer auf – und plötzlich erscheint die Natur im prächtigsten grünen Gewand.

Sie sind eher groß und athletisch gebaut: Bewegung und Ausdauer gehen eine ideale Verbindung ein. Sie sind sehr feinfühlig und sensibel, obwohl Ihnen das niemand zutraut, und entsprechend unerwartet für Ihr Umfeld fallen oft Ihre Reaktionen aus. Sie besitzen einen enormen Bewegungsdrang und messen gern Ihre Kräfte.

Wichtig! Vata und Kapha sind beides kalte Elemente! Sie brauchen die Wärme nicht nur, sie ist absolut lebensnotwendig für Sie.

Ideal wäre die Nähe eines heißblütigen Pitta-Menschen, der mutig ist und seine Gefühle zeigt. Selbst ein Vata-Pitta- oder Pitta-Kapha-Partner kommt für Sie in Frage. Beide könnten Sie sogar noch besser verstehen als der Pitta-Typ, der Gefahr läuft, zu sehr auf sich selbst fixiert zu sein. Ist bei Ihnen Vata stärker ausgeprägt, dann sind Sie etwas gehemmt, schüchtern und ängstlich. Wenn Kapha überwiegt, kann das zu Lethargie führen. Gefühlskälte und ein Mangel an Nestwärme und wohliger warmer Behaglichkeit in Ihrem zu Hause haben eine lähmende Wirkung auf Sie und müssen auch aus gesundheitlichen Gründen unbedingt vermieden werden. Ihre sexuelle Energie ist stark, so auch Ihre körperliche Struktur. Sie brauchen ein kräftiges, aber sensibles Pendant.

Wichtig! Sollten Sie einmal keine Zeit für Ihr Ausdauertraining haben, dann müssen Sie sofort die Nahrungsmenge reduzieren. Das feurige Element, welches in Ihrer Konstitution fehlt, müssen Sie aus externen Quellen schöpfen.

Die drei einfachen Konstitutionstypen

Diese sind leichter zu erkennen als die gemischten Typen, da die Eigenschaften der einen vorherrschenden Bioenergie offensichtlich wirken. Die Immunität dieser Konstitutionstypen ist etwas geringer. Aber: häufigere gesundheitliche Störungen bedeuten nicht automatisch auch eine geringere Lebensqualität. Weil an solchen Störungen meistens das in Ihrer Konstitution vorherrschende Element beteiligt ist, können diese relativ leicht wieder ausgeglichen werden. Innerhalb dieser Gruppe besitzen die Kapha-Typen eine geringfügig höhere, die Pitta-Typen eine mittlere und die Vata-Typen die geringste Widerstandskraft.

Natürlich geht es lediglich um Tendenzen, die für Ihre Gesundheitsvorsorge wichtig sind. Meine praktischen Erfahrungen zeigen, dass Kapha-Menschen weniger häufig krank werden. (Wenn sie unter Beschwerden leiden, sind diese allerdings eher chronischer Natur.) Es lohnt sich also in jedem Fall, etwas für Ihre Gesundheit zu tun.

Der Vata-Typ

Sie haben in Spalte 1 die höchste Punktzahl. In Spalte 2 und 3 haben Sie deutlich weniger Punkte:

Sie sind ein *Vata-Typ*. Die leichten Elemente Wind und Äther sind bei Ihnen sehr ausgeprägt. Sie sind von feiner Struktur, sehr sensibel und begeisterungsfähig. Auf keinen Fall möchten Sie auf die eiffelturmhohen Wogen Ihrer Empfindungen verzichten – um nichts in der Welt. Nein, Sie unternehmen alles, damit Ihr Leben chaotisch und faszinierend unberechenbar bleibt. Alle Eindrücke dieser Welt scheinen gleichzeitig auf Sie einzustürmen. Das führt dazu, dass Sie manchmal Probleme haben, zu sich selbst zu finden.

Sie sind kreativ, lieben das Okkulte und hassen Kälte. Ihr Liebesleben bewegt sich zwischen den Extremen Maßlosigkeit und Askese. Wie gefährlich das ist, mussten Sie in Ihrem Leben sicher schon des Öfteren erfahren. Sie sollten um Ihrer körperlichen und seelischen Gesundheit willen wirklich etwas gemäßigter und weniger »luftig« handeln. Denn auch wenn Liebe und Lust primär mit Gefühl zu tun haben, so werden sie letztlich doch auf körperlicher Ebene ausgelebt. Das schaffen Sie niemals ohne Hilfe der Elemente Erde, Wasser und Feuer. Ihre Körpergewebe (siehe Seite 27) sind nicht so stark ausgeprägt wie bei anderen Konstitutionen und deshalb ist auch Ihre Libido, die in direktem Zusammenhang mit dem Zustand des Fortpflanzungsgewebes (*Shukra Dhatu*) steht, geringer. In Ihrer Beziehung brauchen Sie in erster Linie Wärme. Ein Partner mit einer Pitta-Kapha-Konstitution wäre ideal. Ein Kapha- oder ein Pitta-Typ kommt ebenfalls in Frage.

Wichtig! So, wie der Wind nie Ruhe findet, sieht es auch in Ihrem Leben aus: Regelmäßigkeit und Kontinuität müssen deshalb fest in Ihrem Tagesablauf eingeplant sein, sonst verzetteln Sie sich. Manchmal sehnen Sie sich nach Ruhe und Geborgenheit. Meditative Übungen sind sehr wichtig, um den wandernden Geist zu besänftigen.

Der Pitta-Typ

Sie haben in Spalte 2 die höchste Punktzahl. In Spalte 1 und 3 haben Sie deutlich weniger Punkte:

Sie sind ein *Pitta-Typ.* Das Element Feuer und zu einem geringeren Teil auch das Element Wasser herrschen vor. Sie sind ein Hitzkopf! Vor Konflikten scheuen Sie nicht zurück. Nein, lieber schüren Sie das Feuer, denn nichts ist langweiliger, als wenn es nicht funkt um Sie herum. Kräfte messen ist legal, solange niemand dabei zu ernstem Schaden kommt. Hitze mögen Sie nicht. Ihre Rhetorik ist bewundernswert. Sie sind praktisch veranlagt, unternehmungslustig und kritisch, oft auch zu kritisch mit sich selbst. Sie sind der ideale Krisenmanager und werden praktisch mit jeder Situation fertig. Auch die besten Krieger werden müde und müssen sich regenerieren. Luxus und Genuss sind die Art von Kompensation, die Sie lieben.

Ihr Partner sollte zumindest auch einen Pitta-Anteil in der Konstitution haben. Reine Pitta-Menschen eignen sich auch, denn Sie sind jemand, der mit seinesgleichen gut auskommt. Natürlich funkt es dann ganz gewaltig in der Beziehung, aber wie gesagt, das gefällt Ihnen. Was Ihre Sexualität anbelangt, so ist ein zu feuriges Vorgehen oft von kurzer Dauer. Das Feuer konsumiert im Handumdrehen alle Ihre Energiereserven. Das gilt insbesondere für die männliche Pitta-Konstitution: Seien Sie also nicht zu impulsiv und versuchen Sie ruhig, den eigentlichen Akt hinauszuzögern. Pitta-Menschen brauchen regelmäßig Streicheleinheiten, vor allem Lob. Sie sollten anderen aber auch zuhören und berechtigte Kritik nicht als persönliche Beleidigung empfinden. Ein guter Freund oder Partner kann so schnell verloren gehen.

Wichtig! Atemübungen und Yoga können die große Hitze in Ihrem Körper kühlen und die aggressiven Neigungen besänftigen.

Der Kapha-Typ

Sie haben in Spalte 3 die höchste Punktzahl. In Spalte 1 und 2 haben Sie deutlich weniger Punkte:

Sie sind ein *Kapha-Typ.* Aus dem Zusammenspiel von Wasser und Erde entsteht diese Konstitution. Sie sind der Fels von Gibraltar und bieten jedem Schutz vor den wilden Stürmen des Lebens. Ihr Chef liebt Sie und nutzt Ihre Belastungsfähigkeit voll aus. Ihre Kollegen ärgern sich, dass Sie durch nichts aus der Ruhe zu bringen sind. Auf die Frage, welche Jahreszeiten Ihnen denn am liebsten sind, lautet Ihre Antwort: alle. Sie mögen sowohl Hitze als auch Kälte. Obwohl Sie Ihrer Ansicht nach nicht viel essen, kämpfen Sie ständig mit Gewichtsproblemen. Sie brauchen viel Bewegung, nicht nur körperlich, sondern auch im emotionalen Bereich.

Stimulierende, erotisierende Sexualität, und zwar sooft Sie wollen – das ist zwar anstrengend, aber eine wahre Medizin für Sie (quasi »Sex auf Rezept«). Ihr Partner soll möglichst Feuer in seiner Konstitution besitzen, wie Pitta- oder Pitta-Kapha-Typen. Zwei Kapha-Menschen passen in einer Partnerschaft eher selten zusammen; hier würde alle Sinnlichkeit einschlafen, wenn nicht sehr stark und bewusst dagegen gesteuert wird. Unternehmen Sie mit Ihrem Partner öfters einen Kurzurlaub in völlig anderer Umgebung. Reisen, eine neue Umgebung, neue Reize halten Ihre Sinne wach und so können Sie gemeinsam ein paar außerordentlich stimulierende Nächte in Paris, London oder Venedig verbringen.

Wichtig! Überwinden Sie Ihre Lethargie und vermeiden Sie es auf jeden Fall, am Tage zu schlafen. Bei allem, was Sie unternehmen, sollten Sie darauf achten, dass Sie das Element Wind und das Element Feuer durch Ihren Lebensstil und das, was Sie essen, mehren.

Die einzigartige Tridosha-Konstitution

Neben den drei dualen und den drei singulären Konstitutionstypen existiert noch ein dritter Typus – die Tridosha-Konstitution, was wörtlich bedeutet: »die Konstitution, die sich zu etwa gleichen Anteilen aus den drei Bioenergien zusammensetzt«. Es handelt sich hierbei nicht um den Archetypus, den wir alle anstreben sollen, sondern lediglich um *eine von sieben Möglichkeiten*, die alle ein gesundes Gleichgewicht kennen.

Sie haben in allen Spalten etwa gleich viele Punkte oder höchstens 1 Punkt Unterschied:

Sie gehören zu der eher selten anzutreffenden *Tridosha-Konstitution*. Diese Menschen sind sehr ausgeglichen und besitzen eine hohe Immunität. Trotzdem ist es auch für Sie notwendig, einen ausgewogenen Lebensstil und eine ebensolche Ernährung zu pflegen. Einseitigkeit bei allem, was Sie tun, wird auch Sie aus dem Gleichgewicht bringen.

Ein Partner, der eine »einfache Konstitution« besitzt, kommt für Sie kaum in Frage, das würde Sie aus der Bahn werfen. Eher würde sich eine Pitta-Kapha- oder eine nicht allzu sehr ausgeprägte Pitta-Natur eignen. Natürlich würde zu Ihnen idealerweise auch ein Partner mit Tridosha-Konstitution passen. Aber wenn man diese seltenste alle Naturen besitzt, ist ein solcher Partner nicht leicht zu finden. Für jemanden, der sein Leben höheren menschlichen Idealen widmen möchte, ist diese Konstitution ein wirkliches Geschenk des Himmels. Da kann es natürlich auch vorkommen, dass Sexualität in Ihrem Leben keinen allzu wichtigen Platz einnimmt, denn Sie wissen wohl, dass zu viel Leidenschaftlichkeit Sie aus Ihrer ausgewogenen Lebensbahn werfen würde. Eine Partnerschaft mit Ihnen ist also nur harmonisch, wenn Ihr Partner die gleiche Struktur besitzt wie Sie. Ist das nicht der Fall, so fühlt er sich wohl sehr unglücklich und unerfüllt und kommt mit Ihren hohen Idealen überhaupt nicht zurecht.

Wichtig! Wie Ihre Ernährung alle sechs Geschmacksrichtungen beinhalten sollte: süß, sauer, salzig, scharf, bitter und herb, genauso sollte Ihre Beziehung alle Facetten aufweisen.

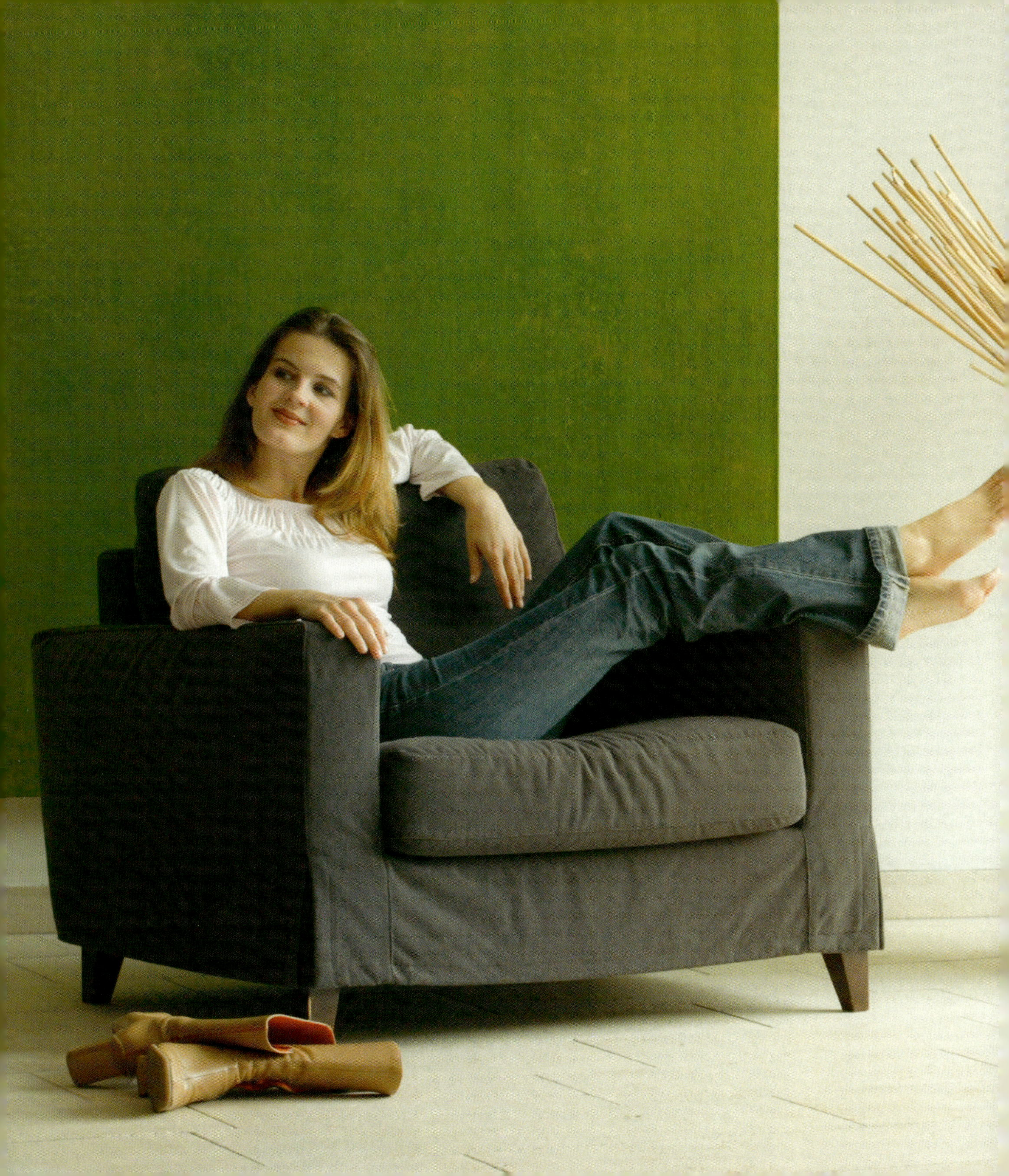

Teil 2

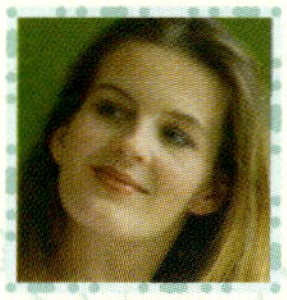

Fit für Sinnlichkeit

Im Einklang mit Ihrer Natur leben

Schönheit und positive Ausstrahlung gehen immer einher mit einem gesunden, aktiven Körper. Wir müssen die Wahrheit akzeptieren lernen: Älter-Werden und Krankheit gehören zum Menschsein wie Geburt und Tod. Gesundheit und jugendliches Aussehen sind also kein Geschenk des Himmels, sondern hängen nicht unentscheidend von unserem eigenen Handeln ab.

Wir müssen gut für uns sorgen: für unsere körperliche und seelische Gesundheit – so können wir vielleicht auch andere dazu inspirieren gut mit sich umzugehen. Aber: Erwarten Sie bitte nicht, dass mit fünf Minuten Fitness pro Tag all Ihre gesundheitlichen Probleme der Vergangenheit angehören. Jede scheinbar noch so banale Entscheidung, die Sie in Ihrem Alltag treffen, verbessert entweder Ihre Immunität und damit Gesundheit, Lebensqualität und Lebenserwartung oder sie setzt Ihre Immunität, Lebensqualität und Lebenserwartung herab und erhöht damit Ihr Risiko, krank zu werden. Zum Glück gibt es aber noch ein Netz unter dem Hochseil der persönlichen Gesundheit, das einen Sturz bis zu einem gewissen Grad auffangen kann.

In Teil III in den Kapiteln »Die drei Säulen der Gesundheit« (Seite 132) und »Rasayana – der Jungbrunnen« (Seite 134) kommt dieses Sicherheitsnetz zur Sprache: Was können Sie tun, um die vergangenen Fehler auszugleichen? Wie können Sie die angesammelten Toxine loswerden und Gewebe, Organe und deren Funktionen verjüngen?

In diesem Abschnitt soll es nun zuerst einmal darum gehen, wie die täglichen kleinen Entscheidungen zur Verbesserung Ihrer Immunität beitragen können – im Sanskrit nennt man einen Menschen, der bewusst lebt, *Dinacharya*, das bedeutet: »einer, der im Alltäglichen vorbildlich lebt«. All die scheinbar unbedeutenden Entscheidungen, die Sie Tag für Tag treffen oder eben nicht treffen, bestimmen letztendlich Ihr Leben: Dinge, über die Sie noch niemals richtig nachgedacht haben (etwa ob Sie nun ein Glas Wasser trinken, wenn Sie Durst verspüren, oder über dieses Signal Ihres Organismus einfach hinwegsehen). Die folgenden Hinweise werden Ihnen helfen, bewusster zu leben. Sie werden Ihnen ermöglichen, wieder auf die Stimme Ihrer eigenen Natur zu hören.

Jeden Tag aufs Neue

Beginnen Sie den neuen Tag kurz vor Sonnenaufgang, das ist die so genannte *Brahma Muhurta* oder die »Glück verheißende Stunde« (genau genommen sind es nur etwa vierzig Minuten). Wer zu dieser Zeit aufsteht, hat das Glück auf seiner Seite, heißt es. In unserer gemäßigten Zone würde das bedeuten, dass wir im Sommer sehr früh aus dem Bett müssten, dafür aber im Winter in der wohligen Wärme länger kuscheln dürften. Das würde unseren körperlichen Bedürfnissen entsprechen, wird allerdings in unseren Breiten mit der ungesunden Umstellung von Sommer- auf Winterzeit und umgekehrt nicht gefördert. Es ist aber der Rhythmus der Natur, der unseren Organismus heil und gesund hält. In der Ayurveda-Literatur gibt es viele Hinweise darauf, wie wir ein natürliches Leben führen können. Hier seien nur die Punkte erwähnt, die bewirken, dass sich unsere Sinnesorgane öffnen und reinigen:

Zwischen Nacht und Tag

Springen Sie nicht beim ersten Klingeln Ihres Weckers aus dem Bett; drehen Sie sich erst einmal auf den Rücken und entspannen Sie sich. Lassen Sie ein Bild dessen entstehen (oder ein Gefühl), was Sie an diesem neuen Tag erleben wollen: Was wollen Sie unternehmen? Wie können Sie sich Ihre Wünsche erfüllen? Jeder Tag bietet Ihnen die Möglichkeit, sich selbst zu verwirklichen – er ist ein großartiges Geschenk. Freuen Sie sich auf jeden Morgen, auf jeden Tag, denken Sie positiv. »Ich freue mich auf das Frühstück mit meinem Partner und den Kindern. Aber ich habe keine Lust mehr, jeden Morgen das Frühstück für alle zu machen. Ich werde nachher mit ihnen darüber reden. Das verstehen sie bestimmt.« Oder: »Ich bin gespannt, was im Büro wieder Spannendes auf mich wartet. Und ich freue mich auf meine Kollegen, die mich unterstützen, wenn Probleme anstehen.« Machen Sie sich bewusst, dass Sie diese Familie und diesen Job irgendwann einmal selbst gewählt haben – Sie liegen genau in dem Bett, in das Sie sich am Vorabend gelegt haben!

Wenn die Nacht in einen neuen Tag übergeht, das ist wahrscheinlich der wichtigste Moment in Ihrem 24-Stunden-Rhythmus. Hier treffen das Unbewusste des Schlafzustandes und die bewusste Wahrnehmung unseres Selbst und der Sinnesorgane aufeinander. Die Pforten in beide Welten stehen für kurze Zeiten offen und erlauben uns den Zugang zu beiden. Lassen Sie Ihre Träume Revue passieren: die Wünsche, die Sie sich im Traum erfüllten; die Ängste oder Gewalten, die auf Sie hereingestürzt sind – und stellen Sie diese der so genannten »Realität« gegenüber. Bedenken Sie dabei, dass Sie auch im Traum geglaubt haben, dass dieser wirklich sei. Die im Traum erlebten Leiden waren Illusion, wurden in dem Moment aber nicht als solche wahrgenommen, denn Sie haben »wirklich« spürbare Qualen durchlebt. Verhält es sich nicht vielleicht mit manchem genauso, das Ihnen am

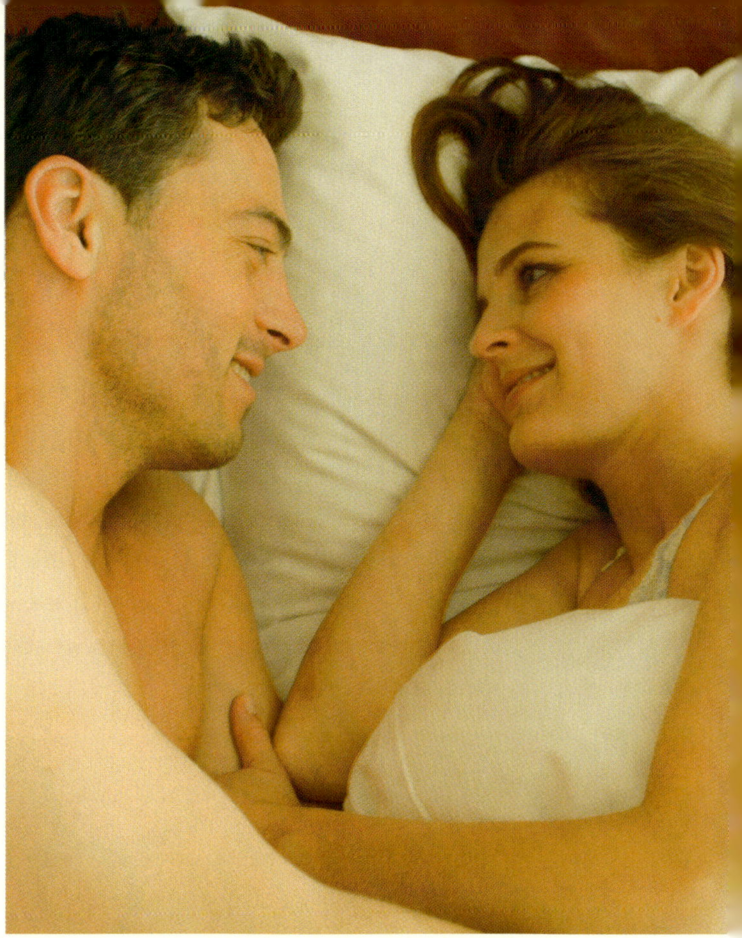

Tag widerfährt? ... Lassen Sie zu, dass Ihr Geist sich öffnet, und lockern Sie Ihre Umklammerung an das Gewohnte. Forschen Sie tief in Ihrem Herzen nach dem, was Ihnen wichtig ist. Wenn der Partner, den Sie wirklich lieben, oder Ihr geliebtes Kind neben Ihnen liegt, dann betrachten Sie sein Gesicht und genau das sollte auch das Erste sein, was Ihre Augen erblicken. Falls Sie allein sind, stellen Sie ein Bild Ihrer Geliebten auf Ihren Nachttisch. Ihre Augen sollen morgens zuerst etwas Schönes, Glück verheißendes sehen: Sie können natürlich auch in Ihre Handflächen schauen – diese zeigen Ihr eigenes Leben, Ihr Schicksal. Ist das nicht wundervoll?

Nun haben Sie die Weichen für den neuen Tag gestellt. Jeder Augenblick zählt, ist einzigartig. Das Ziel sollte nie sein, dass Sie diesen Tag irgendwie hinter sich bringen. Sie verschwenden das Wertvollste, was Sie besitzen. Körper, Psyche und Sinne haben ohne den Faktor »Zeit« keinerlei Bedeutung. Liebe, Lust und Erfüllung sind der Weg, nicht das Ziel – denn am Ziel angekommen, hindert Sie der Faktor »Zeit« daran, dort zu verweilen.

Machen Sie sich schöne Augen

Setzten Sie Ihre Augen nicht plötzlich grellem Licht aus, das ist sehr schädlich. Auch im Bad sollten Sie die Möglichkeit haben, am frühen Morgen mit indirektem, mildem Licht auszukommen. Im Sommer, wenn es schon früh hell ist oder Sie länger schlafen möchten, ziehen Sie besser die Vorhänge zu. Die Augen werden in der heutigen, visuell orientierten Welt ohnehin aufs Extremste beansprucht und sollten deshalb geschont und gepflegt werden:

Achten Sie darauf, dass Sie nur einen in Europa geprüften Kajalstift verwenden. Im Orient dient leider oft noch Bleisulfat zur Schwarzfärbung. Diese Schwermetallverbindung, die sich öfters zum gleichen Zweck auch in Haarölen befindet, gehört nun wirklich nicht auf Haut und Schleimhäute. Mittlerweile gibt es Kajalstifte in vielen natürlichen Farben – sogar farblose. So können auch europäische Männer, die nicht mit einem Lidstrich zum Arbeiten gehen wollen, Gebrauch davon machen. (Im Orient gilt es aber auch für Männer als *très chic.*) Auf jeden Fall ist die Anwendung von Kajal eine wunderbare kühlende und reinigende Therapie für die Augen.

Hinweis: Als extrem schlecht für die Augen gilt es, die Nasenhaare herauszuzupfen. Diese sollten unbedingt abgeschnitten werden.

Augenwaschung

Füllen Sie den Mund vollständig mit Wasser, beugen Sie sich über das Waschbecken und waschen Sie nun die Augen mit kaltem Wasser gut aus. Öffnen Sie die Augen und bespritzen Sie sie mit möglichst kaltem Wasser. Achten Sie dabei darauf, dass Sie mit Ihren Fingernägeln nicht Augen oder Gesicht berühren. Waschen Sie die Augen noch einmal aus und trocknen Sie sie mit einem weichen sauberen Tuch ab. Um das angesammelte Kapha und Pitta im Augenbereich zu reduzieren, sollten Sie einen Kajalstift verwenden. Dieser besteht aus einer Mischung von Ghee (Butterschmalz), Kräutern, Kampfer und feinsten Kohlepartikeln.

Alles für einen guten Geschmack

Zähneputzen allein ist wirklich keine ausreichende Mundhygiene. Verwenden Sie zusätzlich ein Mundwasser, so tötet das zwar Bakterien ab, entfernt diese aber nicht aus dem Mundraum: Die toten Bakterien bilden einen Nährteppich auf der Zunge und da immer einige Bakterien überleben, ist dieser Belag der ideale Nährboden für die Entstehung neuer Keime.

Zungenreinigung

Die Zunge wird mit einem speziell dafür vorgesehenen Zungenschaber gereinigt. Bewegen Sie ihn sanft von der Zungenwurzel bis über die Spitze hinweg. Was da am Schaber hängen bleibt, zeigt den Zustand Ihres Stoffwechsels an. Normal ist ein leicht weißlicher Belag, der nach der Reinigung verschwindet. Ist der weißliche Zungenbelag nach der Reinigung immer noch da, sollten Sie einen Fastentag einlegen oder zumindest Ihre Nahrungsaufnahme drastisch reduzieren. Falls das nicht hilft, ist eine Pancakarma-Reinigungskur (siehe Seite 29) angezeigt, um die Toxine aus Ihrem Organismus zu entfernen.

WICHTIG FÜR GENIESSER! Der Geschmackssinn wird durch die Zungenreinigung eindeutig verbessert und so können Sie Speisen und Getränke besser schmecken. Sie beseitigt außerdem Mundgeruch und Lethargie.

Mundspülung mit Öl

Eine weitere, sehr effektive Methode, um die Schlacken im Kopf- und Halsbereich loszuwerden, ist die Ölspülung. Dazu füllen Sie Ihren Mund vollständig mit einem biologischen Sesamöl oder einem ayurvedischen Mundspülöl, das Sie davor kurz im Wasserbad auf Körpertemperatur erwärmt haben. Die Wirkung kann zusätzlich verstärkt werden, wenn Sie zuvor Gesicht und Hals mit dem gleichen warmen Öl massieren. Das Öl brauchen Sie im Mund nicht hin- und herzubewegen; lassen Sie es einfach bis zu 10 Minuten drin und spucken Sie es dann aus. Danach spülen Sie ein paar Mal mit warmem Wasser nach. Auf diese Art werden nicht nur die Toxine in der Mundhöhle, sondern auch solche, die tief im Gewebe sitzen, effektiv entfernt. Deshalb eignet sich diese Tiefenreinigung auch bei Zahnfleischschwund, Zahnfleischbluten, Mundgeruch, Heiserkeit, Reizhusten, Rachenschmerzen und vielen anderen krankhaften Zuständen im Mund- und Rachenbereich.

Gold, Silber und Edelsteine

Viele Menschen betrachten Schmuck in erster Linie als Statussymbol, dabei hat er auch gesundheitlich sehr viel zu bieten. Vor allem Edelmetalle wie Gold und Silber stärken die Körperabwehr. So wird Schwangeren in Indien ein Gürtel aus Silber oder Gold um den Bauch gelegt, was Mutter und Kind schützen soll. Aus dem gleichen Grund empfiehlt Ayurveda, dass man nicht aus dem Haus gehen soll, ohne vorher einen goldenen Gegenstand berührt zu haben. Wie wunderbar ist es also, wenn wir das Gold gleich am Körper tragen. Schmuck soll zu diesem Zweck immer in direktem Kontakt mit der Haut bleiben. Gold wirkt hier eher wärmend und Silber eher kühlend, was bedeutet, dass sich Gold für Vata- und Kapha-Konstitutionen und -Situationen eignet und Silber für Pitta-Menschen und -Situationen. Edelsteine haben folgende Wirkungen:

- Rote Steine wie *Rubin* oder *Granat* sind Sonnensteine. Sie verstärken die Energie, verkörpern männliche Energie. Machos werden absolut unverträglich, wenn sie eine Pitta-Natur haben und dazu noch einen Rubin tragen. Es ist ein Stein für Könige, die (wie die Sonne) alle Lebewesen gleich behandeln sollen.
- *Perlen* und *Mondstein* werden dem Mond zugeordnet und besitzen eine kühlende und fruchtbar machende Eigenschaft. Sie eignen sich vor allem für Frauen, die viel Pitta in ihrer Konstitution haben.
- Der *Diamant* steht für Venus und fördert die Anziehung des anderen Geschlechts sowie die Sinnesfreuden. Er muss makellos sein, denn er kann aus einem Bettler einen König machen, aus einem König aber auch einen Bettler.

- *Smaragd*, *Jade* und andere *grüne Edelsteine* wirken beruhigend und kühlend und fördern die Intelligenz. Es sind Merkursteine. Smaragde unterstützen Menschen, die Handel betreiben, damit sie auch in hitzigen Situationen einen kühlen Kopf behalten können.
- Der *gelbe Saphir* und *Topas* stehen für Jupiter, den Planeten des Glücks, des Wohlstands und der Spiritualität. Der gelbe Saphir unterstützt Lehrer, Seminarleiter, Trainer und andere Menschen in lehrenden Berufen.
- Die *dunkelrote Koralle* und der *rötliche Achat* vermehren das Blut, stärken das Herz; sie stehen in Zusammenhang mit Mars. Die blutrote Koralle macht aus einer Maus einen Tiger. Sie überwinden mit ihrer Hilfe die schlimmsten Ängste und fassen wieder Mut und Selbstvertrauen. Sie sollten sie bei starken Menstruationsblutungen regelmäßig tragen.
- *Blauer Saphir* und *Lapislazuli* sind die Steine des Saturn. Sie lösen die Anhaftung an das Materielle. Ein Stein, der eher in sakrale Gegenstände gehört, oder für Menschen nützlich ist, die Ballast abwerfen möchten. Nur für wenige ist dieser Stein geeignet – es sei denn, sie wünschen sich massive und schnelle Veränderungen in ihrem Leben.

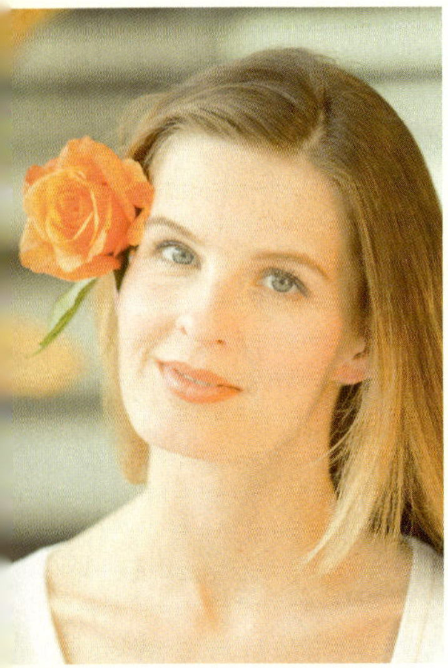

Himmlischer Blumenduft

Girlanden aus frischen duftenden Blüten, frische Blumen oder auch Säckchen mit getrockneten aromatischen Kräutern stimulieren und aktivieren den Geruchssinn. Sie wollen am frühen Morgen bewusst alle Sinne erwecken: Was gibt es da Schöneres als frische wohlriechende Blumen. Gönnen Sie sich den kleinen Luxus, eine Blumengirlande zu knüpfen oder eine Blume im Haar zu tragen. In Indien steckt sich jede Frau, auch in den kleinsten bescheidenen Dörfern, täglich morgens und abends frische Blumen ins Haar. Warum sollen wir uns mit synthetischen Duftkompositionen zufrieden geben? Kreieren Sie Ihre eigenen Duftnoten aus natürlichen Ingredienzen und fördern Sie damit Lust auf Sinneswahrnehmung, auch bei Ihrem Partner bzw. Ihren Freunden. Hier ein

Nasentropfen

Eine wichtige vorbeugende Wirkung für Nase und Nebenhöhlen besitzt die regelmäßige Anwendung von Nasentropfen. Auch dazu verwenden Sie, wie für die Mundspülung, ein biologisches Sesamöl oder spezielle ayurvedische Nasentropfen. Die Anwendung ist denkbar einfach: Reinigen Sie die Nase gründlich. Tauchen Sie dann Ihren kleinen Finger in das Öl oder geben Sie 1 bis 3 Tropfen auf Ihren kleinen Finger. Massieren Sie das Naseninnere sanft mit dem Öl. Wiederholen Sie dies im anderen Nasenloch. Geben Sie danach wieder etwas Öl auf den Finger und ziehen Sie es kräftig nach oben (mit dem anderen Nasenloch wiederholen). Wenn Sie das regelmäßig tun, gehören Schnupfen und Verstopfung oder Entzündung der Nebenhöhlen der Vergangenheit an. Der positiven Wirkungen sind aber noch viele mehr: Nasentropfen dienen zudem der Schönheit, denn bei regelmäßiger Anwendung beseitigen sie Gesichtsfalten und wirken frühzeitigem Ergrauen entgegen, dabei reinigen sie außerdem die Sinnesorgane.

paar Worte zur Wirkung der fünf meist benutzten Essenzen:

- *Sandelholz* war seit der Antike ein gesuchter Duft, der zwar die Sinne stimuliert, dennoch aber eine kühlende Wirkung auf die Haut desjenigen hat, der seinen Duft verströmt. Es ist daher sehr geeignet für Pitta-Temperamente.
- *Patschulie* ist ein sehr berühmter aphrodisierender Duftstoff. Er eignet sich wie kein anderer, um die Lethargie der Kapha-Menschen in Luft aufzulösen.
- *Lavendel* beruhigt und hellt die Sinne auf: ein Duft, der Sonnenschein in Ihre dunklen Stunden bringt. Er eignet sich gut für Vata-Typen.
- *Jasmin* kühlt und trocknet aus. Süß und durchdringend ist der Duft und eignet sich deshalb für Pitta-Kapha-Typen. (In Indien benutzten die Frauen Jasmindüfte und frische Jasminblüten, um abzustillen.)
- *Vetiver* ist sehr erdig, schwer und eher kühlend. Dieses Süßgras zieht Menschen an, die die Elemente Erde und Wasser suchen, und ist deshalb ideal für Vata-Pitta-Typen.

Die passende Kleidung

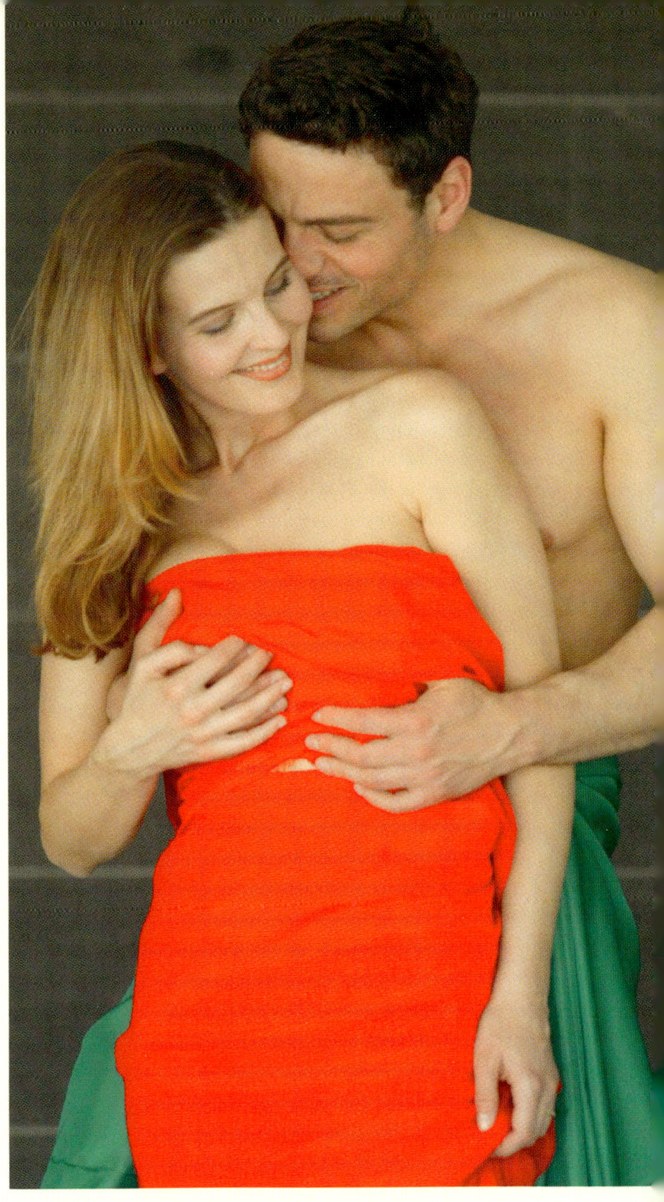

Sicher hat Kleidung eine schmückende Funktion. Der stolze Pfau schleppt einen langen Federschweif hinter sich her; um zu imponieren, schlägt er damit ein Rad. Wir Menschen haben es leichter und können uns ständig verwandeln – je nachdem, wie wir uns fühlen, wonach uns zumute ist. Wenn ein Stoff nun aber juckt oder sogar Allergien auslöst, dann ist er mit Sicherheit nicht der richtige für uns. Beleuchten wir hier einmal die körperlichen und emotionalen Bedürfnisse, was Kleidung anbelangt, im Lichte der Konstitutionstypen:

- *Vata-Pitta-Typen* sind Draufgänger. Sie benötigen Kleidung und Stoffe, die bei ihrer extremen Lebensweise auch strapaziert werden können. Die Farben sind eher dunkel, etwa Dunkelblau und Dunkelgrün.
- *Pitta-Kapha-Menschen* besitzen eher eine ölige Haut, entsprechend empfiehlt sich Kleidung, die einfach und gründlich gewaschen werden kann. Ob die Farben wärmend oder kühlend gewählt werden sollen, hängt von der jeweiligen Tagesverfassung und von den Jahreszeiten ab.
- *Vata-Kapha-Menschen* brauchten wärmende Kleidung in ebenso warmen Farbtönen. Sie tragen lieber alles eine Nummer zu groß, damit ihr Bewegungsdrang von ihrer Kleidung nicht eingeschränkt wird. Auch fühlen sie sich in sportlicher Bekleidung wohler als in formeller.
- Der *Vata-Mensch* benötigt Wärme, das ist das Wichtigste für ihn. Deshalb braucht er Kleidung in warmen, freundlichen Farbtönen – solche, die die Sonne selbst im Winter

den ganzen Tag scheinen lassen. In dieser kalten Jahreszeit können es allerdings auch wärmende Rottöne sein. Die Haut des Vata-Typen ist trocken und empfindlich, deshalb sollte er keine Materialien auswählen, die reizen. In der Praxis bedeutet das: weiche Wollsachen und flauschige, aber feste Baumwollstoffe. Die Übergewänder sollten möglichst windundurchlässig sein. Manchmal haben Vata-Menschen einen Hang, sich ganz und gar unkonventionell zu kleiden. Es wird sich nicht vermeiden lassen, dass diese Seite manchmal durchbricht, aber: Achten Sie stets auf gepflegte Kleidung!

- Der *Pitta-Typ* hat viel Hitze, schwitzt deshalb häufig, und das mit einem eher starken Körpergeruch. Er ist außerdem leicht irritiert und neigt zu Hautrötungen. Die Kleidung muss daher leicht und atmungsaktiv sein. Beruhigende, kühlende Farben wie Blau, aber auch Weiß, Grau und Schwarz eignen sich hier. Seinem Hang zu luxuriöser oder eleganter Kleidung darf er ruhig nachgeben. Aber: Halten Sie sich mit schrillen Rottönen zurück!
- *Kapha-Konstitutionen* schwitzen ebenfalls, aber ohne starken Körpergeruch; sie mögen es bequem. Solche Menschen brauchen Kleidung in stimulierenden Farben, die auch atmungsaktiv ist und ihre Bewegungsfreiheit nicht einschränkt. Kapha-Menschen sollten also nicht zu enge Kleidung tragen.
- Eine *Trisdosha-Persönlichkeit* bevorzugt Harmonie in allem. Deshalb fühlt sie sich nur wohl in naturbelassener Kleidung in ebenso natürlichen Farben.

Bringen Sie Bewegung in Ihr Leben

Bewegung ist für uns heute äußerst wichtig. Sie schenkt dem Körper Leichtigkeit, gibt ihm Kraft, die anstehende Arbeit zu verrichten, und stärkt den Stoffwechsel so, dass selbst schlecht zubereitete oder zu fettige Nahrung mühelos verdaut werden kann. Vor allem im Frühjahr und im Winter sollten Sie unbedingt sportlich aktiv sein. Der heiße Sommer dagegen ist keine gute Zeit für Hochleistungssport. »So wie eine Schlange niemals in die Nähe ihres größten natürlichen Feindes, des Adlers, kommt, werden die Krankheiten sich keiner Person nähern, die regelmäßig Sport treibt und danach eine kräftige Ölmassage bekommt«, sagen die alten Weisen.

Mit Bewegung und Sport ist hier keinesfalls Spitzen- oder Ausdauersport wie etwa Triathlon gemeint. Die natürlichen Körpersignale wie Erschöpfung zu bekämpfen ist wahrlich keine Leistung, schon eher Dummheit. Es ist nicht schwer, den Körper durch starken Willen zu besiegen. Viel schwieriger wird es, den eigenen Geist zu kontrollieren – und genau das empfehlen alle Autoritäten, da es für die Gesundheit sehr förderlich ist. Gefährliche Sportarten, die rauschähnliche Adrenalin-Ausstöße hervorrufen, sind nicht nur lebensverachtend, sondern auch eine traumatische Erfahrung für Angehörige und Lebenspartner.

Ayurveda definiert »gesunden Sport« als Bewegung, bei der die Sauerstoffzufuhr durch die Nase ausreicht: Sobald Sie zu keuchen beginnen, müssen Sie langsamer werden, bis eine Beruhigung des Pulses und der Atmung eingetreten ist. Deshalb eignet sich Yoga meistens besser als Sport zur körperlichen Übung, denn hier wird im Moment mehr Energie erzeugt, als verbraucht: Sie brauchen keine Regenerationsphase, die beim extremen Sport tagelang, wenn nicht wochenlang dauern kann. Außerdem harmonisiert Yoga den Energiefluss im Körper, das heißt, Einseitigkeit wird ausgeglichen, und es macht beweglicher: So können Sie die verschiedenen Positionen aus dem *Kamasutra* (Teil III u. IV) besser ausführen.

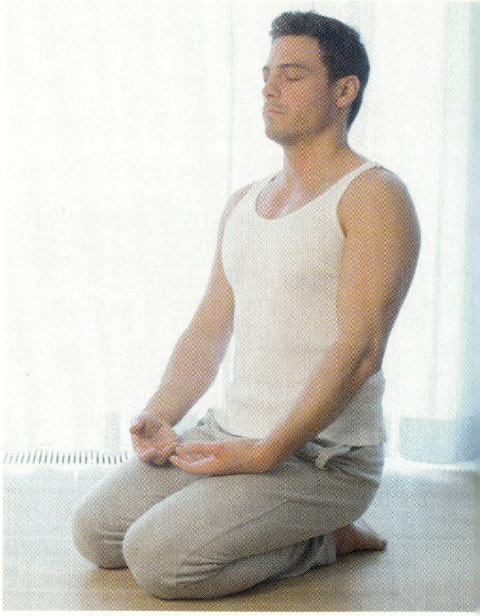

Für Menschen mit Vata- oder Vata-Pitta-Konstitution ist die mildeste Art von sportlicher Betätigung förderlich. Pitta-Typen brauchen schon eher die Herausforderung: für sie eignen sich Tennis und Leichtathletik. Wer viel Kapha in der Konstitution hat, der sollte auch viel schwitzen. Eine beliebte und empfohlene Art der Bewegung ist natürlich die sexuelle Aktivität. Der Ayurveda-Arzt Bhavamishra meint dazu:

»Wer nicht regelmäßig Sex hat, bekommt Diabetes, wird übergewichtig und dessen Muskeln werden schlaff und verlieren an Kraft.«

(Bhavamishra: Bhavaprakasha, 1. Buch, Kapitel 5, Vers 144)

Sex in den Jahreszeiten

Der moderne Mensch wähnt sich unabhängig vom Einfluss der Jahreszeiten. Von der Wohnung gelangt man bequem in die beheizte Tiefgarage, dort direkt ins Auto und von diesem wieder in die Parkgarage des Büros. Winterkleidung, gefütterte Schuhe, schützende Hüte, Schals und wollene Unterwäsche scheinen ausgedient zu haben. Bis wir so etwas anziehen, muss schon ein gewaltiger Sturm draußen toben. Aber auch dann betrachten wir es als lästige Maßnahme und wollen immer noch nicht wahrhaben, wie sehr unser Körpergeist vom Wechsel der Jahreszeiten abhängig ist. Den Gegebenheiten im Außen und unserer Empfindung angepasste Kleidung und Unterwäsche hegen und pflegen unsere Sinnesorgane, bereichern unser Erleben.

Es geht aber nicht nur darum, sich den Jahreszeiten entsprechend zu kleiden, sondern auch um Sexualität, Essen und Entschlacken. Die vier Regeln, die uns vor negativen gesundheitlichen Auswirkungen in Folge des Wechsels der Jahreszeiten schützen sollen, lauten:

1. Gleichen Sie die Bioenergien mittels entgiftender Maßnahmen im Frühjahr und im Herbst aus.
2. Passen Sie Ihre Ernährung an die Jahreszeiten an.
3. Vorsicht ist bei den Übergängen von einer Jahreszeit zur anderen geboten!
4. Stimmen Sie Ihre sexuelle Aktivität auf die jeweilige Jahreszeit ab.

Ärzte und Philosophen im alten Indien beobachteten die Natur und die Auswirkung der äußeren Welt auf den inneren Organismus über Jahrhunderte hinweg. Als Folge entwickelten sie diese vier wichtigen Ratschläge. Vielen Menschen standen schon damals, vor etwa 5000 Jahren, wenig Mittel für teure medizinische Behandlungen zur Verfügung und deshalb war es sehr wichtig, einfache vorbeugende Maßnahmen zu ergreifen. Bis in unsere heutige Zeit, wo wir beruflich und privat sehr hohe Ansprüche stellen und die eigene Lebensqualität mehr und mehr in den Vordergrund rückt, sind sie eine großartige Hilfe.

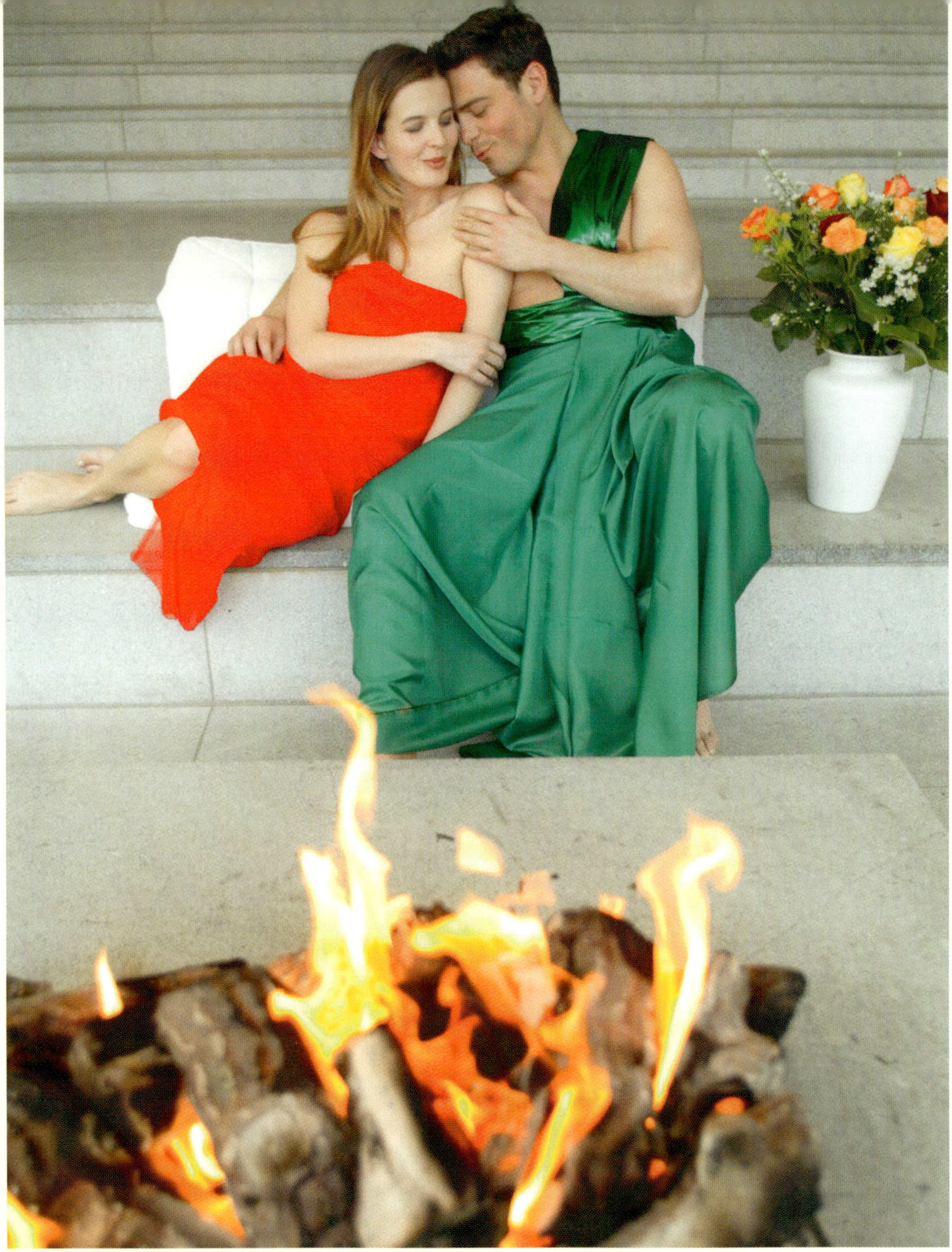

Wenden wir uns nun der Sexualität zu: Sex zur falschen Zeit oder zu wenig oder zu viel davon kann massive gesundheitliche Probleme schaffen. Im rechten Maß und zur rechten Zeit dagegen fördert er unsere Gesundheit in erheblichem Maße. Bhavamishra, ein klassischer Ayurveda-Autor, sagt dazu:

»In den vier kalten Monaten von November bis Februar können Paare so oft Geschlechtsverkehr haben, wie sie es wünschen, und dies vor allem in der Nacht [die Nächte im Winter sind lang genug dazu]. Im Frühjahr und Herbst soll man dies auf jeden dritten Tag einschränken, wobei Sex sowohl am Tag wie in der Nacht möglich ist. In der Sommerhitze sollte die Häufigkeit von Sex auf alle vierzehn Tage reduziert werden, wobei er während des Tages empfohlen wird.«

(Bhavamishra: Bhavaprakasha 1. Buch, Kapitel 5, Vers 154)

Wir mögen darüber, dass im Sommer weniger Sexualität angezeigt ist als in der kalten Jahrezeit, lächeln. Werbung und Medien lassen uns von palmenbesäten tropischen Inseln träumen. Lustgefühle kommen hoch und sexuelle Erwartungen werden geweckt. Aber stellen Sie sich nur vor: Auf der besagten Insel angekommen klatschen Ihnen die tropische Hitze und Luftfeuchtigkeit ins Gesicht. Sie sind irritiert, weil Sie 24 Stunden am Tag in Schweiß gebadet sind – und das trotz ständigem Duschen. Sie kriechen unters Moskitonetz und entdecken: Oh Schreck, da sind ein paar kleine Löcher... Sie können nicht schlafen – die ganze Nacht lang, denn kaum liegen Sie ruhig da, fängt es an zu summen. Wenn Sie keine Klimaanlage wünschen oder haben, müssen die Fenster weit offen bleiben und der Deckenventilator eingeschaltet sein. Es gibt Nächte, da ist es wichtig, sich gut zuzudecken, oder Sie sind am nächsten Morgen unterkühlt. – Unter diesen Bedingungen vergessen Sie Ihre Lust auf Sex sehr schnell. Die Frage, warum die Menschen in der großen Hitze des Tages Siesta machen und die Piazza sich erst nach acht Uhr Abends füllt, ist damit wohl klar: Die Menschen unternehmen alles Mögliche, um den Wasserverlust des Körpers möglichst gering zu halten oder auszugleichen. Und Sex ist nun mal eine Aktivität, die einen (wenn auch angenehmen) Verlust verschiedenster Körpersäfte mit sich zieht. Da wir in unseren Breitengraden ein gemäßigtes Klima haben und die Zeiten, in denen es so heiß ist, dass unser Körper schnell dehydriert, kürzer sind, gilt die Aussage des Bhavamishra für uns nur sehr eingeschränkt.

Es gilt also prinzipiell: In der heißen Jahreszeit wenig Sex, damit der Körper nicht noch mehr Flüssigkeit verliert. In der kalten Jahreszeit entfaltet Sex seine heilenden Wirkungen – tun Sie es also, sooft Sie mögen und es Ihnen gut tut.

In der Ayurveda geht es nicht darum, Dinge zu verbieten, sondern darum, sich verschiedener körperlicher und psychischer Zustände bewusst zu sein, so kann man jederzeit Gegenmaßnahmen ergreifen, um das gesunde Gleichgewicht im Organismus zu erhalten: Im Sommer stellt man die Klimaanlage ein; achtet vermehrt auf Flüssigkeitszufuhr und nimmt Speisen zu sich, die nährend und befeuchtend wirken; man massiert sich gegenseitig mit kühlenden Ölen oder streicht sich kühlende Pasten aus Sandelholz und Rosenwasser auf die heißen, begehrenden Körper. Im gemäßigten Klima von Nord- und Mitteleuropa sowie im Gebirge sind die Sommernächte allerdings relativ kühl. Aber auch hier hat die Hitze des Tages Spuren hinterlassen, die durch kühlende Getränke beseitigt werden können. Dann gilt es natürlich auch, Rücksicht auf die individuelle Konstitution zu nehmen. Vata-Kapha- und Vata-Menschen vertragen die Hitze am besten. Dagegen müssen sich Pitta-Personen am ehesten vor ihr schützen.

In der kalten Jahreszeit nun nimmt der Appetit zu und wir essen uns Winterspeck an. Das ist gut so, aber um zu verhindern, dass wir allzu sehr zunehmen und in Lethargie verfallen, ist prickelnder leidenschaftlicher Sex angezeigt – und das so oft wie möglich. Endlich haben wir eine Medizin und Philosophie gefunden, die sich nicht gegen Sexualität wendet, sondern sagt, dass *Sex* eine der drei Säulen der Gesundheit ist. Die anderen beiden sind, wie bereits erwähnt: *gutes Essen* und *guter Schlaf*.

Weg mit dem Speck!

Im Folgenden wollen wir uns nun dem Entschlacken zuwenden. In unserer mitteleuropäischen Kultur kennen wir die Fastenzeit im Frühjahr und Trinkkuren im Herbst. Diese Maßnahmen dienen dazu, die aus einer bestimmten Jahreszeit angesammelten Schlacken im Körper auszuschwemmen, und sind grundsätzlich jedem zu empfehlen. Fastenkuren sind nur im Frühjahr angezeigt, denn am Ende des Winters hat sich das Kapha im Körper angesammelt. Dieser Winterspeck wird nun nicht mehr benötigt und kann, wenn er nicht beseitigt wird, Krankheiten verursachen. Auch Pancakarma-Therapien (siehe Seite 29) können in dieser Zeit gut durchgeführt werden.

Durch die Sommerhitze sammelt sich bis zum Spätsommer im Körper Pitta an. Es sollte vor Einbruch des Winters beseitigt sein, denn sonst behindert es den Stoffwechsel. Zudem wird die Qualität des Blutes durch dieses Zuviel an Pitta herabgesetzt. Da Pitta durch Fasten nicht reduziert, sondern vermehrt wird, hätten Fastenkuren im Herbst unerwünschte Wirkungen. Eine Abführkur (*Virecana*) oder ein Aderlass sind die idealen Therapien, um überschüssiges Pitta aus dem Körper zu leiten. In den klassischen Thermen Europas hat man nicht nur gebadet, sondern das Heilwasser vor allem auch getrunken. Wo kein Thermalwasser vorhanden war, behalf man sich mit Molke, frisch gepresstem Traubensaft oder speziellen Salzen. Solch natürlich gewachsene Traditionen sind immer effektiv und dem Zyklus der Natur entsprechend. Beachten Sie all das, wenn Sie das nächste Mal einen Wellness-Urlaub oder eine Fastenkur planen, so wird Ihr Bemühen Erfolg haben.

Außerdem ist es förderlich, die Ernährung an die Jahreszeit anzupassen, das bedeutet, dass im Sommer kühlende Speisen und vermehrt flüssige Nahrung aufgenommen werden soll. Und das gilt *für alle* Konstitutionstypen. Zudem stärken verdauungsfördernde Mittel wie Frischpresssäfte aus bitteren Pflanzen wie Artischocken, Löwenzahn oder Brennnessel das durch die Hitze geschwächte biologische Feuer (*Agni*). Das Element Feuer manifestiert sich im menschlichen Körper nämlich als biologisches Feuer, dessen wichtigster Aspekt der primäre Stoffwechsel im Magen-Darm-Trakt ist. Ein zu starkes Agni führt zu Gewichtsverlust, während ein zu schwaches Agni zu Gewichtszunahme führt. Im Winter können und sollen Sie stärker nährende Speisen zu sich nehmen, die eine erwärmende Wirkung besitzen. Die Verdauungskraft im Winter ist enorm und so brauchen Sie sich wenig Sorgen um Gewichtszunahme zu machen. Im Frühjahr und Herbst sorgen entschlackende Maßnahmen (zum Beispiel Fasten oder einfach: weniger und bewusster essen) für Ihr Idealgewicht und so können Sie das ganze Jahr Ihr Idealgewicht halten. Sport und Sex unterstützen Sie dabei.

Die Körperintelligenz

Ayurveda besagt, dass die körperlichen Dränge auf keinen Fall unterdrückt oder behindert werden dürfen, denn das führt direkt zu einer Störung des gesundheitlichen Gleichgewichtes. Hier gibt es keine ausgleichenden Maßnahmen, die Abhilfe leisten würden. Sie kommen nicht darum herum, auf Ihren Körper zu achten. Hunger und Durst sind zum Beispiel solche Körpersignale. Sie zu unterdrücken oder zu ignorieren zieht Konsequenzen nach sich, denn woher kommt all die Energie, die Sie täglich verbrauchen, wenn nicht aus der Nahrung?

Am Arbeitsplatz oder im eigenen Unternehmen wird Ihnen ohne Wenn und Aber eine Top-Leistung abverlangt. Gleichermaßen stellen Sie selbst grandiose Ansprüche an Ihr Privatleben. Aber wenn Ihr Körper nicht regelmäßig Nahrung und Flüssigkeit erhält, wie können Sie dann leistungsfähig bleiben? – Das ist unmöglich. Weitere Signale, die es zu beachten gilt, sind der Drang zum Stuhlentleeren und Wasserlassen. Wenn diese auftreten, sollten Sie sofort reagieren. Körperliche Abfallprodukte müssen rechtzeitig ausgeschieden werden, damit sie keine krank machenden Auswirkungen entwickeln. Halten Sie außerdem niemals Ihre Tränen zurück! Das kann verheerende Folgen für die Gesundheit Ihrer Augen, Ihrer Psyche und Ihrer Seele haben. Seien Sie nicht zu stolz, Ihre Tränen zu zeigen.

... und wenn Sie noch so ein kluges Köpfchen haben, die Körperintelligenz ist doch gescheiter. Hören Sie einfach auf sich selbst. Mit »Körperintelligenz« meine ich die Signale, die der Organismus uns schickt, damit wir die jeweils richtigen Entscheidungen für unser Wohlbefinden treffen. Kleinkinder handeln instinktiv danach: Wenn sie Hunger haben, wollen sie essen; haben sie Durst, wollen sie trinken – und bitte *sofort*. Und das ist gut so. Ich befrage meine Patienten zum Beispiel generell über ihr Durstgefühl. Die Mehrheit kann mir keine Antwort geben, ob und wie oft sie Durst verspürt. Vielleicht haben sie kurz ein bisschen Durst, aber dann kommt ein Anruf oder sie müssen gerade noch etwas anderes Wichtiges tun. Die Signale der Körperintelligenz werden ignoriert und verstummen allmählich. Deshalb sollen Sie sich eine Tasse warmes Wasser bereitstellen, die Sie beim leisesten Anflug von Durst gleich trinken können. Praktizieren Sie das eine Weile, so werden Sie bald merken, dass Sie die Signale Ihres Körpers wieder wahrnehmen.

Und hier noch ein anderes Beispiel für körperliche Dränge, die wir im Erwachsenenalter gern zurückhalten: Die ganze Familie sitzt aufgeregt an der Festtafel. Der Kleine hat noch nicht aufgestoßen. Da stimmt doch irgendetwas nicht. Man klopft ihm sanft auf den Rücken. Plötzlich ein lautes »Uuuuuups« und alle freuen sich. Was für eine Erleichterung! Jeder scheint zu wissen, dass für den gesunden Fortbestand der Familie das Aufstoßen absolut notwendig ist. Tun Sie aber das Gleiche in einem schicken Restaurant, so wird man Sie entrüstet anschauen. Gelten für Erwachsene die gleichen Gesundheitsregeln nicht mehr? – Ich empfehle Ihnen, Ihren körperlichen Drängen nachzugeben – und zwar in einer angemessenen, dezenten Form: Halten Sie sich etwa die Serviette vor den Mund. Das Gleiche gilt für das Luftablassen, landläufig »Furzen« genannt. Erklären Sie Ihrem Partner Ihre Position. Legen Sie eine Regel für tolerierbares Benehmen fest und gewähren Sie sich und Ihrem Partner die Freiheit, diesen natürlichen Drang ebenfalls nicht zu unterdrücken. Sollte es wirklich einmal stinken, dann gehen Sie auf die Toilette und »erleichtern« sich dort. Andere natürliche Dränge, denen Sie in jedem Fall (eben in angemessener Form!) nachgeben sollten, sind: Urinieren, Stuhlgang, Niesen, Hunger, Schlafen, Husten, Keuchen, Gähnen, Erbrechen und Ejakulieren. Mit Letzterem ist gemeint, dass eine starke sexuelle Stimulation für Frau oder Mann unbedingt für beide zum Orgasmus führen muss. Wird dieser ganz und gar zurückgehalten, so bewirkt das, dass die bereits produzierten Säfte nicht aus dem Körper austreten können und Blockaden in den entsprechenden Gefäßen bewirken können.

Balsam für die Sinne

In diesem Abschnitt nun soll es um Ölmassagen gehen, die ich »Einsalbung« nenne, um der Salbung wieder die sinnliche Bedeutung zurückzugeben, die sie im Orient, bei den Griechen und Römern hatte. »Einsalbung« ist nun auch die weltliche Übersetzung des Sanskritbegriffes *Abhyanga,* er drückt einfach aus, was während einer solchen Behandlung geschieht: Öle werden auf den Körper aufgetragen (gesalbt), bleiben dort für einige Zeit

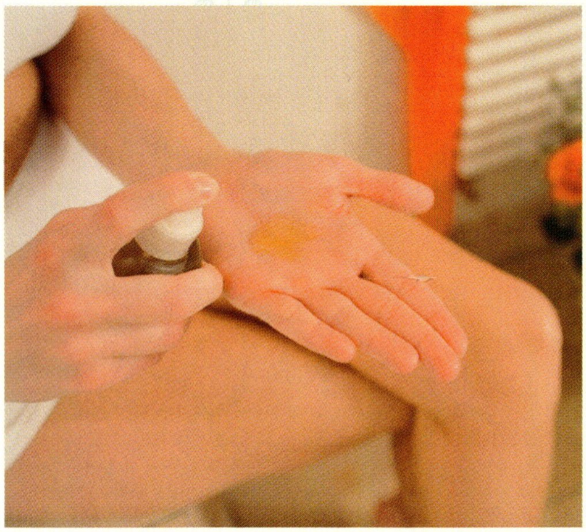

(um in die Haut einzudringen und dort die Körpergewebe zu nähren) und werden dann (mitsamt der Gifte, die sie aufgenommen haben) wieder abgewaschen. Später machte die Geistlichkeit die Salbung zu etwas Heiligem, zu einem Weiheritus: Jesus war der »Gesalbte«, ihm wurden somit göttliche Gnade und die Sonderstellung unter den Menschen zuteil – um seine Einmaligkeit herauszuheben wurde die Salbung für »normal Sterbliche« tabuisiert. Kehren wir den Spieß einfach mal um: Wenn die Salbung zu Lebzeiten Christi eine so große Bedeutung hatte, so gab es dafür sicher handfeste Gründe. Salbungen mit wertvollen Ölen verlängern das Leben und verleihen geradezu übernatürliche Kräfte. Und: Ölsalbungen öffnen Ihre Sinne und dies auf geradezu phänomenale Art und Weise. Das ist wundervoll, zumal Sie diese Behandlung auch selbst vornehmen können.

Vorbereitung auf die Liebe: sich selbst einsalben

Wer viel Sex hat, sollte sich täglich einsalben, so schreibt es Caraka, der antike Vater der Ayurveda, denn es gibt kaum eine Behandlung, die Ihren Körper besser auf den Akt der Liebe vorbereitet und dafür sorgt, dass Ihre Kräfte nie versiegen. Wie kommt das? – Körperliche Liebe ist, physiologisch gesehen, einfach »anstrengend«, da sie viel in Bewegung setzt. Zudem verlieren wir dabei Lebenssäfte, welche die Grundlage aller Gewebe (Dhatu) bilden (siehe Seite 27) – und damit vermindert sich auch die Immunkraft. All das vermehrt Vata im Organismus. Ganzkörpermassagen mit warmen ayurvedischen Ölen besitzen hohe Vata senkende Eigenschaften, regenerieren die Zellen, beseitigen Toxine aus dem Gewebe, verhindern frühzeitiges Altern und beleben die Sinne. Deshalb sollten Menschen, in deren Konstitution Vata vorherrscht, zweimal und solche mit Pitta und Kapha in ihrer Konstitution einmal in der Woche eine Eigenölmassage durchführen.

Hierbei wird das für die eigene Konstitution passende Öl vorgewärmt (siehe Seite 72) und am ganzen Körper auf die Haut aufgetragen, wo es für 20 Minuten bis 1 Stunde belassen wird. Mehr brauchen Sie eigentlich gar nicht zu tun. Sie sitzen oder liegen in einem gut gewärmten, geschlossenen Raum und warten, dass die Öle ihre Arbeit tun, die darin besteht, in die Haut einzudringen. Die in ihnen enthaltenen Wirkstoffe und Antioxidantien haben die Funktion, die Gewebe zu nähren. Sie dringen nicht nur bis in das Knochengewebe vor und machen es elastisch und widerstandsfähig, sondern holen auch eingelagerte Substanzen und Toxine aus ihm heraus. Der Kreislauf wird durch die Erweiterung der Lymph- und Blutgefäße verbessert und angeregt. Und schließlich wird außerdem das Nervengewebe gestärkt.

Wie ist es aber möglich, dass eine doch relativ einfache Behandlung solch wunderbare Auswirkungen hat? – Die Haut ist das größte menschliche Organ überhaupt, sie steht in Zusammenhang mit dem Tastsinn und deshalb auch mit dem Element Wind. Zwei Quadratmeter Hautoberfläche und der Hautstoffwechsel sorgen dafür, dass bedeutend mehr nährende Substanzen von der Haut »verdaut« werden können als von unserem Magen-Darm-Trakt. Hinzu kommt die Fähigkeit der Haut, Schlacken direkt auszuscheiden, was der Grund dafür ist, dass solche Einsalbungen einige Zeit dauern: So können die Öle eindringen und die Schlacken herausholen – diese müssen beim Duschen oder bei einem Bad hernach gründlich abgewaschen werden; sie dürfen auf keinen Fall auf der Haut verbleiben. Nicht zu vergessen ist natürlich auch, dass eine solche Massage all Ihre Sinne öffnet und Sie so bereit macht für mehr Sinnlichkeit und Erotik ... Jede Berührung Ihres Partners mag Sie dann ganz innen erreichen.

Für eine solche Anwendung brauchen Sie etwa 30 bis 60 Minuten Zeit – je nachdem, wie lange Sie die Öle einwirken lassen. Diese sollten allerdings *mindestens* 15 Minuten auf der Haut belassen werden. Danach benötigen Sie noch einmal so viel Zeit, um die Öle abzuduschen. Empfehlenswert ist eine Einwirkungszeit zwischen 20 und 60 Minuten.

- Vata- und Vata-Pitta-Typen können eine solche Selbsteinsalbung 2-mal pro Woche vornehmen. Dazu wählen Sie ein spezielles Ayurveda-Körperöl für Vata- (oder einfach Sesamöl, Olivenöl oder Mandelöl) oder für Sama-Konstitutionen (ausgleichend für alle Konstitutionen).
- Pitta-, Pitta-Kapha-, Kapha-, Vata-Kapha- und Tridosha-Typen können 1-mal in der Woche eine Selbsteinsalbung durchführen. Pitta-Menschen wählen dazu ein ayurvedisches Körperöl für Pitta-Konstitutionen (oder einfach Kokosöl); Kapha-, Vata-Kapha- und Pitta-Kapha-Typen ein Ayurveda-Körperöl für Kapha (oder einfach Sesam- oder Senföl) und Tridosha-Menschen wählen das Ayurveda-Körperöl für Sama (ausgleichend).

Die Haare sollten bei allen Typen mit einem speziellen Öl behandelt werden: einem Ayurveda-Haar- oder -Kopföl. Gesicht und Hals können mit einer den jeweiligen Konstitutionen entsprechenden Pflegecreme gesalbt werden, wobei Ohren und Nase mit dem Kopföl eingerieben werden. Adressen, bei denen Sie spezielle ayurvedische Öle bestellen können, finden Sie im Anhang unter »Bezugsquellen für ayurvedische Mittel« (Seite 231).

So wird's gemacht

Stellen Sie Ihre Öle in den Flaschen direkt ins heiße Wasser. Das ayurvedische Öl nimmt dadurch keinen Schaden, auch wenn Sie ein Öl zum wiederholten Mal erwärmen.

Die ideale Temperatur liegt bei 39 Grad Celsius. Menschen mit viel Pitta in der Konstitution mögen es lieber etwas kühler und Menschen mit einem Überschuss an Vata oder Kapha schätzen es etwas wärmer.

Achtung! Erwärmen Sie aber das Öl niemals direkt auf einer Hitzequelle!

Nun bereiten Sie den Raum, in dem Sie die Einsalbung durchführen wollen, vor. Am besten eignet sich dazu Ihr Badezimmer. Die Raumtemperatur sollte wärmer sein als sonst, denn mit dem Öl auf dem Körper friert man leicht. Ein abwaschbarer Hocker oder ein Sitzbrett auf der Badewanne eignet sich gut für diesen Zweck, aber ein Badetuch auf dem Fußboden reicht auch aus. Halten Sie eine Duschcreme und ein Shampoo bereit, um nachher das Öl von der Haut und aus den Haaren zu waschen. Es gibt zu diesem Zweck zum Beispiel ayurvedische Kräuterpeelings, die das Öl ohne Tenside oder Seife beseitigen können. Diese sind vorzuziehen.

Beginnen Sie die Salbung, indem Sie zuallererst eine Hand voll warmes Öl auf den höchsten Punkt Ihres Kopfes fließen lassen: Hier liegt das Scheitelchakra. Dann geben Sie etwas Öl in Ohren, Nase, auf den Nabel und auf die Fußsohlen. Das Öl für Kopf und

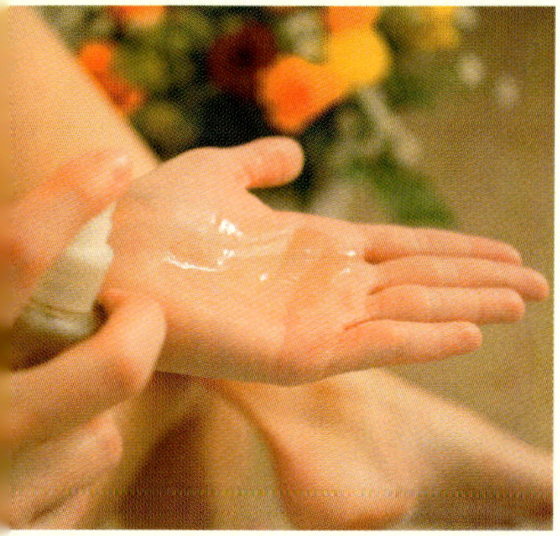
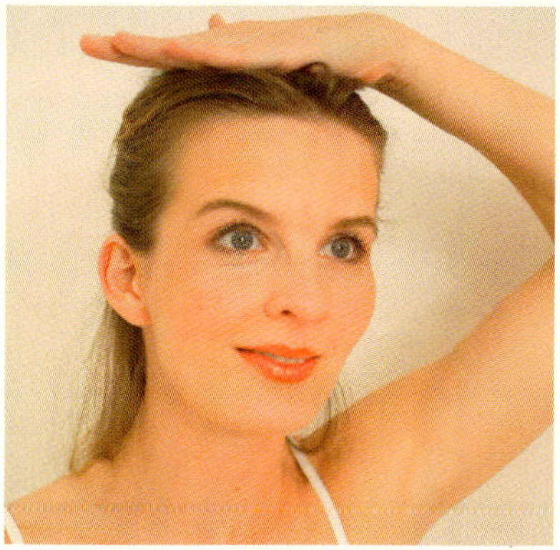
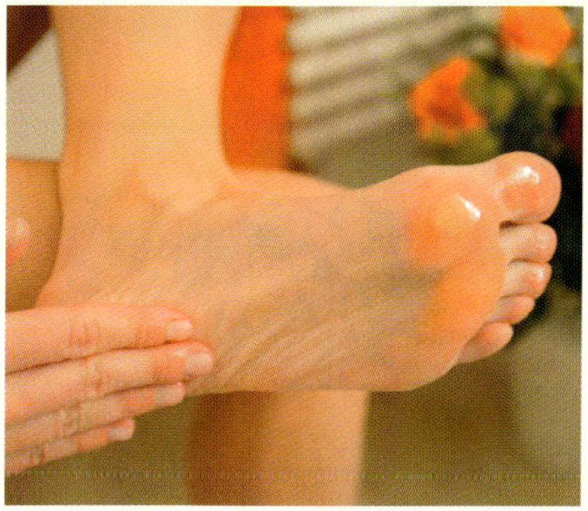

Haare eignet sich für diese erste ritualisierte Handlung besser als das Körperöl. Sie öffnen mit diesem kleinen Ritual Ihr Schutzschild und bereiten Ihren Körper und Ihren Geist wunderbar auf die Behandlung vor. Im nächsten Schritt geht es darum, den ganzen Körper mit reichlich warmem Öl einzusalben: Beginnen Sie am Kopf und enden Sie an den Füßen – und seien Sie liebevoll und sanft mit sich selbst; massieren Sie sich langsam, lassen Sie sich Zeit und vergessen Sie keinen auch noch so kleinen oder unbedeutend erscheinenden Fleck (so weit Sie eben selbst hinkommen können, was auf dem Rücken nicht ganz einfach ist!). Nichts soll trocken bleiben. Bei den ersten beiden Behandlungen brauchen Sie dazu deutlich mehr Öl, als wenn Sie die Einsalbung regelmäßig durchführen. Durchschnittlich benötigen Sie zwischen 40 und 70 Milliliter für eine Behandlung.

Nun lassen Sie den Ölen Zeit, ihren Teil zur Behandlung beizutragen. Sie können Zeitung lesen, meditieren – tun, was Ihnen beliebt. Ist die Zeit dann abgelaufen, waschen Sie die Öle mit Hilfe eines Kräuterpeelings oder einer Duschcreme und eines Shampoos sanft, aber gründlich von der Haut und aus Haaren, denn dann haben sich jede Menge Schlacken darin angesammelt – und die müssen dann unbedingt entfernt werden.

Wichtig! Gönnen Sie sich nach dem Bad oder der Dusche eine kurze Ruhepause. Halten Sie sich direkt nach der Salbung nicht im Freien oder in einem Zimmer mit Durchzug auf. Sie können sich leicht erkälten. Sie dürfen mit den Ölen auf Körper und Kopf in keinem Fall ins Freie gehen oder die Fenster offen stehen lassen. Schützen Sie sich: Ihr Organismus regeneriert in dieser Zeit und deshalb ist die normale Abwehr (Ihr natürlicher Schutzschild) herabgesetzt.

Ölen Sie Ihre Beziehung

Die Haut ist, wie bereits erwähnt, das größte Organ des menschlichen Körpers und der Sitz der Bioenergie Vata, was wiederum bedeutet, dass die sinnliche Empfindsamkeit der Haut intensiver ist als an irgendeiner anderen Stelle im Körper. Nutzen Sie die sinnesbelebende Wirkung dieser speziellen Form und Technik der Ayurveda-Ölmassage für Ihre Beziehung. Sie eignet sich sowohl zur Vorbereitung Ihrer Körper und Sinnesorgane auf eine leidenschaftliche und lange Liebesnacht als auch für den Morgen danach oder den Liebesakt selbst – denn das gegenseitige Streicheln mit den warmen, duftenden Ölen kann eine unglaublich erotische Wirkung haben, so dass es einfach kein Halten mehr gibt ...

Hinweis: Solche Massagen werden allerdings *niemals* in der medizinischen Praxis angeboten; sie gehören ausschließlich in den privaten Bereich. Es ist aber durchaus denkbar, dass eine erotische Partnermassage einem Paar bei einer Gesprächstherapie empfohlen wird, denn der sinnliche Aspekt dieser Einölung kann nun einmal nicht ignoriert werden.

Wenn schon allein eine ayurvedische Ölmassage eine so tief greifende Wirkung hat, können Sie sich vielleicht vorstellen, was in dem Moment geschehen mag, wo die Behandlung von jemandem ausgeführt wird, der tiefe Liebe für den empfindet, den er gerade massiert. Bemerkenswert ist zudem, dass bei manchen jungen Frauen, deren Menstruation schon länger ausgesetzt hat (etwa in Folge von Anämie, Erschöpfungszuständen oder Krankheit), die Blutung nach ein paar Tagen wieder einsetzt, und das ohne Medikamente oder Hormone – einfach während einer Ayurveda-Kur. Das zeigt deutlich, wie stark diese Massagen auf die Fortpflanzungsorgane wirken.

Auch hier sollten Sie ein der Konstitution entsprechendes Ayurveda-Öl benutzen (siehe Seite 72). Andere Öle, speziell diejenigen, denen ätherische Öle oder aromatische Chemikalien beigemischt wurden, sollten unbedingt vermieden werden, da Öle, die mit Essenzen versetzt sind, auf keinen Fall mit Schleimhäuten in Kontakt kommen dürfen. Bei einer Partnermassage mag es vorkommen, dass intime Zonen massiert und liebkost werden ... Achten Sie also beim Kauf der Öle darauf, dass sie keine ätherischen Extrakte enthalten.

Hinweis: Es ist *nicht* wichtig, dass Sie die Massage Handgriff für Handgriff ausführen, wie Sie hier beschrieben wird. Vielleicht lesen Sie sich den Ablauf zuerst einmal durch, bis Sie eine Vorstellung davon haben, wie die Bewegungen aufeinander folgen, und dann lassen Sie sich einfach treiben – vertrauen Sie Ihrer Intension.
Sie sollten darauf achten, dass beide Handflächen die ganze Zeit über vollständigen Kontakt zum Körper haben und die Hände den Körper nie verlassen, um an eine

andere Stelle zu »springen«. Der Körperkontakt sollte stets durch eine Hand, einen Finger, den Ellbogen ... erhalten bleiben. Das harmonisiert das Nervengeflecht und löst dadurch Blockaden auf. Es mag vorkommen, dass Ihr Partner ein mächtiges Hitzegefühl, ja sogar ein Brennen oder das Gegenteil empfindet, wenn sich Blockaden lösen. In der Fachsprache nennen wir diese Art des Massierens *Samvahana*, was so viel bedeutet wie »eine Berührung, die glücklich macht«.

Wenn ich mich im Text im Folgenden nur auf Ihren »Partner« beziehe, so geschieht das der Einfachheit halber und meint stets sowohl Ihre Liebste als auch Ihren Liebsten.

So wird's gemacht

Stellen Sie die Öle ins heiße Wasser und erwärmen Sie sie auf 39 Grad Celsius. Menschen mit viel Pitta in der Konstitution mögen es lieber etwas kühler und Menschen mit einem Vata- oder Kapha-Überschuss schätzen es wärmer. Bereiten Sie den Raum, in dem Sie die Einsalbung durchführen wollen, gut vor. Wenn Sie keine Massageliege zur Verfügung haben, können Sie die Einsalbung auch auf einer Schilfmatte oder einem großen Badetuch auf dem Boden machen. Auf jeden Fall brauchen Sie einen abwaschbaren Boden. Wenn Sie auf dem Boden arbeiten, ist die Behandlung um einiges anstrengender. Sie müssen sich teilweise hinknien oder in der Hocke arbeiten. Eine Massageliege oder ein Tisch, der mit einem großen Handtuch bedeckt ist, ist für Sie in jedem Fall bequemer! Wie man »keinen Fisch fangen kann, ohne nass zu werden«, so kann man auch keine Ölmassage vornehmen, ohne ölig zu werden. Wenn Sie auf dem Parkett oder auf Fliesen arbeiten, achten Sie besonders darauf, dass die Raumtemperatur deutlich wärmer ist als sonst. Halten Sie ein Kräuterpeeling oder eine Duschcreme und ein Shampoo bereit, mit dem Sie nachher das Öl von der Haut und aus den Haaren abwaschen.

1. Stellung: das Ritual (im Sitzen, mit ausgestreckten Beinen)

Ihr Partner sitzt aufrecht und mit ausgestreckten Beinen auf der Massageliege oder dem Boden. Er kann sich, wenn das bequemer ist, mit den Händen abstützen oder er legt beide Hände auf die Knie. Sie beginnen nun die Salbung, indem Sie eine Hand voll Ayurveda-Kopföl langsam auf den höchsten Punkt seines Kopfes geben und kurz im Uhrzeigersinn massieren, das aktiviert das Kronenchakra und beruhigt den Geist. (Achten Sie darauf, dass kein Öl über die Stirn in die Augen fließt. Halten Sie Wattebäusche und etwas kaltes Rosenwasser bereit, um das zu verhindern bzw. über die Stirn laufendes Öl gleich abzuwischen.) Anschließend geben Sie etwas Öl auf den Nabel und massieren ohne Druck spiralförmig im Uhrzeigersinn von innen nach außen und wieder zurück. Danach geben Sie je eine gute Hand voll warmes Öl zuerst auf die Handflächen, dann auf die Fußsohlen Ihres Partners und reiben jeweils auch im Uhrzeigersinn. Mit diesen ersten Handlungen öffnen Sie Aura, Chakras und Psyche des Behandelten. Sie benutzen hierfür das Kopföl. Im nächsten Schritt geht es nun darum, den ganzen Körper mit reichlich warmem Körperöl sanft einzureiben: Beginnen Sie dabei am Rücken und enden Sie an den Füßen. Geben Sie Ihrem Partner zum Schluss genug Öl in die rechte Hand, damit er dieses auf den Intimbereich aufträgt. Das zeugt von Respekt und gibt Ihren Händen und dem behandelten Körper Zeit, sich langsam aufeinander einzustellen.

Jetzt können Sie mit der Massage beginnen. Stellen Sie sich auf die linke Seite Ihres Partners und im rechten Winkel zu seinem Oberkörper: Nun können Sie mit der linken Hand seine Füße und der rechten sein Gesäß berühren. Wenn Sie beides gut erreichen können, stehen Sie richtig. Legen Sie beide Hände nebeneinander auf das Gesäß, lassen Sie diese auf der linken Seite der Wirbelsäule bis zu den Schultern empor gleiten, danach fährt Ihre linke Hand über den linken Arm nach unten, die rechte Hand gleitet an der Körperseite nach unten, noch ein Stück weiter, bis auf den Oberschenkel und diesen dann hinab. Beide Hände treffen sich beim Knie, die eine unterhalb, die andere oberhalb der Hand Ihres Partners – und gemeinsam fließen Sie weiter bis über die Zehenspitzen hinaus. Die ganze Bewegung soll harmonisch und mit gleichmäßigem Druck auf das Gewebe geschehen. Wiederholen Sie diesen Ablauf 9-mal. Dann wechseln Sie zur anderen Körperseite und führen dort die gleiche Bewegung aus.

2. Stellung: Körper und Kopf zusammenbringen (in Rückenlage)

Ihr Partner kann sich jetzt auf den Rücken legen. Helfen Sie ihm dabei. Legen Sie seine Arme seitlich neben seinen Oberkörper mit den Handinnenflächen nach unten. Sie stehen auf der linken Seite seines Körpers etwa mittig. Füllen Sie Ihre rechte Hand mit warmem Öl, berühren Sie den Nabel kurz mit zwei Fingern der linken Hand und gießen Sie das Öl langsam aus etwa 25 Zentimetern Höhe in den Nabel. Massieren Sie den Nabel mit der linken auf der rechten Hand ganz leicht mit einer spiralförmigen Bewegung im Uhrzeigersinn von innen nach außen und wieder zurück. Praktizieren Sie dann den gleichen Ablauf über dem Herzchakra, das heißt auf dem Brustbein in Höhe des Herzens.

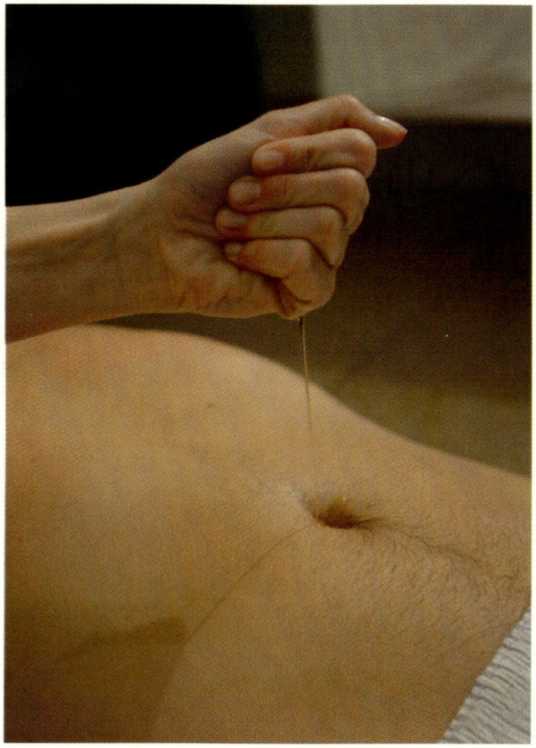

Kehren Sie mit beiden Händen zum unteren Bauch zurück: die Hände liegen nebeneinander, Fingerspitzen zeigen zum Kopf. Sie bewegen sich nun nach oben bis zum Schlüsselbein, gehen auseinander nach außen um jede Brust herum und an den Seiten nach unten, bis Sie wieder auf dem unteren Bauch ankommen. Wiederholen Sie das Ganze ohne Unterbrechung noch 9-mal. Achten Sie darauf, dass Sie über dem Bauch nur wenig Druck ausüben, über dem Brustbein soll der Druck zunehmen und seitlich am Brustkorb am stärksten sein. Drehen Sie die Richtung um: Lassen Sie die Hände vom Bauch aus an den Seiten nach oben gleiten, sie treffen sich oben auf dem Schlüsselbein und kommen über das Brustbein zurück zum Unterleib. Wiederholen Sie auch diese Bewegung 9-mal. Am Ende liegen Ihre Hände wieder auf dem Bauch. Von dort gehen die Hände erneut bis zum Schlüsselbein und dort rechts und links die Schultern die Arme hinab bis über die Fingerspitzen hinaus. Wenn Sie auf dem Oberarm angekommen sind, drehen Sie Ihre Hände in einem 90-Grad-Winkel zum Arm, wobei Ihre Fingerspitzen zum Körper Ihres Partners hinschauen. Der Druck auf den Armen soll kräftig ausfallen. Wiederholen Sie diese Bewegung ebenfalls 9-mal. Jetzt ist Ihre Arbeit am Oberkörper abgeschlossen. (Vergessen Sie nun nicht, während Sie Ihre Stellung verändern, durch eine Hand, einen Ellbogen oder einen Finger den Kontakt zum liegenden Körper zu halten. Diese Hand kann dann etwa langsam vom unteren Bauch zur Hüfte fließen.)

Sie stellen sich nun auf Kniehöhe und schauen zum Gesicht Ihres Partners hin; Sie greifen mit beiden Händen an je eines seiner Hüftgelenke. Massieren Sie dieses insgesamt 10-mal in kräftigen kreisförmigen Bewegungen. Danach legen Sie eine Hand auf die andere, die Fingerspitzen zeigen zum Körper Ihres Partners hin, legen diese auf das linke Knie und fahren mit möglichst kräftigem Druck den Oberschenkel ganz empor. Dort gehen die Hände auseinander. Während Ihre linke Hand die Innenseite des Oberschenkels hinabgleitet, bewegt sich die rechte an der Außenseite herunter. Auf dem Knie treffen sich die Hände wieder und gehen gemeinsam nach oben ... und das insgesamt 10-mal. (Das Übereinanderlegen der Hände ermöglicht es Ihnen, mit maximalem Druck zu arbeiten.) Wieder beim Knie angelangt legen Sie je eine Hand auf eine Seite des linken Knies und reiben kräftig, schnell und mit gutem Druck 10-mal auf und ab – wobei Sie, wie im letzten Ablauf, zum Gesicht des Partners hin schauen. Nun drehen Sie sich wieder seitlich und legen die Rechte ein Stück über und die Linke ein Stück unter das linke Knie. Sie fahren nun mit der Rechten über das Knie nach unten und dann seitlich weg. Kurz bevor Sie die rechte Hand vom Bein wegnehmen, geht die Linke über das Knie nach oben und dort seitlich weg ... Auch diese fließende Bewegung wiederholen Sie mit mäßigem Druck 9-mal.

Arbeiten Sie sich so bis zu den Füßen vor und drehen Sie sich dann erneut so, dass Sie zum Gesicht des Partners schauen können. Legen Sie eine Hand wieder auf die andere und streichen Sie vom linken Fußrücken bis übers Knie und seitlich den Unterschenkel mit getrennten Händen nach unten. Wiederholen Sie diesen Bewegungsablauf noch 9-mal. Zum Schluss massieren Sie das Fußgelenk auf beiden Seiten zugleich (wie bereits das Knie). Drehen Sie sich wieder, so dass sie zum liegenden Körper hin sehen, nehmen Sie die linke Fußsohle in Ihre linke Hand und massieren Sie den Fußrücken mit der rechten Hand. Danach lassen Sie die Ferse in Ihrer rechten Hand ruhen und massieren die

Fußsohle kräftig. Stellen Sie sich jetzt auf die andere Seite und verfahren Sie mit dem rechten Bein und Fuß genauso.

Stellen Sie sich dann wieder ungefähr in die Mitte des Körpers auf seine linke Seite und berühren Sie mit der linken Hand die Zehenspitzen und mit der rechten die linke Schulter. Wenn Sie genau in der Mitte Ihres Partners stehen, müssen Sie sich zu keiner Seite hin zu sehr strecken: Sie stehen richtig. Halten Sie nun beide Hände nebeneinander, vor der linken Fußspitze in der Luft die Daumen angelegt. Beginnen Sie dort eine gleichmäßig flinke, nach oben führende Bewegung, setzen Sie die Hände in dieser Bewegung auf die Zehen auf und bewegen Sie sie mit ganz wenig Druck, aber maximaler Berührung das linke Bein hoch, über die Hüfte, die linke Seite zur Schulter, den linken Arm hinab bis über die Fingerspitzen hinaus. Ihre Arme sollen im rechten Winkel zum ausgestreckten Körper verbleiben. Stellen Sie sich dabei vor, wie Sie mit diesem sanften Streichen die feinen Energien nach oben bewegen. Wiederholen Sie diesen Ablauf gleichmäßig 9-mal. Wenn Sie groß genug sind, können Sie zum rechten Bein hinübergreifen und die Bewegung im Anschluss auf der rechten Seite ebenfalls 10-mal durchführen. Andernfalls stellen Sie sich einfach auf die andere Seite.

Zum Abschluss gehen Sie wie folgt vor: Sie sollten immer noch so stehen, dass Sie das Schultergelenk mit der rechten und die Zehenspitzen mit der linken Hand berühren können: Tun Sie das kurz, damit geben Sie dem massierten Körper ebenfalls die richtigen Signale. Drehen Sie Ihren Oberkörper jetzt so, dass Sie zum Kopf des Partners hinschauen. Legen Sie beide Hände auf den Tisch, links und rechts etwa 20 Zentimeter vor die Fingerspitzen des Liegenden (die linke Hand auf der rechten und die rechte Hand auf der linken Seite). Beginnen Sie die Bewegung, bevor Ihre Hände den Körper berühren, so stellen sie einen gleichmäßigen Energiefluss sicher. Mit einer streichenden Bewegung fahren Sie mit beiden Händen die Arme empor (mit der Linken den rechten und mit der Rechten den linken Arm) über die Schultergelenke und dann innen über Schlüssel- und Brustbein zur Körpermitte hin. Jetzt drehen Sie Ihren Oberkörper so, dass Sie zu den Füßen Ihres Partners schauen, ohne in der Bewegung der Hände innezuhalten: Ihre Hände kreuzen sich quasi automatisch: Ihre linke Hand gleitet das linke und die rechte Hand das rechte Bein hinab. Setzen Sie die Bewegung bis 20 Zentimeter über die

Zehenspitzen hinaus fort. Drehen Sie sich um und setzen Sie erneut bei den Händen an, streichen Sie wieder bis über die Fußspitzen hinaus. Wiederholen Sie diese wunderbar ausgleichende Bewegung 9-mal.

Der vordere Teil des Körpers ist jetzt geöffnet, die Energien fließen und die Öle können gut einwirken, während Sie sich dem Kopf zuwenden. Ihr Partner verspürt viel Energie im Körper, ist sich seiner äußeren Hülle stärker bewusst als zuvor und richtet seine Aufmerksamkeit deshalb nach innen, in das eigene Universum. Im Alltag sind wir ständig auf das Außen fixiert.

Nehmen Sie nun etwas frisches Körperöl auf eine Hand und reiben Sie Ihre Hände kurz aneinander. Stellen Sie sich an das Kopfende des Partners, setzen sie Ihre Hände unter dem Kinn des Liegenden an, bewegen Sie sie über Wangen und Ohren zur Stirn, durch die Haare und bis über die Haarspitzen hinaus. Wiederholen Sie diesen Ablauf noch 9-mal. Dann geben Sie Öl auf Nasenrücken und Nasenflügel, rund um die Augen und auf die Nasennebenhöhlen. (Achten Sie darauf, dass kein Öl in die Augen gerät!) Legen Sie beide Hände seitlich an die Wangen. Mit den freien Daumen können Sie so den Nasenrücken von der Nasenwurzel bis zur Nasenspitze hin massieren. Danach massieren Sie von der Nasenwurzel aus nach oben, über das dritte Auge hinweg bis zum Haaransatz. Schieben Sie dann beide Hände (die eine rechts die andere links) unter die Schulterblätter. Ziehen Sie die Hände nach oben, mit leichtem Druck entlang der Halswirbelmuskulatur, über die Ohren und Schläfen bis zum Haaransatz. Wiederholen Sie dies 9-mal.

Füllen Sie Ihre Hand vollkommen mit Haaröl und lassen Sie es über Stirn und Schläfen auf den Haaransatz fließen. Sollte Ihr Partner lange Haare haben, so brauchen Sie entsprechend mehr Öl. Das Öl soll auf knapp unter Körpertemperatur aufgewärmt sein. Stellen Sie sich links neben den Kopf Ihres Partners und lassen Sie diesen in Ihrer linken Hand ruhen. Mit der flachen rechten Hand können Sie nun die Kopfhaut oben und auf der rechten Hälfte des Kopfes kräftig massieren (dabei können Sie den Kopf in Ihrer Hand nach links drehen). Wenn Sie den Kopf etwas anheben, ist es auch möglich den Hinterkopf zu massieren. Wechseln Sie die Seite und die Handstellung und massieren Sie die linke Kopfhälfte auf die gleiche Weise. Zum Abschluss führen Sie den ersten Bewegungsablauf noch einmal durch: Sie massieren vom Kinn über den Scheitel – und bis über die Haarenden hinaus.

3. Stellung: in Bauchlage

Bitten Sie Ihren Partner, sich auf den Bauch zu legen, und helfen Sie ihm dabei. Den Kopf kann er zur Seite drehen und die Arme abgewinkelt nach oben legen, sodass die Handflächen auf der Massageliege oder dem Boden über dem Kopf oder daneben ruhen. Die Zehenspitzen sollten nach außen zeigen. Sie selbst stehen auf der rechten Seite des liegenden Körpers. Als Erstes lassen Sie eine Handvoll warmes Öl auf die Lendenwirbelsäule in Höhe des Bauchnabels fließen, danach auf die Brustwirbelsäule in Höhe des Herzens. Massieren Sie an beiden Stellen sanft ohne Druck im Uhrzeigersinn. Nun geben Sie genügend Öl auf den ganzen Rücken, auf Becken, Po und die Rückseite der Beine. In dieser Lage dürfen Sie ruhig etwas kräftigeren Druck ausüben, das stärkt die Muskulatur und regt die Durchblutung an. Sie stehen in der Mitte des Oberkörpers und beginnen im Lendenwirbelbereich quer zur Wirbelsäule mit beiden Händen gegenläufig zu massieren: So arbeiten Sie sich dann langsam nach oben – bis zum Nacken – und wieder hinab zur Lendenwirbelsäule. Legen Sie die rechte Hand auf die linke und fahren Sie rechts neben der Wirbelsäule von unten bis zum Nacken, dann über die rechte Schulter und seitlich am Rücken hinunter, bis Sie an der Seite neben dem Kreuzbein ankommen; schließen Sie den Kreis und lassen Sie die Hände wieder nach oben gleiten. Das wiederholen Sie 9-mal. Danach kreisen Sie ebenso viele Male um den rechten Schultergürtel. Wiederholen Sie das auf der linken oberen Körperhälfte, wobei Sie die linke Hand auf die rechte legen. (Und vergessen Sie niemals: Wenn Sie Ihre Stellung oder den Ort, an dem Sie gerade arbeiten, verändern: halten Sie Körperkontakt!)

Legen Sie die linke Hand auf die rechte Kniekehle (Sie stehen noch immer auf der rechten Seite). Mit der rechten Handfläche massieren Sie mit kräftigem Druck in kreisenden Bewegungen das Hüftgelenk. Dann fahren Sie mit der linken von der Kniekehle an der Innenseite des Oberschenkels empor – über den Po, außen am Hüftgelenk entlang und an der Außenseite des Oberschenkels hinab zurück zum Knie. Setzen Sie diese Bewegung ohne Unterbrechung fort und wiederholen Sie sie 9-mal. Direkt anschließend machen Sie die Bewegung in die andere Richtung: Sie fahren die Außenseite des Oberschenkels nach oben und die Innenseite hinab (9-mal wiederholen). Mit schnellen, kurzen Bewegungen ohne Druck massieren Sie jetzt die Kniekehle.

Nun folgt ein ähnlicher Bewegungsablauf am Unterschenkel: Sie bewegen Ihre rechte Hand vom Fußgelenk aus an der Innenseite des Unterschenkels herauf und an der Außenseite herab. Ihre linke Hand hält dabei die Ferse fest. Kehren Sie dann die Bewegung um: Lassen Sie Ihre rechte Hand an der Außenseite des Unterschenkels nach oben bis zur Kniekehle und an der Innenseite wieder hinuntergleiten. Beides wiederholen Sie wie bisher 9-mal aus. Anschließend arbeiten Sie am Fußgelenk von unten mit gegenläufigen Bewegungen, die quer über den Fuß laufen, und an der Fußsohle, indem Sie mit beiden Daumen zu den Zehen hin streichen. Sie schließen die Arbeit am rechten Bein mit einer kräftigen streichenden Bewegung von der Hüfte bis über die Zehenspitzen hinaus ab, wobei beide Hände nebeneinander liegen. Danach gehen Sie zur anderen Seite und führen dort das Gleiche aus.

Zum Abschluss streichen Sie wieder sanft und lang aus: Sie stellen sich dazu in die Körpermitte auf die rechte Seite neben den Liegenden, legen beide Hände nebeneinander; beginnen Sie mit der Bewegung an der rechten Fußspitze. Kommen Sie das rechte Bein empor über den Po und parallel zur Wirbelsäule bis zur rechten Achsel. Dort wechseln Sie zur anderen Körperhälfte und fahren an dieser hinunter bis über die Zehenspitzen des linken Fußes hinaus, dann auf dieser Seite nach oben und auf der anderen hinab. Das Ganze soll in einer harmonischen Bewegung ohne Druck, aber mit maximalem Kontakt der Hände erfolgen. Wiederholen Sie das Streichen 9-mal. Drehen Sie sich nun so, dass Sie zum Kopf hinschauen. Legen Sie die rechte Hand auf die rechte und die linke Hand auf die linke Schulter Ihres Partners. Gleiten Sie mit den Händen nach unten, drehen Sie sich in der Mitte des Körpers so, dass Sie zu den Füßen schauen – dabei überkreuzen sich die Hände. Ihre Rechte fährt das linke und Ihre Linke das rechte Bein hinab, bis über die Zehenspitzen hinaus. Wiederholen Sie 9-mal.

4. und letzte Stellung: im Sitzen

Helfen Sie Ihrem Partner, sich umzudrehen und aufzusetzen. Es kann schon mal vorkommen, dass er sich so tief entspannt hat, dass er ohne Ihre Unterstützung nicht aufrecht sitzen kann. Sie stehen wieder links neben Ihrem Partner. Überprüfen Sie, ob noch genügend Öl vorhanden ist. Die Haut nimmt diese Öle sehr schnell auf, deshalb ist es wichtig, die Stellen, an denen nur noch wenig vorhanden ist, immer wieder nachzuölen. Dann stellen Sie sich auf Höhe der Knie, nehmen die linke Hand Ihres Partners in Ihre rechte und heben Sie diese bis in Höhe Ihrer Schulter nach oben; leicht vom Körper abgewinkelt nehmen Sie sie in Ihre Linke und legen Ihre rechte Hand auf sein Gesäß, kommen neben der Wirbelsäule nach oben über die Schulter den Arm hinauf, bis über die Fingerspitzen hinaus ... und dann gleich wieder auf dem »Luftweg« zurück zum Gesäß. Wiederholen Sie dies 9-mal. Wechseln Sie: Sie nehmen seine linke Hand in Ihre rechte und fahren mit Ihrer Linken auf der Körpervorderseite vom Brustbein über das Schlüsselbein zu den Schultern und die Innenseite der Arme hinauf – bis über die Fingerspitzen hinaus und auf dem »Luftweg« zurück. Wiederholen Sie dies ebenfalls 9-mal.

Ihr Partner soll nun seinen linken Arm senkrecht nach oben ausstrecken. Sie legen Ihre linke Hand auf seinen Bauch, die rechte auf seinen Rücken ... und streichen mit Gegendruck empor, seitlich am Brustkorb entlang und den linken Arm bis über die Fingerspitzen hinaus. Beginnen Sie erneut unten und wiederholen Sie diese Bewegung 9-mal. Beim letzten Mal halten Sie Ihren Partner am Handgelenk fest und ziehen den linken Arm langsam, aber kräftig senkrecht nach oben. Wiederholen Sie den gesamten Ablauf mit dem rechten Arm. Bitten Sie Ihren Partner zum Abschluss, seine Hände auf den Kopf zu legen, eine Handfläche auf die andere, und stellen Sie sich hinter hin. Massieren Sie seinen Nacken mit fließenden, von unten nach oben verlaufenden Bewegungen. Dann überprüfen Sie seine Haltung: Die Wirbelsäule sollte aufrecht und entspannt sein. Geben Sie jetzt einen leichten Klaps mit Ihrer flachen Hand auf seinen obenauf liegenden Handrücken (der immer noch oben auf dem Kopf ruht), so regulieren Sie die feinen Energieflüsse im ganzen Körper.

Ihr Partner kann sich nun entweder wieder auf den Rücken legen und Sie hüllen ihn in vorgewärmte Tücher und Laken ein oder er setzt sich in ein Dampfbad oder in eine Sauna zum milden Schwitzen. (Sobald er gut schwitzt, kann die Wärmebehandlung abgebrochen werden.) Es ist ein großer Vorteil, wenn nach einer Ölmassage Hitze-Anwendungen durchgeführt werden – so wird gleich der Teil der Öle, der Schlacken an sich gebunden hat, ausgeschieden. Der andere Teil, welcher durch die Haut in den Körper eingedrungen ist, kann dank der verbesserten Durchblutung in tiefere Schichten des Gewebes gelangen.

Ganz zum Schluss werden die Öle mit Hilfe eines Kräuterpeelings oder einer Duschcreme und eines Shampoos gut von der Haut und aus den Haaren abgewaschen, denn dort haben sich mittlerweile jede Menge Schlacken angesammelt, die unbedingt entfernt werden sollten.

Wichtig! Ihr Partner gönnt sich nach dem Bad oder der Dusche dann eine Ruhepause. Von einem Aufenthalt im Freien oder in einem Zimmer mit Durchzug ist (außer im Hochsommer) dringend abzuraten. Er könnte sich sehr leicht erkälten. Der Organismus regeneriert sich in dieser Zeit und deshalb ist die Körperabwehr (Ihr natürlicher Schutzschild) herabgesetzt.

Partnermassage – in Kürze

(jeden Bewegungsablauf insgesamt 10-mal ausführen)

im Sitzen:

- Ayurveda-Kopföl nacheinander auf den höchsten Punkt des Kopfes, auf Nabel, Handflächen und Fußsohlen (jeweils spiralförmig im Uhrzeigersinn massieren)
- Körper mit Körperöl einreiben: am Rücken beginnen, an Füßen enden
- beide Hände gehen an linker Seite der Wirbelsäule nach oben, über Schulter; die linke Hand fährt über den linken Arm, die rechte an der linken Körperseite nach unten – beide bis über den Oberschenkel zum Knie und über die Zehenspitzen hinaus (rechts wiederholen)

in Rückenlage:

- Öl in den Nabel geben, spiralförmig im Uhrzeigersinn massieren
- beide Hände gleiten vom unteren Bauch zum Schlüsselbein, jede Hand fährt um eine Brust und an den Seiten herab zurück (Bewegung umdrehen)

- die Hände gleiten vom unteren Bauch über Schlüsselbein und Schultern die Arme hinab (bis über die Fingerspitzen hinaus)
- mit jeder Hand ein Hüftgelenk kreisförmig massieren
- Hände liegen aufeinander: vom linken Knie aus den Oberschenkel nach oben fahren – eine Hand gleitet die Innenseite, die andere die Außenseite hinunter zurück
- Knie rechts und links gegenläufig auf- und abmassieren
- eine Hand fährt über das Knie nach oben, die andere sogleich gegenläufig nach unten (so bis zu den Füßen vorarbeiten)
- Hände liegen aufeinander: vom Fußrücken über Knie fahren und seitlich am Unterschenkel wieder hinabgleiten
- Fußgelenk rechts und links massieren (wie das Knie)
- Fußrücken mit einer Hand massieren, danach die Fußsohle
- alles rechts wiederholen
- mit flinken Bewegungen von der linken Fußspitze das linke Bein hinauffahren – über die Hüfte bis zur linken Schulter und den linken Arm hinab (rechts wiederholen)
- mit streichenden Bewegungen mit je einer Hand einen Arm emporfahren – über Schultergelenke, Schlüsselbein und Brustbein zur Körpermitte; dort kreuzen sich die Hände (umdrehen) und gleiten die Beine hinab
- Hände vom Kinn über Wangen, Ohren, Stirn und Haare bewegen
- Nasenrücken und Nasenflügel massieren, dann um die Augen herum und über den Nasennebenhöhlen; Nasenrücken von der Wurzel zur Spitze massieren und dann von der Nasenwurzel über das dritte Auge zum Haaransatz
- Hände unter Schulter legen – nach oben ziehen entlang der Halswirbelsäule, über Ohren und Schläfen bis zum Haaransatz
- Haaröl über Stirn und Schläfen auf den Haaransatz fließen lassen und die Kopfhaut massieren (Kopf anheben; zuerst eine Seite massieren, dann die andere)

in Bauchlage:

- warmes Öl auf die Lendenwirbelsäule (in Höhe des Nabels) und die Brustwirbelsäule (in Höhe des Herzens) geben (spiralförmig im Uhrzeigersinn massieren)

- Öl auf Rücken, Becken, Po und Rückseite der Beine geben und verteilen
- im Lendenwirbelbereich mit beiden Händen gegenläufig quer zur Wirbelsäule streichen – bis zum Nacken und zurück
- Hände liegen aufeinander: rechts neben der Wirbelsäule von unten zum Nacken, über die rechte Schulter und auf rechter Seite hinabfahren (links wiederholen)
- die rechte Hand massiert in kreisenden Bewegungen das rechte Hüftgelenk
- die linke Hand fährt von der Kniekehle an der Innenseite des Oberschenkels nach oben – über den Po, das Hüftgelenk und außen zurück
- mit schnellen, kurzen Bewegungen die Kniekehle massieren
- die rechte Hand gleitet vom Fußgelenk über die Innenseite des Unterschenkels bis zum Knie und außen wieder hinab (Bewegung umdrehen)
- das Fußgelenk mit gegenläufigen Bewegungen (wie das Knie) und dann die Fußsohle zu den Zehen hin massieren
- kräftige, streichende Bewegungen von der Hüfte bis über die Zehenspitzen hinaus
- alles links wiederholen
- von der rechten Fußspitze das rechte Bein empor gleiten – über den Po zur Wirbelsäule bis zu den Schultern und auf der linken Seite nach unten (bis über Zehenspitzen hinaus)
- mit beiden Händen von den Schultern zum Po gleiten, sich umdrehen (Hände überkreuzen sich) und bis zu den Füßen hinab

im Sitzen:

- die linke Hand des Sitzenden bis auf Höhe Ihrer Schulter anheben – mit der rechten neben der Wirbelsäule emporfahren, über Schultern, Arme und dann über die Fingerspitzen hinaus
- mit linker Hand Körpervorderseite vom Brustbein über das Schlüsselbein zu den Schultern fahren und die Arminnenseite hinab bis über die Fingerspitzen hinaus
- linke Hand auf den Bauch legen, rechte auf den Rücken – nach oben streichen und seitlich am Brustkorb entlang, den linken, gestreckten Arm hinab bis über die Fingerspitzen hinaus

- linken Arm nach oben ziehen
- alles rechts wiederholen
- der Sitzende legt die Hände auf den Kopf, eine Hand über die andere – den Nacken von unten nach oben massieren; zum Schluss einen Klaps auf die obere Hand geben

Die »Massage aus den grünen Hügeln«

Wenn Sie und Ihr Partner annehmen, die oben beschriebene Massage sei das absolut Beste, was Sie je erlebt haben, ist das verständlich, doch Ayurveda ist immer zu einer Steigerung fähig: Die »Massage aus den grünen Hügeln«, wie die englischen Offiziere sie nannten, stammt aus dem bergigen Norden von Kerala und alles, auch die Berge, ist grün in diesem schönen Land. Sie erweckt Tote zum Leben. Rudyard Kipling gibt ihr in seiner faszinierenden Erzählung *Kim* den Namen *Malabar Malish*, was eben »Massage aus den grünen Hügeln« bedeutet. Und Bhavamishra schreibt im 16. Jahrhundert in seinem medizinischen Handbuch:

> »Die allerbeste Methode, um Muskeln und Blutgewebe aufzubauen und die Haut rein und schön zu machen, ist es, wenn der Körper sanft mit den Füßen geknetet und massiert wird. Die Massage mit den Füßen verleiht einen angenehmen guten Schlaf, wirkt aphrodisierend und besänftigt Kapha, Vata und Müdigkeit.«
>
> (Bhavamishra: Bhavaprakasha)

Wenn sie regelmäßig ausgeführt wird, kann diese Behandlung mehr bewirken als ein monatelanges Fitnesstraining. Muskeln werden durch diese Fußmassage aufgebaut und zwar intensiv und schnell, und die negativen Folgen des Gewichtestemmens wie degenerative Arthrosen der betroffenen Gelenke bleiben völlig aus. Sogar bereits versteifte

Gelenke, die durch falsches oder übermäßiges Training entstanden sind, können korrigiert werden. Darum machen die südindischen Kampfkunstmeister jährlich für zwei Monate Pause und geben sich in dieser Zeit solchen Behandlungen hin. Da die speziellen Öle bis in das Knochengewebe eindringen, machen sie dieses elastisch und belastungsfähig – die Verletzungsgefahr wird reduziert ... Und ein erschöpfter Liebhaber kommt dank dieser Behandlung wieder zu neuen Kräften. Die »Massage aus den grünen Hügeln« fordert allerdings Geschick, Einfühlungsvermögen und Vorsicht von Seiten desjenigen, der massiert.

Achtung! Falls Ihr Partner bereits Bandscheibenvorfälle oder operative Eingriffe an der Wirbelsäule oder an den Großgelenken der Extremitäten hatte, kommt diese Massage nicht in Frage. Im Zweifelsfall klären Sie das mit dem behandelnden Arzt genau ab.

Der Druck ist extrem groß und somit die Gefahr, dass man den anderen verletzt. Um das zu vermeiden, sollten Sie grundsätzlich niemals die Körpervorderseite massieren, das gilt vor allem bei Frauen. Sie gehen deshalb wie in den ersten beiden Stellungen, bei der letzten Massage beschrieben (Seite 85) vor und massieren dann nur Rücken, Arme und Beine. Sie brauchen viel gut gewärmtes Körperöl, damit die Haut durch den starken Druck nicht verletzt wird. Sie benötigen zwei Stühle aus Holz oder abwaschbarem Material mit soliden, möglichst hohen Rückenlehnen, an denen Sie sich gut festhalten können.

Hinweis: Auch hier halten Sie bei Positionswechsel, wenn Sie sich einem anderen Teil des Körpers zuwenden, stets den Kontakt mit einem Teil des Fußes.

So wird's gemacht

Ihr Partner legt sich bäuchlings auf den Boden, die Arme sind nach oben angewinkelt und die Beine gespreizt. Die Handflächen ruhen neben dem Kopf auf dem Boden und die Zehen sollten idealerweise nach außen zeigen. Sie brauchen also viel Platz! Legen Sie zuvor ein paar Schilfmatten oder ein oder zwei große Badetücher unter, Ölflecken lassen sich bei dieser Behandlung allerdings kaum vermeiden. Nehmen Sie den Ölbehälter mit dem vorgewärmten Öl und setzen Sie sich links neben den Körper des auf dem Boden Liegenden in Höhe des Beckens.

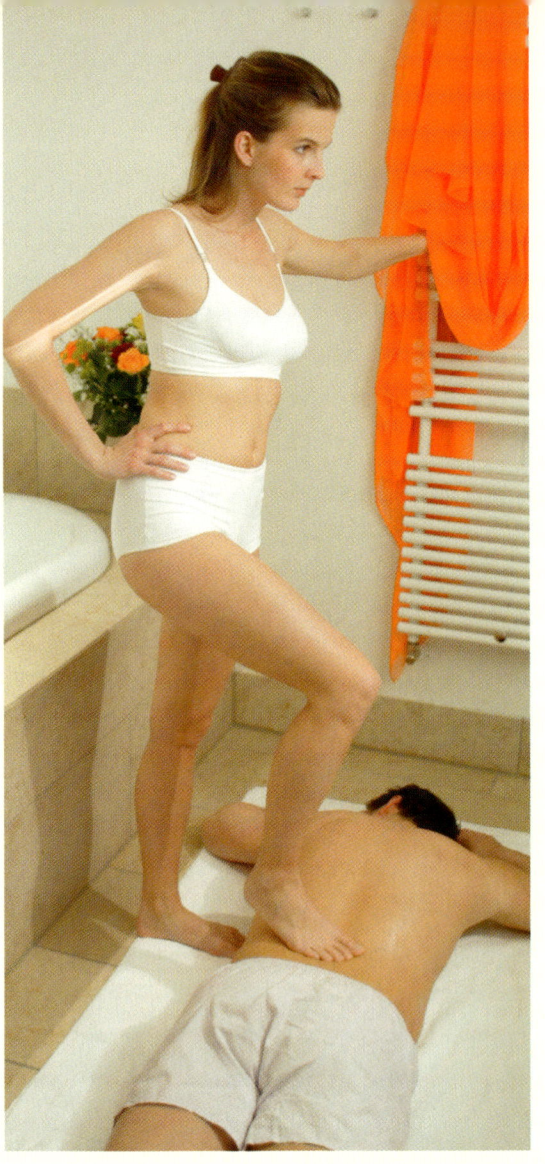

Nehmen Sie eine gute Hand voll Öl und lassen Sie es aus etwa 20 Zentimeter Höhe auf den Rücken fließen – etwa eine Handbreit unter dem Nabel (direkt nachdem Sie diesen Punkt kurz mit zwei Fingern Ihrer rechten Hand berührt haben). Das ist die Rückseite des zweiten Chakras, des *Swadhisthana* oder Sexualchakras. An dieser Stelle liegt unser größtes »Hirn«, das mehr Nervenzellen besitzt als das im Kopf liegende. Von hier wird die Funktion der Sexualorgane gesteuert. Legen Sie die flache linke Hand auf diese Stelle. Halten Sie kurz inne. Lassen Sie die Hand spiralförmig im Uhrzeigersinn nach außen kreisen und wieder zurück. Das Gleiche tun Sie in der Mitte der Wirbelsäule auf Höhe des Herzchakras (zwischen dritter und vierter Rippe von oben). Dieses Energiezentrum steht für höhere positive Energien wie selbstlose Liebe.

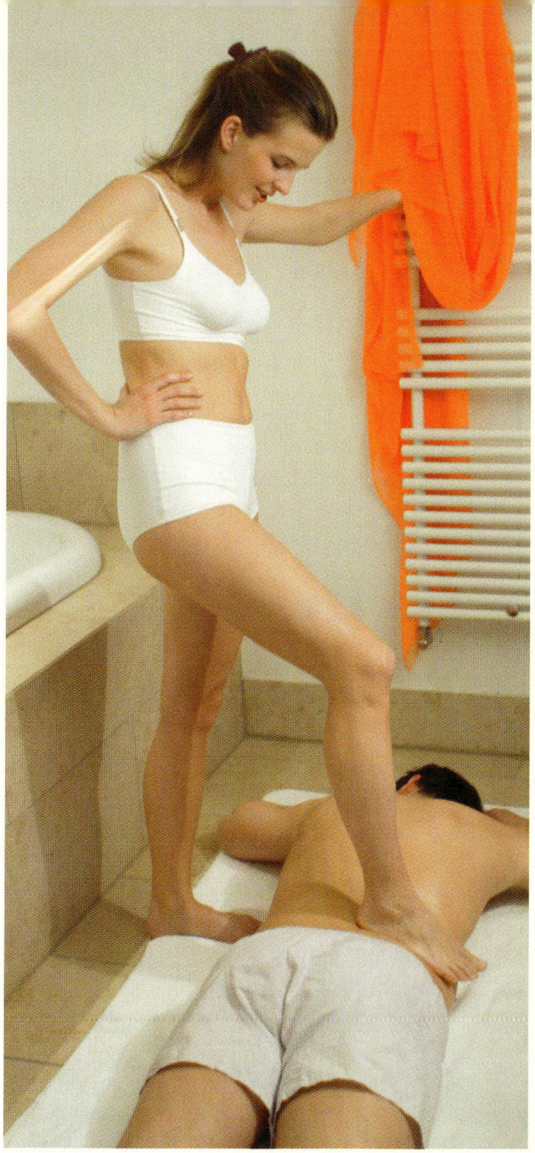

Danach tragen Sie auf Rücken, Armen, Beinen und Füßen reichlich Öl auf. Vergessen Sie die Flanken nicht. Stellen Sie nun die beiden Stühle nebeneinander links in die Mitte des ausgestreckten Körpers (der Abstand sollte so groß sein, dass Sie gut dazwischen stehen, sich festhalten und bewegen können), legen Sie ein Handtuch auf den Boden und säubern Sie Ihre Füße gründlich, bevor Sie beginnen. Wenn das kleinste Sandkorn an Ihrem Fuß klebt, kann das ungeheuer irritierend für Ihren Partner sein. Halten Sie sich jetzt an den beiden Stuhllehnen (oder woanders) fest. Stellen Sie den rechten Fuß sanft auf das Kreuzbein Ihres Partners und bewegen Sie ihn 28-mal nach vorn und zurück (quer zur Wirbelsäule). Mit dem übrigen Körper halten Sie Ihr Gleichgewicht, so dass die ganze Fußsohle Kontakt zum Körper hat und Sie einen gleichmäßigen, starken und senkrechten Druck ausüben können. Fragen Sie Ihren Partner, was er empfindet, und gehen Sie, wenn möglich, so nah wie möglich an die Schmerzgrenze heran. Sie müssen *jetzt* ein Gefühl gewinnen für den Druck, den Sie mit Ihren Füßen ausüben, denn dieser Bereich des Rückens ist der unempfindlichste.

Platzieren Sie nun den rechten Fuß rechts neben dem Kreuzbein und bewegen Sie ihn nach oben bis zum Nacken. Die Bewegung geht weiter über die Schulter (hier drehen Sie den Fuß ein wenig: folgen Sie einfach der Anatomie) und seitlich den Rücken hinunter bis zum Hüftgelenk und von dort wieder zum Kreuzbein zurück. (Wenn Sie an der Seite hinabfahren, müssen Sie sich ein wenig nach hinten lehnen, wie ein Surfer. Die Stühle unterstützen Sie dabei, dass Sie nicht umfallen und den Druck gleichmäßig halten.) Sobald Sie vom festen Rippengewölbe auf der weichen Taille angekommen sind, werden Sie sanfter. Den stärksten Druck üben Sie auf dem Kreuzbein, im Lendenwirbelbereich und auf den Hüften aus. Etwas sanfter sind Sie wieder über der Brustwirbelsäule und noch sanfter über der Halswirbelsäule und im seitlichen Rippenbereich; minimaler Druck ist in der Taille über den Nieren angezeigt. Dieser Ablauf wird insgesamt 14-mal ausgeführt.

Achtung! Sie sollten außerdem lernen, mit dem ganzen Fuß Druck zu geben, nicht allein mit der Ferse oder mit dem Vorderfuß. Die Verletzungsgefahr ist am höchsten, wenn Sie zu viel Druck mit Ihren Zehen oder der Ferse geben. Konzentrieren Sie sich auf die Mitte Ihrer Fußsohle: Sie ist weich und der sensibelste Bereich der Sohle, weil dort nur wenig Hornhaut ist.

Stellen Sie sich jetzt in die Mitte zwischen der Hand Ihres Partners und dem Hüftgelenk und die Stühle so, dass Sie das Gewicht Ihres Oberkörpers derart verlagern können, dass Sie mit gleichmäßigem Druck des rechten Fußes von der rechten Hüfte zum Kreuzbein, dann weiter direkt neben der Wirbelsäule, bis zum Schulterblatt und über das Schultergelenk den rechten Arm hinab über den Handrücken auf den Boden gleiten können … und gleich wieder zurück (14-mal insgesamt). Führen Sie nun die beiden letzten Abläufe ebenfalls auf der linken Körperseite aus: Platzieren Sie dafür den linken Fuß links neben dem Kreuzbein, kommen Sie mit dem Fuß die Wirbelsäule entlang bis hoch zum Nacken, über das Schultergelenk und seitlich den Brustkorb hinab bis zum Hüftgelenk und von dort wieder zum Kreuzbein (14-mal insgesamt). Im Anschluss wiederholen Sie mit dem linken Fuß die letzten drei Bewegungen auf der linken Seite.

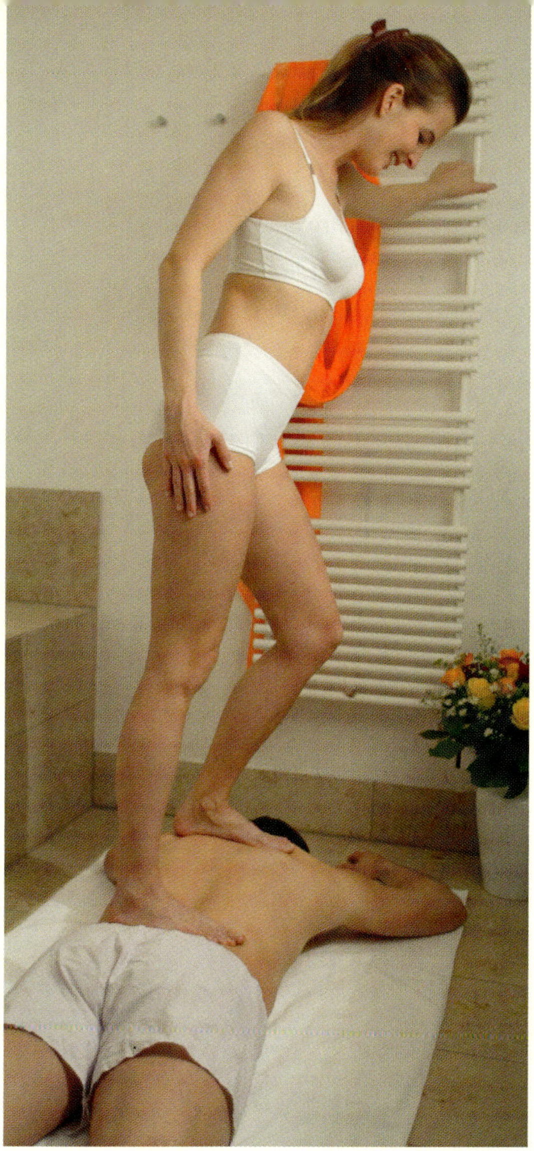

Lassen Sie uns nun Nacken und Schultern behandeln: Sie setzen dabei Ihren rechten Fuß auf die rechte Körperseite hinüber, und zwar etwa in Höhe der Hüfte; drehen Sie sich so, dass Sie zum Kopf des Liegenden hinschauen. Auf jeder Körperseite befindet sich ein Stuhl (die Lehnen sind dem Körper des Liegenden zugewandt). Sie stützen sich mit beiden Händen auf die Lehnen, um den Druck genau dosieren zu können. Wie bereits gesagt, ist die Halswirbelsäule sehr empfindlich und deshalb ist Achtsamkeit äußerst wichtig. Legen Sie nun den rechten Fuß zwischen Schulterblatt und Brustwirbelsäule, Ihre Zehen zeigen zum Kopf hin. Geben Sie einen mittleren Druck, der nach oben hin schwächer werden soll, und bewegen Sie den Fuß zum Nacken empor. Dort angekommen, drehen Sie die Fußspitze leicht nach rechts, Ihre Fußmitte liegt nun auf der rechten Schulter. Geben Sie wieder etwas mehr Druck und fahren Sie über das Schultergelenk, dann weiter auf die Außenseite des rechten Schulterblattes zurück in die Ausgangslage. Schließen Sie den Kreis und führen Sie diese Bewegung insgesamt 14-mal aus. Wiederholen Sie sie mit dem linken Fuß auf der linken Seite.

Jetzt wollen wir die untere rechte Körperhälfte behandeln, dabei wird die Geschicklichkeit Ihrer Füße auf die Probe gestellt: Sie stehen wieder auf der Seite neben dem Liegenden, und zwar rechts, und verlagern Sie Ihr Gewicht auf den linken Fuß, der etwa auf Kniehöhe platziert werden kann. Ihr rechter Fuß kommt auf die rechte Pobacke. (Wenn Sie die beiden Stühle richtig hingestellt haben, ist es ein Leichtes, ihr Gleichgewicht zu erhalten: Sie stehen links und rechts neben Ihnen.) Kreisen Sie nun mit Ihrem Fuß im Gegenuhrzeigersinn um Pobacke und Hüftgelenk herum – insgesamt 14-mal. Stellen Sie den rechten Fuß in der Mitte des Oberkörpers auf den Boden und platzieren Sie den linken Fuß unten auf dem Übergang von rechter Pobacke zum Oberschenkel. Kreisen Sie im Uhrzeigersinn um die Pobacke – wieder 14-mal.

Rücken Sie nun näher zum Fußende. Stellen Sie Ihren linken Fuß neben die rechte Fußsohle des Partners, damit der Fuß nicht zur Seite wegrutscht. (Nicht jeder empfindet es als angenehm, mit ausgestrecktem Bein und nach außen fallenden Fersen zu liegen, der Nutzen ist aber sehr groß und deshalb ist eine geringe Unannehmlichkeit in Kauf zu nehmen. Nach einigen Behandlungen sind Bänder und Gelenke so flexibel, dass kein Unbehagen mehr bleibt.) Verschieben Sie die Stühle nach unten. Setzen Sie den rechten Fuß rechts neben das Kreuzbein. Der Druck muss von oben kommen. Gleiten Sie nun das Bein hinunter, über den ausgestreckten Fuß hinaus auf den Boden – und wieder zurück. Auch dies führen Sie 14-mal aus. Im Anschluss drehen Sie die Ferse des Partners nach außen und wiederholen das Gleiche noch einmal. Nun stellen Sie sich auf die andere Körperseite und wiederholen dort dieselbe Bewegungsfolge: Zuerst massieren Sie im rechten Winkel zur Wirbelsäule über dem Kreuzbein, dann die Wirbelsäule nach oben, zu den Armen, am Nacken, über dem Po und schließlich Hüften und Beine.

Jetzt ist die Muskulatur Ihres Partners so weit gestärkt, dass Sie mit beiden Füßen auf ihn steigen können, halten Sie sich dabei aber gut fest und heben Sie den ersten Fuß auf das Kreuzbein im rechten Winkel zur Wirbelsäule. Wenn Sie sicher stehen, kommt der zweite Fuß auf die Brustwirbelsäule in Höhe der Schulterblätter. Beginnen Sie, mehrmals langsam Ihr Gewicht von einem auf den anderen Fuß zu verlagern, ohne Ihre Füße dabei zu bewegen. Das ist eigentlich schon genug. Sollte Ihr Partner aber wohlig stöhnen und partout nicht wünschen, dass Sie aufhören, dann stellen Sie beide Füße auf das Kreuzbein quer zur Wirbelsäule ... und: der Tanz beginnt! Sie beginnen, vorsichtig kleine Schritte auf dem Rücken zu machen, und bewegen sich dabei langsam in Richtung Kopf. Ferse und vorderer Fußballen befinden sich hierbei links und rechts auf den Muskelsträngen neben der Wirbelsäule, das Fußgewölbe liegt auf der Wirbelsäule selbst, so ruht auf den Wirbeln am wenigsten Gewicht. Bevor Sie zur Brustwirbelsäule gelangen, bitten Sie Ihren Partner, tief einzuatmen. Stellen Sie sicher, dass er genügend Kraft hat, um den Druck auf den Brustkorb ohne Schaden überstehen zu können. Falls Sie im Zweifel darüber sind,

Massage mit den Füßen – in Kürze

(jeden Bewegungsablauf insgesamt 14-mal ausführen)

in Bauchlage:

- Öl auf den Rücken (in Höhe des Nabels) und die Mitte der Wirbelsäule (in Höhe des Herzens) fließen lassen, jeweils spiralförmig im Uhrzeigersinn massieren
- Rücken, Arme, Hände, Beine und Füße gut einölen
- mit rechtem Fuß das Kreuzbein quer zur Wirbelsäule massieren (28-mal)
- rechten Fuß rechts neben Wirbelsäule vom Kreuzbein nach oben bis zum Nacken bewegen, über Schultern und Seite zurück
- rechten Fuß von rechter Hüfte zum Kreuzbein, neben der Wirbelsäule zur Schulter und rechten Arm hinabgleiten lassen bis über Fingerspitzen hinaus
- rechter Fuß fährt vom Kreuzbein die Wirbelsäule entlang zum Nacken, über das Schultergelenk und seitlich am Brustkorb zurück
- alles mit linkem Fuß auf linker Seite wiederholen
- rechter Fuß ist zwischen Schulterblatt und Brustwirbelsäule – er gleitet hoch zum Nacken, über das rechte Schultergelenk und auf der Seite zurück
- im Uhrzeigersinn mit rechtem Fuß um die rechte Pobacke und das Hüftgelenk kreisen
- alles mit linkem Fuß auf linker Seite wiederholen
- rechter Fuß steht rechts neben dem Kreuzbein, fährt das rechte Bein hinab bis über die Fußspitzen hinaus und wieder zurück (Ferse nach außen drehen und wiederholen)
- alles auf der linken Seite stehend wiederholen (beginnend bei den Bewegungen quer zur Wirbelsäule)
- beide Füße auf dem Rücken: einer auf dem Kreuzbein, der andere auf der Brustwirbelsäule, Gewicht behutsam vom einen auf das andere Bein verlagern (eventuell kleine Schritte machen)

Abschluss:

- der Massierte nimmt die Kamelhaltung ein: mit Händen Brust, Schultern und Bauch salben
- er sitzt auf den Fersen, beugt sich nach vorn: mit Händen Nacken und Schultern massieren
- mit dem Fußrücken einen Klaps auf das Kreuzbein geben

gehen Sie nicht über die Lendenwirbel hinaus! Im anderen Fall können Sie bis zum letzten Brustwirbel hoch- und wieder hinunterwandern.

Helfen Sie Ihrem Partner nun, sich umzudrehen und aufzusetzen. Prüfen Sie, ob noch genügend Öl auf der Haut vorhanden ist. Wenn nicht, geben Sie noch etwas Öl auf Brust, Bauch und Vorderseite der Beine. Ideal ist, wenn Ihr Partner nun eine Yogahaltung einnimmt, am besten die Kamelhaltung. Dazu setzt er sich auf die Fersen, dann umfasst er mit seinen Händen die Fersen und hebt den Po so weit wie möglich von den Fersen ab. Es entsteht ein Bogen, bei dem die Körpervorderseite aufgedehnt wird. Die Stellung ist nicht ganz einfach und mit dem öligen Körper kann man leicht abrutschen. Um das zu verhindern, stellen Sie sich vor den Partner. Dabei salben Sie Brust, Schultern und Bauch mit frischem Öl. So können Sie ihm auch Halt geben. In dieser Position werden die Bauchmuskulatur und die Muskeln der Lenden extrem gestärkt. Sie stammt aus der südindischen Kampfkunst und ist auch dafür gut, Ihren »Kämpfer« oder Ihre »Kämpferin« für das Liebesspiel zu stärken!

Zum Abschluss bitten Sie Ihren Partner, sich wieder auf die Fersen zu setzen und dann nach vorn zu lehnen; die Hände werden in Höhe der Knie auf den Boden gestützt. Der Rücken ist nach vorn gebeugt. Sie stellen sich hinter den vor Ihnen Kauernden und massieren Nacken und Schultern. Dann geben Sie mit dem Fußrücken einen nicht allzu kräftigen Schlag auf das Kreuzbein.

Ihr Partner kann sich nun entweder wieder auf den Rücken legen und Sie hüllen ihn in vorgewärmte Tücher und Laken ein oder er setzt sich in ein Dampfbad oder in eine Sauna zum milden Schwitzen. (Sobald er gut schwitzt, kann die Wärmebehandlung abgebrochen werden.) Es ist ein großer Vorteil, wenn nach einer Ölmassage Hitze-Anwendungen durchgeführt werden – so wird gleich ein Teil der Öle, der bereits Schlacken an sich gebunden hat, ausgeschieden. Der andere Teil, welcher durch die Haut in den Körper eingedrungen ist, kann dank der verbesserten Durchblutung in tiefere Schichten des Gewebes gelangen. Ganz zum Schluss werden die Öle mit Hilfe eines Kräuterpeelings oder einer Duschcreme und eines Shampoos gut von der Haut und aus den Haaren abgewaschen, denn dort haben sich mittlerweile jede Menge Schlacken angesammelt, die unbedingt entfernt werden sollten.

Wichtig! Ihr Partner gönnt sich nach dem Bad oder der Dusche eine Ruhepause. Von einem Aufenthalt im Freien oder in einem Zimmer mit Durchzug ist (außer im Hochsommer) dringend abzuraten. Er könnte sich sehr leicht erkälten. Der Organismus regeneriert sich in dieser Zeit und deshalb ist die Körperabwehr (Ihr natürlicher Schutzschild) herabgesetzt.

Sie werden sich wundern, wie geschickt sie bald mit Ihren Füßen umgehen können. Ihr Partner wird sich an den kräftigen Druck, der nur mit den Füßen möglich ist, nicht nur gewöhnen, er wird ihn sogar heiß und innig lieben.

Fürstlich essen

»Die Nahrung bildet den fundamentalen Atem aller Lebewesen. Vitalität, Freude, Mut, Lebenskraft, gute Ausstrahlung, Glück, attraktive Stimme, Zufriedenheit, Vorstellungskraft, Potenz, Fruchtbarkeit, Intellekt, religiöse, weltliche und spirituelle Aktivitäten – all das hängt von ihr ab.«

(Caraka Samhita, Sutra Sthana, Kapitel 5, Vers 349)

... so sieht Ayurveda die Funktion des Essens. Jeder Mensch braucht möglichst frische, bekömmliche Nahrung, die seiner Konstitution und seinem Lebensstil entspricht. Es ist ungesund, einfach nur die Nahrungsaufnahme zu reduzieren, weil Sie denken, Sie seien übergewichtig, denn die oben beschriebenen Eigenschaften gehen dabei verloren. Hören Sie deshalb nicht einfach auf zu essen. Falls es nötig sein sollte, reduzieren Sie die Menge, verbessern Sie die Qualität, essen Sie bewusster und bringen Sie mehr Bewegung in Ihr

Leben ... und die schönste aller Aktivitäten stellt für die meisten Menschen die Sexualität dar: Nehmen Sie sich also Zeit für Erotik und Liebe; so erreichen Sie bald Ihr Idealgewicht. Sehen Sie aber von zu intensiver sportlicher Tätigkeit ab. Sie schwächt nicht nur Ihre Libido, sondern letztlich auch Sie selbst. Hier die Meinung dazu aus kompetenter ayurvedischer Sicht (16. Jahrhundert):

»Nach dem Essen nur herumzusitzen führt zu Übergewicht. Auf der anderen Seite verlässt das Leben den Körper des Menschen ebenso schnell, wie er läuft. Dagegen fördern angemessene körperliche Betätigung, wie ein guter Spaziergang, mäßiges Laufen oder Sex, nicht nur die Verdauung, sondern verlängern auch das Leben.«

(Bhavamishra: Bhavaprakasha, Purva Khanda, Kapitel 5, Vers 183)

Ich weiß, damit mache ich mir nicht viele Freunde unter den begeisterten Joggern und Marathonläufern. Dafür aber werden ihre Lebenspartner meine Ansichten vermutlich eher teilen. Von nichts kommt nichts ... und Sex ist mit körperlicher Tätigkeit verbunden. Deshalb lautet die »Fürstlich essen«-Regel: *Essen Sie mit Genuss – und nur das Feinste vom Feinsten.* »Fein« bedeutet erstens frische und frisch zubereitete Speisen und zweitens echte Grundnahrungsmittel. Diese beiden Punkte möchte ich näher erläutern, denn sie sind für alle Konstitutionstypen wichtig. Bauernmärkte und Direkteinkauf beim Produzenten erfreuen sich wieder zunehmender Beliebtheit, denn frische Nahrungsmittel schmecken nicht nur besser, sie sind auch gesünder. Warum ist das so? Dafür gibt es drei Gründe:

Erstens *stammen solche Nahrungsmittel aus der unmittelbaren Region*: darum werden sie vom Organismus besser angenommen. Die Chance einer Autoimmunreaktion wird deutlich verringert und Allergien nehmen entsprechend ab. Diese Nahrungsmittel vertragen das Klima und helfen uns, es auch zu vertragen. Essen und Essender wachsen sozusagen »auf der gleichen Scholle« auf.

Hinweis: Eine Ausnahme sind hier Pflanzen, die zu therapeutischen Zwecken genutzt werden: Da bestimmte Inhaltsstoffe (Heilstoffe) nur in bestimmten Pflanzen vorkommen, wurden diese zu allen Zeiten aus der ganzen Welt importiert; sie wachsen einfach nicht vor Ort.

Ein weiterer Vorteil regionaler Nahrungsmittel liegt darin, dass sie (mit Ausnahme von Getreide, Hülsenfrüchten ..., die gelagert werden sollen) vorwiegend der Jahreszeit entsprechend zur Verfügung stehen. So essen wir die Früchte des Feldes genau dann, wenn sie von unserem Körper auch dringend gebraucht werden. Früher wurden größere Tiere nur in der kalten Jahreszeit geschlachtet: Es gab keine Tiefkühlhäuser oder Kühlschränke, um schnell verderbende Ware aufzubewahren. Solche Nahrungsmittel erzeugen extrem starke Hitze im Körper und sind deshalb für die Kälte, nicht aber für die Sommerhitze geeignet.

Saure Früchte erzeugen ebenfalls Hitze und sollten deshalb vor allem im Winter konsumiert werden. Es ist ganz und gar unsinnig, im Sommer literweise Orangen- oder Grapefruitsaft zu trinken. Ihr Körper wird dadurch nicht gekühlt, sondern sowohl Hitze als auch Übersäuerung nehmen zu. Ausnahmen bilden Früchte wie Mango und Granatapfel.

Und zweitens *besitzen frische Nahrungsmittel eine starke Lebenskraft oder Aura*: Die Chinesen nennen diese Energie *Chi*. In der Ayurveda brauchen wir ein sehr ähnliches Wort dafür *Jhi-va*. Im Yoga heißt diese spezielle Energie *Prana* oder »Lebensatem«. Sogar im frühen Europa und im Alten Testament finden wir Ausdrücke wie »Lebensatem« und »Odem«. Dies ist der wichtigste Bestandteil jeder Nahrung – nicht Nährstoffe, Vitamine oder Mineralien. Es ist diese Energie, die primär Lebenskraft und Ausstrahlung verleiht. Leider enthalten Nahrungsmittel, die durch die Mühlen der Nahrungsmittelindustrie gelaufen sind, diese Kraft nicht mehr.

Frisches biologisches Gemüse, frisches Muskelfleisch, Getreide, frische biologische Milchprodukte, Früchte, Hülsenfrüchte, frisch gepresste Öle und reiner Honig (alles aus Ihrer Region) – das sind Beispiele für Nahrungsmittel mit einem sehr hohen Gehalt an

Lebenskraft. Dabei unterscheiden wir natürlich auch die Qualität dieser Energie. In Teil I finden Sie den Einfluss der psychischen Faktoren (Triguna) beschrieben (siehe Seite 33). Es ist sehr wichtig zu differenzieren, denn im Übermaß genossen, führen gewisse frische Nahrungsmittel ebenfalls zu Problemen. Das gilt für Nahrung mit sehr starkem leidenschaftlichem (Rajas-) oder überwiegend trägen (Tamas-)Anteil.

Jeder Mensch braucht allerdings Nahrung, die alle drei Faktoren (Sattva, Rajas und Tamas) enthält, wobei aber Leidenschaft (Rajas) und Trägheit (Tamas) immer durch Harmonie (Sattva) ausgeglichen werden müssen (siehe dazu Tabelle Seite 101).

In Teil III wird unter »Vajikarana – Kraft für die Liebe« näher auf die aphrodisierende Wirkung von Nahrung eingegangen, das heißt auf Speisen, die Liebeskraft und Lust fördern. Grundlegend kann man sagen: Wenn Sie Ihre Lust mehren bzw. erhalten wollen, sollten Sie ausschließlich Nahrungsmittel aus der Gruppe »Sattva« und »Rajas« auswählen, wobei »Sattva« überwiegt. Leidenschaft allein gerät zu oft außer Kontrolle ... den Gefühlen des Partners mag dann keine Bedeutung mehr zugemessen werden – allein die eigene Befriedigung zählt, vielleicht gewinnt sogar Aggressivität die Oberhand. Das alles sind Zeichen von zu viel Rajas (Leidenschaft), das kontrolliert werden muss. Übersieht Ihr Partner aber, dass Sie ein neues Kleid, schöne Unterwäsche oder die Haare anders tragen, so leidet er unter einem Überschuss an Tamas (Trägheit). Versuchen sie die Ernährung Ihres Partners umzustellen: Nahrungsmittel, die nur so von Leidenschaft (Rajas) und Harmonie (Sattva) strotzen, werden Sie bald schon ein Wunder erleben lassen.

Für frische Nahrungsmittel spricht drittens, *dass sie umweltfreundlich sind*: Der letzte und nicht unbedeutende Vorteil von frischer Nahrung ist, dass sie aus der direkten Umgebung stammen muss. Große Transportwege, welche die Umwelt belasten, entfallen und so haben Sie nicht nur ein reines Gewissen, sondern auch saubere Luft zum Atmen.

In diesem Kapitel finden Sie auch einige Speisen, die wundervoll schmecken und die Sie selbst zubereiten können. Sie wirken aphrodisierend. Heilpflanzen und Mineralien, die Ihre Lust fördern, werden in Teil III im Kapitel »Vajikarana – Kraft für die Liebe« (Seite 144) beschrieben.

psychische Faktoren (Trigma)	erzeugte Eigenschaften	Nahrungsmittel
***Sattva* (Harmonie)**	rein, in sich selbst ruhend, einträchtig, hell, im Einklang, leicht; sensible Wahrnehmung, will bewusst leben	Getreide wie Weizen, Dinkel, Reis; Honig, süße Früchte (außer Papaya); Gemüse, das über der Erde wächst (wie grünes Gemüse); frische Milchprodukte wie Milch, Sahne, Butter, Ghee, Frischkäse (z.B. Topfen, Hüttenkäse usw.); Mung-Bohnen, frische grüne Erbsen; Gewürze wie Basilikum, Koriander, Fenchel, Kurkuma und Süßmittel wie Honig
***Rajas* (Leidenschaft)**	feurig, brillant, ruhelos, motivierend, ehrgeizig, ichbezogen, motivierend, erzeugt Aktivität; wenn er überzeugt davon ist, dass es ihm gut tut, wird er bewusst leben	Getreide wie Gerste, Roggen, Buchweizen; saure Früchte und Papayas; Knoblauch, Zwiebeln, Chili, Pfeffer, Ingwer; fermentierte Produkte (Alkohol in kleinen Mengen); Buttermilch, Käse; Linsen; frisches Muskelfleisch von kleinen Tieren; frischer Fisch und frische Eier; frisch gepresste Öle (wenn in Maßen genossen); Jaggery (eingekochter Zuckerrohrsaft), Ahornsirup, Birnendicksaft
***Tamas* (Trägheit)**	träge, stumpf, antriebslos, dunkel, phlegmatisch, apathisch, drückend, Faulheit; nicht wahrnehmen und differenzieren können	grundsätzlich alle Nahrungsmittel, wenn im Übermaß konsumiert; alle Speisen, die vor mehr als 8 bis 12 Stunden zubereitet lange warm gehalten wurden; Konserven- und Tiefkühlkost; in Öl gebackene Speisen; fettiges Fleisch, Fleisch von großen Tieren (Rind usw.), Wurstwaren, Gepökeltes; alter reifer Käse, Fett und Öl; weißer raffinierter Zucker, künstliche Süßstoffe; Alkohol im Übermaß

Eingedickter Joghurt

Dies ist eine so köstliche Speise und sie wird ganz einfach aus Joghurt hergestellt. Wirklich gute Vollmilchjoghurts sind nicht immer leicht zu bekommen. Stellen Sie in einem solchen Fall das Joghurt selbst aus frischer Vollmilch her. Sie legen dann ein Mulltuch in ein großes Sieb oder in einen Topf und geben 500 Gramm Joghurt hinein. Nehmen Sie die Enden des Tuches zusammen, ohne Druck auf die Joghurtmasse auszuüben, und hängen Sie das Ganze am Abend über dem Spülbecken auf. Bis zum nächsten Morgen ist der Wasseranteil aus dem Yoghurt abgetropft: Übrig bleibt eine dicke, cremige Masse. Geben Sie diese Masse in einen Wok und erwärmen Sie sie vorsichtig. Geben Sie 250 Gramm Rohrzucker oder gemahlenen, braunen Kandiszucker, 8 Safranfäden und $^1/_4$ Teelöffel gemahlenen Kardamom hinein und rühren Sie das Ganze sanft mit einem hölzernen Pfannenwender um. Wenn die Farbe im Ganzen leicht gelblich wird und der Zucker sich vollständig aufgelöst hat, nehmen Sie den Wok vom Feuer und gießen den Inhalt in eine Schüssel, lassen ihn abkühlen und stellen ihn gut abgedeckt in den Kühlschrank.

Das ist der Nektar der Glücksgöttin Shrikhand. Er wird in lauen Sommernächten kühl serviert: So kühlt er die Leidenschaft und verleiht Kraft für neue Abenteuer. Geben Sie vor dem Verzehr noch etwas geriebene Pistazien darauf.

Grundnahrungsmittel – Bausteine für Fruchtbarkeit und Potenz

Brot ist eines unserer Grundnahrungsmittel. Getreide wurde ursprünglich sorgsam aufbewahrt und je nach Nachfrage frisch gemahlen und weiterverarbeitet – es enthält die lebenswichtigen *Kohlehydrate*. Das zweite Grundnahrungsmittel, die *Proteine (Eiweiße)*, stammten je nach Region aus Milchwirtschaft oder Ackerbau in Form von Hülsenfrüchten oder teilweise auch aus Kleintierhaltung und Fischerei. Die *Fette*, das dritte Grundnahrungsmittel, stammten in hügeligen oder alpinen Regionen ebenfalls aus der Milchwirtschaft, etwa in Form von Butterfett, und in Gegenden mit Ackerbau aus Kürbis, Flachs oder Raps. Das sind die Bausteine, aus denen unser Gewebe entsteht. Gemüse und Früchte sind keine Grundnahrungsmittel, besitzen einen geringeren Nährwert, aber bereichern unsere Kost und liefern lebenswichtige *Mikronährstoffe* (Vitamine, Mineralien, Spurenelemente . . .).

Wichtig ist diese Erkenntnis vor allem für die Vielzahl der Menschen, die heute kaum oder möglichst wenig Fleisch konsumieren wollen. Viele lassen das Fleisch (den Hauptlieferanten des Grundnahrungsmittels Protein) einfach weg und essen weiter wie bisher. Das geht natürlich nicht sehr lange gut. Meine Erfahrung ist, dass mehr Vegetarier krank sind als Menschen, die sich konventionell ernähren. Und dabei hört man doch immer, wie gesund Gemüse und Früchte sind. Sicherlich sind sie gesund – aber bitte nicht als Grundnahrungsmittel. Schauen wir in die traditionsbewussten Küchen, die wenig Fleisch konsumieren: In Indien essen Vegetarier täglich ein- bis zweimal Linsengerichte und Joghurt. In Südamerika gibt es Bohnen in jeder Form und unsere Großeltern haben mit Linsen und Bohnengerichten sowie mit Milchprodukten die fleischlosen Tage bereichert.

Auch Fruchtbarkeit und Potenz werden natürlich in erster Linie aus unseren wertvollen

Knoblauch in Rotwein

Diese Leckerei ist von der Wirkung her einfach unübertroffen: Füllen Sie ein Einmachglas mit geschälten Knoblauchzehen auf und geben Sie so viel guten Rotwein hinein, bis der Knoblauch gut bedeckt ist. Decken Sie das Ganze mit einem Tuch ab und lassen Sie es über Nacht oder 12 Stunden lang stehen. Danach schütten Sie den Inhalt in ein feines Sieb (fangen Sie den Wein auf) und drücken mit einem hölzernen Pfannenwender den Knoblauch durch das Sieb. Die Fasern bleiben zurück und werden weggeworfen. Rühren Sie das Knoblauch-Wein-Gemisch vor dem Gebrauch etwas um.
Der Mann soll jeden Morgen und Abend 2 Esslöffel vor dem Essen einnehmen – die Wirkung wird nicht lange auf sich warten lassen.

Frischkäse – einmal anders

Mit dieser köstlichen Leckerei wird Milch ein für alle Mal zum Nonplusultra unter den Lust und Potenz fördernden Mitteln. Sie brauchen 1 Liter frische Vollmilch, 1 Esslöffel Zitronensaft, etwa 80 Gramm feinen Rohr-Rohzucker oder gemahlenen braunen Kandiszucker, 2 bis 3 Teelöffel Kakao und 1/4 Teelöffel gemahlene Bourbonvanille. Je nach Fettgehalt der Milch können Sie etwa 160 bis 190 Gramm Frischkäse aus 1 Liter Milch erwarten. Bringen Sie die frische Milch zum Kochen. Geben Sie 1 Esslöffel Zitronensaft pro Liter Milch hinzu und kochen Sie die Milch noch einmal auf. Wenn die Milch ausflockt, nehmen Sie sie vom Herd und lassen das Ganze stehen, bis es etwas abgekühlt ist. Legen Sie ein Mulltuch in ein großes Sieb oder einen Topf und gießen Sie die Milch hinein. Pressen Sie den Inhalt im Tuch fest zusammen und hängen Sie ihn über Nacht zum Abtropfen auf. (Die übrig gebliebene Molke können Sie zum Kochen verwenden.)

Am nächsten Morgen nehmen Sie den Käse aus dem Tuch und kneten ihn auf einer festen Unterlage gut durch, bis er weich und geschmeidig wird. Geben Sie die Hälfte des Käses in einen Wok zusammen mit der Hälfte des Zuckers, dem Kakao und 1 Esslöffel Wasser. Vermischen Sie die Zutaten mit einem hölzernen Pfannenwender auf kleiner Flamme. Wenn die ganze Masse homogen geworden ist, schütten Sie sie auf ein kleines flaches Kuchenblech und drücken sie flach. Wiederholen Sie den gleichen Prozess mit der anderen Hälfte des Käses, des Zuckers und der Bourbonvanille und geben Sie diese Masse über die Schokoladenmasse. Stellen Sie den süßen Käse in den Kühlschrank. Später können Sie kleine Rechtecke daraus schneiden, mit Mandel- und Pistaziensplittern sowie ein paar Safranfäden dekorieren und servieren.

Grundnahrungsmitteln gebildet – und nicht aus Blumenkohl und Birnen. Sicher gibt es gewisse Nahrungsmittel wie Ingwer oder Sellerie, die aphrodisierend wirken sollen, sie geben Reize an das Hormonsystem. Ist aber keine gute Grundsubstanz vorhanden, so werden solche Mittel auch kaum Erfolg zeitigen.

Kandierter Ingwer und Kürbis

Kandierter frischer Ingwer und grüner Kürbis sind beliebte aphrodisierende Mittel in ganz Asien, wobei Ingwer eher eine feurige und grüner Kürbis eine kühlende Wirkung auf den Organismus haben. Der Herstellungsprozess ist allerdings aufwendig:

Circa 500 Gramm Kürbis bzw. Ingwer in Stücke schneiden und in ausreichend Wasser pochieren, bis sie gerade weich sind. Das dauert bei kleinen, weichen Stücken etwa 2 bis 4 Minuten und bei größeren, festeren etwa 10 bis 15 Minuten. Die Früchte nun auf einen Rost über ein tiefes Backblech legen und abtropfen lassen.

300 Milliliter des Pochierwassers mit 175 Gramm Zucker erhitzen; mit dem Holzlöffel rühren, bis sich der Zucker aufgelöst hat; zum Kochen bringen. Die Früchte nebeneinander in eine flache Schüssel legen, so viel von dem so entstandenen Sirup darüber gießen, dass die Früchte gerade ganz bedeckt sind, und mit Pergamentpapier bedecken, damit Sie eingetaucht bleiben. Das Ganze 24 Stunden an einem warmen Platz stehen lassen. Früchte mit Schlitzlöffel aus dem Sirup nehmen und erneut auf dem Rost über dem Backblech abtropfen lassen. Den Sirup wieder in einen Topf gießen, 50 Gramm Zucker hinzugeben und erhitzen; mit Holzlöffel rühren, bis der Zucker aufgelöst ist. Das Ganze zum Kochen bringen. Die Früchte hernach wieder in die Schüssel legen, Sirup darüber gießen, mit Pergamentpapier bedecken und 24 Stunden stehen lassen.

Dieses Prozedere noch 5-mal wiederholen. Dann Sirup mit 75 Gramm Zucker aufkochen und Früchte im Sirup 48 Stunden stehen lassen; erneut mit 75 Gramm Zucker aufkochen und Früchte im Sirup 4 Tage stehen lassen. Früchte wieder auf den Rost über dem tiefen Backblech geben und gut abtropfen lassen; danach an einen warmen, luftigen Ort legen, bis sie ganz trocken sind (das dauert etwa 1 bis 2 Tage). Sie können aber auch im Backofen bei 100 bis 150°C etwa 10 bis 15 Minuten bei leicht geöffneter Tür getrocknet werden. Danach etwas nachtrocknen lassen.

Nun können Sie die Leckerei in Kartons oder Holzkistchen zwischen Pergamentpapier legen – und wenn gewünscht auch noch mit Zucker bestreuen.

Die konstitutionelle Ernährung

Ziel der konstitutionellen Ernährung in der Ayurveda ist *nicht*, die eigene Konstitution zu verändern. Auch wenn eine Person mit einer Pitta-Konstitution etwas mehr Pitta besitzt als eine andere, so ist das nicht gleichzusetzen mit Krankheit, sondern gehört zum gesunden Gleichgewicht dieser Konstitution. Deshalb sind rigorose konstitutionsverändernde Maßnahmen im Bereich »Ernährung« nur angezeigt, wenn eine der drei Bioenergien (Dosha) aus dem Gleichgewicht zu geraten droht oder wenn eine eindeutige Störung besteht. Bleiben wir beim Beispiel eines Pitta-Typen: Bei dieser Konstitution kann das Gleichgewicht leicht gestört werden. Ein Pitta-Mensch sollte saure, salzige, fettige und scharfe Speisen nur sehr dosiert zu sich nehmen, da sie alle Pitta vermehren. Nachfolgend finden Sie die wichtigsten Grundsätze, die für die einzelnen Konstitutionen zu beachten sind:

Die Vata-Pitta-Ernährung

Wie ein Waldbrand die größten Bäume im Nu vernichtet, so schnell ist auch Ihre Energie verbraucht. Sie müssen unbedingt rechtzeitig für neue Nahrung und Regenerationspausen sorgen, in denen Ihr Körper Zeit hat, die Nährstoffe aufzunehmen. Essen Sie genügend und sehr regelmäßig und achten Sie auf Kraft spendende Nahrung, bitte kein *Light-Food*! Machen Sie sich keine Sorgen über Ihr Gewicht. Solange Sie gesund sind, können Sie so viel essen, wie Sie wollen, ohne ein Kilo zuzunehmen. Im Gegenteil, Sie werden eher darum kämpfen müssen, kein Gewicht zu verlieren.

Was Sie gar nicht vertragen, ist austrocknende Nahrung wie Getreideflocken, Trockenfrüchte, Toast, Knäckebrot oder scharf gewürzte Speisen. Trinken Sie ausreichend! Besser als Kräutertees oder heißes Wasser sind nahrhafte Getränke wie Milch, Buttermilch, Lassi (Rezept Seite 102), Malz- oder Proteingetränke. Wenn Sie Fleisch oder Fisch nicht regelmäßig essen möchten, sollten Sie Hülsenfrüchte wie Linsen, Bohnen oder Milchprodukte in jedes Ihrer Menüs integrieren. Sie können zum Essen ein Glas guten Rotweins genießen. Vata und Pitta sind beide trocken, leicht und nicht schleimig. Dem müssen Sie unbedingt entgegenwirken mit Speisen, die gegenteilige Eigenschaften besitzen.

Die Pitta-Kapha-Ernährung

Bei dieser Konstitution finden entgegengesetzte Energien zueinander, nämlich Wasser und Feuer: etwas zu viel Wasser und schon ist das Feuer gelöscht! Deshalb ist es eher wichtig für Sie, das Element Wasser, das heißt Kapha, unter Kontrolle zu halten. Vermeiden Sie stark salzige, fettige oder in Öl gebackene Speisen sowie schwere, üppige Mahlzeiten und vor allem essen Sie nicht mehr, als Ihr Verdauungsfeuer (Agni, siehe Seite 67) mühelos bewältigen kann. Wenn Sie keinen Hunger verspüren, essen Sie besser gar nicht oder nur etwas Leichtes, sonst nehmen Sie schnell an Körpergewicht zu. Es ist dann sehr mühsam für Sie, diese Pfunde wieder loszuwerden.

Angezeigt ist eine vielseitige Ernährung, die bittere Nahrungsmittel wie grünes Gemüse und bittere Gewürze mit einschließt. Kohlehydrate in Form von Getreide (wie Reis oder Teigwaren) und Proteine tierischen oder pflanzlichen Ursprungs werden gut vertragen. Probleme gibt's bei den Fetten. Wurstwaren und Gepökeltes müssen wegen ihres versteckten Fettes und des vielen Salzes vom Menüplan gestrichen werden. Unter den alkoholischen Getränken eignet sich für Sie am besten ein Glas Rosé-Wein oder ein eher süßlicher Weißwein.

Die Vata-Kapha-Ernährung

Sie sollen ausschließlich warme Speisen und Getränke zu sich nehmen, denn die einzige Gemeinsamkeit der beiden Gegenspieler Vata und Kapha ist Kälte. Hände weg von Fruchtjoghurts und Eisbechern. Geschmacklich soll die Nahrung süß, sauer und salzig sein. Das sind die gleichen Geschmacksrichtungen wie bei einer Vata reduzierenden Ernährung. Achten Sie darauf, dass die Menge der Nahrung, die Sie zu sich nehmen, in einem gesunden Verhältnis steht zu Ihrem Bewegungsdrang. Das bedeutet: Je weniger Sie sich bewegen, desto weniger sollen Sie essen. Als Genussmittel zum Essen eignet sich ein Glas leichten Rotweins.

Die Vata-Ernährung

Ihr Essen, das immer zu geregelten Zeiten und heiß eingenommen werden soll, muss nahrhaft sein und genügend Flüssigkeitsanteile enthalten. Als Geschmacksrichtung der Speisen ist Süß, Sauer und Salzig zu bevorzugen. Vermeiden Sie vor allem Speisen, die Blähungen verursachen. Sie sollten deshalb Gewürze wie Kümmel, Kreuzkümmel, Asafoetida, Majoran oder Quendel benutzen, um bestimmte Nahrungsmittel wie Kohl zu »besänftigen«. Die Tendenz zur Verstopfung können Sie vermeiden, indem Sie vor dem Schlafengehen regelmäßig eine Tasse heiße Milch mit einem Esslöffel Ghee (geklärte Butter) darin trinken. Achten Sie darauf, dass Sie auch während des Tages genug warme Getränke zu sich nehmen. Kräutertees sollten mit Sahne oder Milch und Zucker eingenommen werden. Mit dem Essen können Sie ein Glas besten Rotweins genießen. Vom körperlichen Typus her vertragen Sie am ehesten Fleisch. Doch wie Sie im letzten Abschnitt gelesen haben, produziert Fleisch Leidenschaft (Rajas) und zu viel davon vertragen Sie als Vata-Typ überhaupt nicht.

Die Pitta-Ernährung

Richten Sie es sich so ein, dass Sie grundsätzlich pünktlich zu Mittag essen können. Legen Sie wichtige Termine auf den frühen Vor- oder späteren Nachmittag. Süß, bitter und herb sind die Geschmacksrichtungen, die Ihnen wirklich gut tun. Die italienische Küche mit ihren vielen Kohlehydraten in Form von Pasta oder Risotto, bitterem Gemüse oder bitteren Getränken ist ideal für Sie. Süßspeisen, die möglichst nicht fettig sind, gehören täglich auf den Tisch, sonst werden Sie unleidig. Besser eine süße Creme zum Dessert, als dass Sie dann am Nachmittag oder spät abends Ihr Schokoladenlager plündern. Im Gegensatz zu den anderen Konstitutionstypen vertragen Sie auch rohes Gemüse und Früchte.

Fleisch sollte gegrillt oder im Backrohr zubereitet werden. Auf keinen Fall gehören fettige Saucen dazu. Hüten Sie sich auch vor reifem, fettigem Käse. Der Tendenz zur Übersäuerung müssen Sie gezielt entgegenwirken. Sie entsteht durch zu saure, pikante und fettige Speisen, aber auch schlichtweg durch Überessen. Schlingen Sie die Nahrung nicht einfach herunter: Nehmen Sie sich Zeit und trinken Sie zwischendurch immer wieder einen kleinen Schluck nicht zu kaltes Bier. Ein bitteres Getränk, wie ein Digestif oder ein Artischocken-Frischpresssaft, gehört für Sie zu den gesunden Gewohnheiten.

Die Kapha-Ernährung

Essen Sie nur, wenn Sie wirklich Hunger haben! Sollte Ihr Appetit zur Essenszeit wieder einmal ausbleiben, dann fördern Sie den Hunger mit einem appetitanregenden Aperitif: Das Einfachste ist hier ein Ingwertee oder ein Drink aus fein geschnittenem frischem Ingwer mit einem Löffel Honig, einer kleinen Prise Salz und ein wenig heißem Wasser. Sie können aber auch nur ein kleines Stück frischen Ingwer oder zwei Basilikumblätter kauen. In Frage kommen auch verschiedene mit Kräutern angereicherte, bittere Weine oder ein sehr trockener Weißwein. Wenn der Hunger da ist, können Sie essen.

Für Sie gilt, dass Sie ausschließlich warm essen sollten. Kapha ist kalt und schwer, also müssen Sie heiß und leicht essen. Die Geschmacksrichtungen, die Kapha am stärksten reduzieren, sind scharf, bitter und herb. Lernen Sie deshalb unbedingt den Umgang mit eben solchen Gewürzen. Sicher brauchen auch Kapha-Menschen Kohlehydrate, Proteine und Fette, die alle vom Geschmack her süß sind und gewebevermehrend wirken. Sie müssen einfach weniger und das leichteste davon essen. Mit dem Essen können Sie einen heißen Kräutertee oder mäßig viel heißes Wasser trinken. Sie vertragen aber auch ab und zu einen Prosecco oder sehr trockenen Champagner. Als Digestif eignet sich ein kleines Glas Buttermilch – darauf streuen Sie frischen fein gehackten Schnittlauch, Basilikum oder Oregano.

Die Tridosha-Ernährung

Tridosha-Typen sollen in ihrer Ernährung darauf achten, dass alle sechs Geschmacksrichtungen (Süß, Sauer, Salzig, Scharf, Bitter und Herb) in einer Mahlzeit enthalten sind. Dadurch gerät keine der Bioenergien (Dosha) aus dem Gleichgewicht. Wichtig für Sie ist auch, dass Sie Nahrungsmittel, die viele Sattva-Anteile besitzen, und Zubereitungsweisen auswählen, die ebenfalls Sattva erhalten. Genussmittel wie Alkohol oder Kaffee lassen Sie einfach weg.

Essen – ein die Sinne belebendes Vorspiel

Vatsyayana, der Autor des *Kamasutra*, schließt das Kochen und die Herstellung von Getränken in die 64 erotischen Künste mit ein. Eine Kunst, die sich zu lernen lohnt, wenn Sie ein interessantes erotisches Leben führen möchten! Und: kleiden Sie sich attraktiv – auch wenn Sie in der Küche arbeiten. Bringen Sie Licht und Farbe in diesen Bereich. In der altindischen Lehre vom gesunden Bauen und Wohnen (*Vastu*) ist die Küche das Heiligtum des Hauses und nur die Person mit dem höchst entwickelten Bewusstsein im Haushalt darf am Feuer stehen. (Mehr zu diesem Thema finden Sie im folgenden Kapitel »Ein Ambiente, das die Sinne beflügelt«, Seite 117.) Als ideal sieht der gleiche Autor es an, zwei Hauptmahlzeiten pro Tag einzunehmen, was auch von der Ayurveda unterstützt wird. Danach sollten mindestens drei Stunden bis zur nächsten Nahrungsaufnahme verstreichen, denn in dieser Zeit wird das erste Körpergewebe (Rasa) gebildet, aus dem letztlich auch das Fortpflanzungsgewebe hervorgeht. Wenn man vor dieser Zeit etwas isst, wird der Verdauungsprozess gestört. Andererseits ist es aber gut, auch nicht länger als sechs Stunden lang keine Mahlzeit zu sich zu nehmen. Direkt nach der Mahlzeit sollten Sie nur leichtere Aktivitäten ausführen, das gilt ganz besonders für einen intimen Abend zu zweit: Bitten Sie Ihren Partner, mit Ihnen zu tanzen. Vielleicht möchten Sie ihm oder er Ihnen auch etwas vortanzen. Unternehmen Sie einen kleinen Spaziergang im Garten, betrachten Sie gemeinsam den Sternenhimmel und tauschen Sie dabei ein paar sinnliche, erotische Phantasien aus oder lesen Sie sich romantische Zeilen aus einem Buch vor. Halten Sie ein paar passende Früchte wie reife Erdbeeren oder Weintrauben bereit, die Sie bei Gelegenheit auf den Bauch, die Brüste oder den Rücken des Partners legen und von dort mit den Lippen aufnehmen und genüsslich verzehren. Lassen Sie den Saft einer Weintraube an den schönsten Stellen auf die Haut Ihres Partners tropfen und lecken Sie es ab oder … Ihrer Phantasie sind keine Grenzen gesetzt. So können Sie den Nachtisch prickelnd gestalten und die Phase unmittelbar nach der Hauptspeise, in der Sie wahrscheinlich erst einmal ein bisschen träge sind, spielerisch und sehr sinnlich überbrücken.

Warum aber soll man sich so viel Mühe geben und so viel Aufwand betreiben? – Ganz einfach: Wenn der eigentliche sexuelle Akt beginnt, ist der sinnliche Trieb des Mannes so

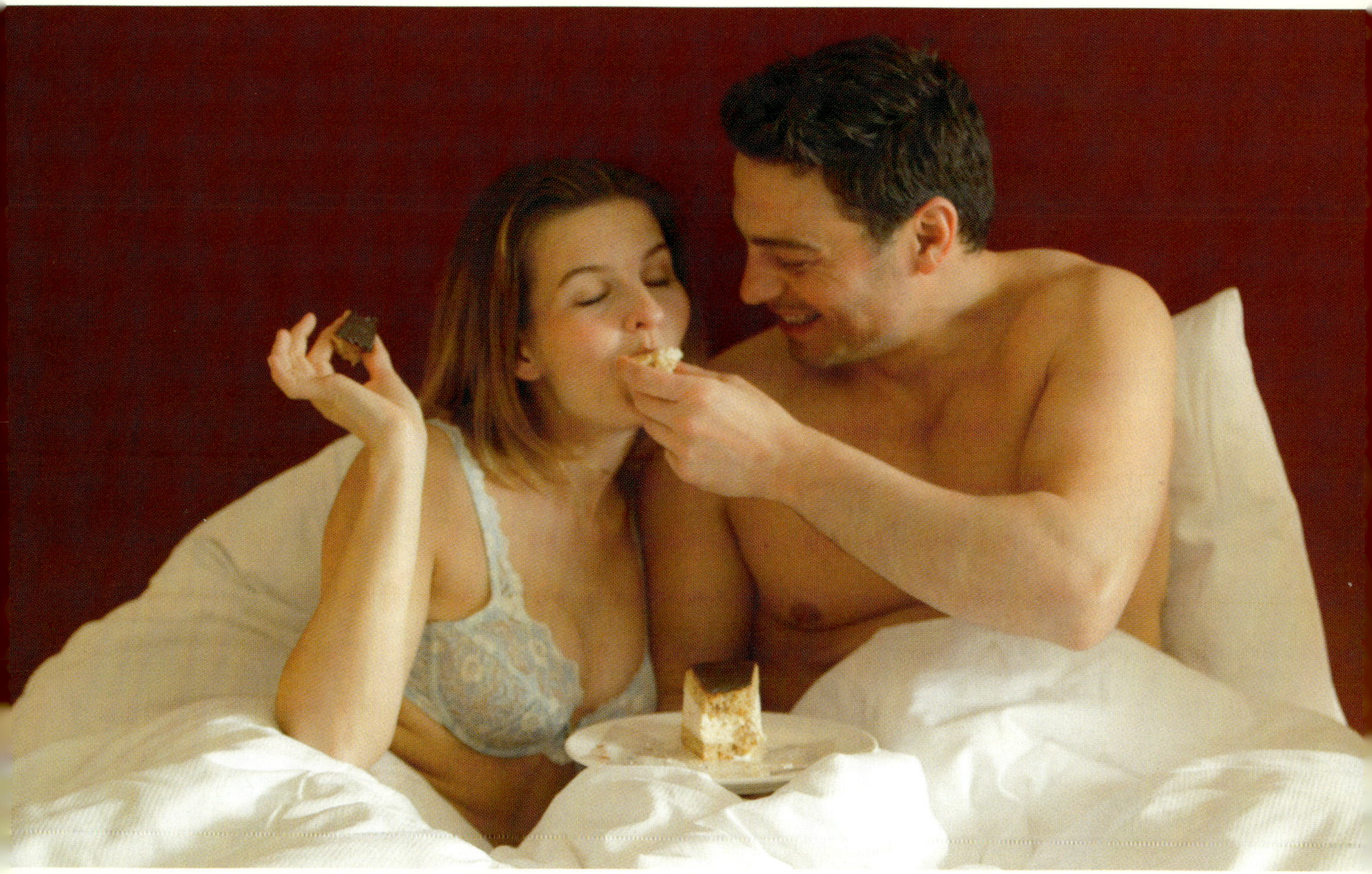

überwältigend, dass er sehr schnell zum Höhepunkt kommt. Bei der Frau aber ist das genau umgekehrt. Sie braucht Zeit, um sexuelle Erfüllung zu finden. Während der Mann seinen Orgasmus hat, ist ihr zartes erotisches Feuer gerade eben erst erweckt worden. Ist der Mann aber in der Lage, den Liebesakt ein zweites Mal zu vollbringen, dann dauert es sehr lange, bis er zum Höhepunkt kommt. Das passt ideal zur Natur der Frau und so finden beide vollkommene Erfüllung. Um aber zwei Liebesakte nacheinander vollbringen zu können, brauchen beide Partner – vor allem aber der Mann – sehr viel Energie und Reize. Das eine stammt von gutem Essen und Getränken, die man zuvor zu sich nimmt, das andere ermöglicht ein Partner, der Freude am erotischen Spiel zeigt und seine Hemmungen völlig ablegt.

Wir assoziieren weder das Wort »Suppe« noch eine Suppe selbst mit Erotik. Doch das *Kamasutra* empfiehlt klar und deutlich ein Kräfte spendendes Süppchen nach dem Sex. Eine Suppe ist sehr stark nährend, da sie die Essenz von Gemüse und Fleisch enthält, und gleichzeitig leicht verdaulich. Die Nährstoffe, die wir mit ihr einnehmen, stehen uns sehr schnell und wirksam zur Verfügung. Das bewirken auch alkoholische Getränke – hier besteht bei einer Überdosierung allerdings leider die Gefahr, dass die feineren Gefühle verloren gehen.

Oft ist es heute so, dass die Partner getrennt wohnen, jeder lebt in seiner eigenen Welt und man trifft sich am Wochenende oder wenn gerade Zeit ist. In solchen Beziehungen ist es schwierig, eine Kultur für gemeinsame Stunden zu entwickeln. Ist die Beziehung nun ganz frisch, sind beide vielleicht sexuell ausgehungert und angeregt durch das Neue und haben oft kein Problem, sich auch ohne Hilfsmittel die ganze Nacht hindurch zu lieben und mehrere Orgasmen zu haben. Hier herrscht der Reiz über den Organismus und das ist ungesund. Deshalb lohnt sich auch für solche Paare ein gezielter Aufbau der körperlichen und geistigen Ressourcen, den sie ganz wunderbar spielerisch und erotisch gestalten können und der Freude bereitet. Und bis dahin dann ... eben erst mal ein Süppchen.

Mandeln in Honig

Nehmen Sie dazu 1 Glas Honig, der mindestens 6 Monate alt ist. Er sollte eine flüssige Konsistenz besitzen. Nehmen Sie die Hälfte aus dem Glas und füllen Sie den Inhalt mit ungeschälten Mandeln auf. Sorgen Sie dafür, dass die Mandeln alle gut mit Honig bedeckt sind, und stellen Sie das Glas 1 Woche lang in die Sonne.

Wenn Sie jeden Morgen 7 dieser Mandeln mit Honig zum Frühstück verzehren, baut sich Ihre Fortpflanzungskraft stetig auf; Ihre Sinne und Ihr Gedächtnis werden außerdem »genährt«.

Wenn wir die konstitutionelle Beschaffenheit mit in Betracht ziehen, so ergeben sich für Essen und Geschlechtsverkehr folgende Regeln für die drei Konstitutions-Grundtypen:

Energie für Menschen mit hohem Vata-Anteil

Je höher der Vata-Anteil ist, desto wichtiger ist es, dass der Betreffende vor und nach dem Sex speist. Der sexuelle Akt ist, wie bereits erwähnt, mit Flüssigkeits- und Kräfteverlust verbunden und das muss unbedingt kompensiert werden. Füttern Sie Ihren Schatz mit unwiderstehlichen Leckereien. In Indien herrscht in einigen Kreisen noch heute der Brauch, den Geliebten oder die Geliebte mit frischen Süßigkeiten und Getränken zu empfangen. Das *Kamasutra* schlägt vor, dass Verliebte kleine Köstlichkeiten austauschen und beide dafür Sorge tragen, dass genügend Flüssigkeit getrunken wird, *bevor* der Akt beginnt. Ein schwerer blumiger Rotwein, der etwas Säure haben darf, oder ein süßer Weißwein eignet sich vorzüglich sowohl für die Situation wie für die Konstitution. Die Speisen sollen vom Geschmack her vor allem süß, sauer und salzig sein. Dazu eignen sich etwa kleine Leckereien wie ein Avocado-Shrimp-Cocktail, andere Spezialitäten mit Meeresfrüchten wie Austern oder köstliche Pasten aus Kichererbsen für Vegetarier. Danach werden die »süßen Leckereien« genossen, die alles enthalten, was sonst verboten ist. Eine weiße Schokoladen-Mousse mit geriebenen Pistazien oder eine wundervolle Praline aus weißer Schokolade verfehlt ihre Wirkung in dieser Beziehung nie.

Halten Sie solche kleinen Leckereien

Eingedickte Milch

Eine einfache und beliebte Süßspeise, die im Kamasutra immer wieder Erwähnung findet, ist die eingedickte Milch. Sie brauchen dazu frische Vollmilch, der Sie je nach Geschmack Rohr-Rohzucker oder gemahlenen braunen Kandiszucker beimischen (man rechnet für 1 Liter Milch etwa 2 bis 3 Esslöffel Zucker); das Ganze erhitzen Sie langsam und lassen es für längere Zeit kochen, bis die Masse richtig gut eingedickt ist. Ein Wok eignet sich dazu noch besser als eine gewöhnliche Pfanne. Diese köstliche Creme können Sie dann mit Gewürzen verfeinern, die Ihrem Typus entsprechen: ein Blatt Zitronenmelisse oder Muskatblüten für Vata; ein Blatt Minze oder etwas Rosenöl für Pitta, ein paar Streifen frischer Ingwer oder ein Basilikumblatt für Kapha.
Die Milch hält sich im Kühlschrank gut über viele Tage. Die größte Gefahr droht ihr lediglich von heimlichen Naschern.

stets bereit oder stellen Sie für Ihre Liebste bzw. Ihren Liebsten ein kleines sinnliches Diner für zwei zusammen. Es sollte allerdings nicht zu schwer oder zu viel sein, denn sonst bewirkt es das genaue Gegenteil. Liebe geht bekanntlich durch den Magen und so sind Ihre Gefühle die wohl wichtigste Zutat … denn sie verzaubern die Speisenden. In allen Kulturen benutzten weise Frauen und Männer Leckereien, um die Auserwählte oder den Auserwählten an sich zu binden. Worte wie »Liebestrank« lassen das heute noch deutlich werden. Und der Zauber liegt eben nicht in der Substanz, das heißt nicht in einer bestimmen Wurzel, in einem Spinnenbein oder chemischen Hilfsmittel, sondern in Ihrer Absicht, Ihrer Liebe und Zuneigung! Intime Diners sind schon Teil des Liebesspieles – Ihrer Fantasie sind dabei keine Grenzen gesetzt …

Hinauszögerungstaktik für Menschen mit hohem Pitta-Anteil

Pitta-Menschen besitzen die Tendenz, immer gleich zu Sache kommen zu wollen, was zur Folge hat, dass die Sache dann auch schnell vorüber ist. Deshalb sagt die klassische ayurvedische Literatur, dass Pitta-Männer von Frauen nicht so sehr geschätzt werden. Sie müssen sich ehrlich Mühe geben, Ihre Leidenschaft und ihr Temperament nicht in ein paar Augenblicken zu »verspritzen«. Diese Tendenz soll nicht dadurch kompensiert werden, dass sie von einem Eroberungsfeldzug zum nächsten streifen oder sich in eine berufliche Karriere stürzen, die ihre ganze Energie auffrisst und letztendlich auslaugend und für ihre körperliche und geistige Gesundheit gefährlich ist.

Die Macho-Tendenzen sind bei Pitta-Männern ausgeprägter als bei anderen. Wenn sich eine Frau auf den Macho in ihnen einlässt, dann sollten von seiner Seite auch Taten folgen – heiße Luft allein reicht nicht aus. Köstliche Pralinen scheinen geradezu für Pitta-Menschen erfunden worden zu sein. Davor ein paar kleine, feine Häppchen oder eine leichte Mahlzeit, wie frische Pasta mit Rucola, ist das ideale Entree für eine ganze Nacht voller Plaisir. Kühlende, süß-bittere und mit Mineralwasser aufgespritzte Liköre finden im *Kamasutra* spezielle Erwähnung. Nehmen Sie zum Beispiel einen Minze- oder Rosensirup und mixen Sie diesen mit etwas Kräuterlikör und einem fruchtigen Weißwein.

Mit viel Bitten zum Erfolg bei Menschen mit hohem Kapha-Anteil

Auch Menschen mit Kapha profitieren von passenden Speisen als Vorspiel. Sie essen liebend gern, obwohl sie sich meistens erst dazu bitten lassen wollen. Das hat mit ihrer Angst zu tun, übergewichtig zu sein oder zu werden. Achten Sie einfach darauf, dass die Speisen wirklich nicht schwer sind: Wenn es also Süßigkeiten sind, sollten sie heiß serviert werden und mit Gewürzen wie Safran, Ingwer und Kardamom verfeinert sein. Andere leckere Häppchen müssen sehr pikant gewürzt sein. Die Regel lautet hier: Es muss so scharf gewürzt sein, dass man es fast nicht essen kann, und so köstlich schmecken, dass man einfach nicht widerstehen kann. Stimulierende Getränke sind in jedem Fall angezeigt. An erster Stelle steht ein sehr trockener Champagner oder Prosecco oder ein junger grüner Wein.

Speisen, die Lust machen …

»Frisches Muskelfleisch, frische Nahrungsmittel, Ghee [eingesottene Butter] und frische Milch, wenn sie in Speisen verwendet werden, sowie ein warmes Bad und eine sinnliche Frau – diese sechs Dinge bewirken eine sofortige Zunahme der Manneskraft.«

(Bhavamishra: Bhavaprakasha, Purva Khanda, Kapitel 5, Vers 172)

Auch in diesem Zitat aus der Ayurveda finden wir einen ausdrücklichen Hinweis auf den Zusammenhang zwischen Ernährung und Potenz, denn vier der sechs erwähnten Dinge sind Nahrungsmittel. An erster Stelle wird frisches Muskelfleisch genannt. Das beste Fleisch unter den Huftieren liefern dafür Ziege und Schaf. Noch besser ist das von Hase und Geflügel. Die Regel lautet: Je mehr sich ein Tier bewegt, desto weniger Fett ist im Muskelfleisch versteckt. Um sicherzugehen, dass auch das versteckte Fett nicht in den

Magen gelangt, wird das Fleisch ausschließlich gegrillt. Fettige Soßen dürfen *nicht* verwendet werden. Das Fleisch soll vor dem Braten mit Gewürzpasten aus frischen oder getrockneten Kräutern bestrichen werden. Was die Wirkung von frischen Nahrungsmitteln anbelangt, so gibt es eine ganze Reihe, die als ganz besonders aphrodisierend gelten (siehe Tabelle unten).

Gemüse	**Früchte**	**Nüsse & Samen**	**tierische Produkte**	**Hülsenfrüchte**	**Gewürze**
Knoblauch	Granatapfel	Mandeln	Kaviar	grüne Linsen	Ingwer
Zwiebel	Banane	Walnuss	Austern	braune Linsen	Safran
Lauch	Datteln	Cashewnüsse	Krabben	Puylinsen	Muskat
Sellerie	Feigen	Pinienkerne	Eier	rote Linsen	langer Pfeffer
Yamswurzel	Trauben	Pistazien	Honig	Kichererbsen	*(Piper*
Süßkartoffel	Rosinen	Kürbiskerne	Milch	(alle auch	*longum)*
Okra	Erdbeeren	Sesam	Sahne	als Sprossen	Ajwan
Kürbis	Maulbeeren	Weizen	Butter	genießbar)	(Sellerie-
		Gerste	Ghee		samen)

Eingesottene Butter (Ghee) und Milch besitzen eine herausragende Stellung und werden besonders erwähnt. Milch und Hülsenfrüchte sind vor allem für Menschen wichtig, die aus ethischen oder anderen Gründen kein Fleisch essen wollen.

Ein Ambiente, das die Sinne beflügelt

Wenn Sie einen Raum betreten, gibt es drei Möglichkeiten: Entweder fühlen Sie sich sofort wohl oder Sie fühlen sich unwohl oder aber Sie spüren gar nichts. Wie kommt das? Wenn Sie sich wohl fühlen, gibt der Raumkörper Kraft an Sie ab. Fühlen Sie sich aber unwohl, dann nimmt der Raum Energie von Ihnen. Wenn Sie sich neutral fühlen, zieht Ihnen der Raum weder Energie ab noch gibt er Ihnen Energie. Vastu, das indische Pendant zum Feng-Shui, befasst sich mit dem Wissen, wie Glück im Leben durch angemessene individuelle Raumenergie erreicht werden kann. Lassen Sie uns hier die Raumenergie Ihres Lebensraumes im Hinblick auf das Thema »Sinnlichkeit« betrachten, ohne dabei all zu sehr ins Detail der Vastu-Lehre zu gehen.

Intime Zweisamkeit ist eine äußert sensible Angelegenheit, besonders zu Anfang einer Beziehung: Leicht und scheinbar ohne Provokation entstehen Missverständnisse ... umso besser ist es, wenn der Raum, in dem Sie Ihre Liebste bzw. Ihren Liebsten empfangen, Verständnis, Liebe und Sinnlichkeit fördert. Dazu müssen Sie ihn bewusst in Besitz nehmen, ihn mit Ihrer Schwingung füllen: Er sollte ein Teil von Ihnen werden. Sie haben Hemmungen, das zu tun? Dann ist die andere Kraft in Ihrer Wohnung oder Ihrem Haus wirklich bedrohlich stark. Mit Wohnräumen verhält es sich wie mit der Liebe: Der erste Eindruck sollte überwältigend sein. Verlassen Sie sich auf Ihr Empfinden und Ihre Sinne, wenn Sie Ihre Wohnung bzw. Ihr Haus auswählen und einrichten. Haben Sie Ihren Wohnraum bereits gefunden, wird es Zeit, dass Sie Ihre Energie dort einbringen, dass er ein Teil von Ihnen wird und nicht umgekehrt.

Stellen Sie sich also mit dem Kompass *in die Mitte* Ihrer Wohnung oder Ihres Hauses, schauen Sie nach Norden und zeichnen Sie auf der Skizze Seite 118 ein, welcher Ihrer Räume sich in welchem der aufgezeichneten neun Quadranten befindet. Wenn sich zum Beispiel Ihre Küche im Raum links vor Ihnen befindet, tragen Sie die Küche im Nordwesten ein. Der Raum direkt hinter Ihnen gehört in den Süden, derjenige zu Ihrer Rechten in den Osten. Vergessen Sie nicht, den Raum, in dem Sie sich gerade befinden, in der Mitte einzutragen.

Nordwesten	**Norden**	**Nordosten**
Westen	**Mitte** *Ihr Standort*	**Osten**
Südwesten	**Süden**	**Südosten**

Vergleichen Sie nun Ihre Wohnung mit der nachfolgenden Tabelle (Seite 119). Die Küche sollte sich idealerweise im Südosten befinden, mögliche Alternative ist der Nordwesten. Deshalb ist die Küche z. B. in diesen beiden Quadranten grün unterlegt (das bedeutet: günstig) und in den anderen Quadranten rot (das heißt: ungünstig). Stellen Sie nun fest, wie viele Ihrer Räume sich in günstigen (grünen) und wie viele sich in ungünstigen (roten) Bereichen befinden. Es gilt:

- Wenn sich über die Hälfte Ihrer Räume in den roten Zonen befindet, ist Vastu negativ.
- Wenn gleich viele Räume sich in roten wie in grünen Bereichen befinden, ist Vastu neutral.
- Wenn über die Hälfte der Räume in grünen Zonen liegt, haben Sie ein Vastu, von dem Sie profitieren können.

Wo Sie es irgendwie möglich machen können, sollten Sie die Raumanordnung so ändern, dass Sie ein Vastu von über 51 Prozent erreichen – dann werden Ihre Lebensziele von Ihrem Wohnraum unterstützt. Sollte das nicht der Fall sein, so benötigen Sie bei all Ihren Aktivitäten mehr Energie, um Ihre Ziele zu erreichen – in einigen Fällen wird das sogar überhaupt nicht möglich sein. Im zuletzt genannten Fall sind andere Korrekturen angezeigt, wobei eine solche Veränderung immer ein Flickwerk ist. Man kann so niemals den idealen Zustand erreichen, aber man kann leben, ohne dass sich die Gegebenheiten nachteilig auswirken. Lassen Sie mich etwas ausholen, damit Sie die hinter den Korrekturen liegenden Prinzipien besser nachvollziehen können: Dass die Raumzuordnung so und nicht anders festgelegt wurde, geschah keinesfalls willkürlich, sondern basiert, wie Ayurveda, auf der Lehre von den Elementen. Die auf Seite 122 abgebildete Tabelle zeigt unter anderem, wo die einzelnen Elemente ihren Einfluss am stärksten ausüben:

Nordwesten
- Abstellraum (grün)
- Bad / WC (grün)
- Eingangsbereich (grün)
- Elternzimmer (rot)
- Esszimmer (grün)
- Gästezimmer (grün)
- Kinderschlafzimmer (grün)
- Küche (grün)
- Wohnzimmer (rot)

Norden
- Abstellraum (rot)
- Bad / WC (rot)
- Eingangsbereich (grün)
- Elternzimmer (rot)
- Esszimmer (grün)
- Gästezimmer (rot)
- Kinderschlafzimmer (rot)
- Küche (rot)
- Wohnzimmer (grün)

Nordosten
- Abstellraum (rot)
- Bad / WC (rot)
- Eingangsbereich (grün)
- Elternzimmer (rot)
- Esszimmer (grün)
- Gästezimmer (rot)
- Kinderschlafzimmer (grün)
- Küche (rot)
- Wohnzimmer (grün)

Westen
- Abstellraum (grün)
- Bad / WC (grün)
- Eingangsbereich (rot)
- Elternzimmer (grün)
- Esszimmer (rot)
- Gästezimmer (grün)
- Kinderschlafzimmer (rot)
- Küche (rot)
- Wohnzimmer (rot)

Mitte
- Abstellraum (rot)
- Bad / WC (rot)
- Eingangsbereich (rot)
- Elternzimmer (rot)
- Esszimmer (grün)
- Gästezimmer (rot)
- Kinderschlafzimmer (rot)
- Küche (rot)
- Wohnzimmer (grün)

Osten
- Abstellraum (rot)
- Bad / WC (grün)
- Eingangsbereich (grün)
- Elternzimmer (rot)
- Esszimmer (grün)
- Gästezimmer (rot)
- Kinderschlafzimmer (grün)
- Küche (grün)
- Wohnzimmer (grün)

Südwesten
- Abstellraum (grün)
- Bad/WC (rot)
- Eingangsbereich (rot)
- Elternzimmer (grün)
- Esszimmer (rot)
- Gästezimmer (rot)
- Kinderschlafzimmer (rot)
- Küche (rot)
- Wohnzimmer (rot)

Süden
- Abstellraum (grün)
- Bad/WC (grün)
- Eingangsbereich (rot)
- Elternzimmer (grün)
- Esszimmer (grün)
- Gästezimmer (grün)
- Kinderschlafzimmer (grün)
- Küche (rot)
- Wohnzimmer (grün)

Südosten
- Abstellraum (rot)
- Bad/WC (grün)
- Eingangsbereich (rot)
- Elternzimmer (rot)
- Esszimmer (grün)
- Gästezimmer (rot)
- Kinderschlafzimmer (rot)
- Küche (grün)
- Wohnzimmer (grün)

(rot = ungünstig, grün = günstig)

Im *Nordwesten* herrscht das Element Wind, also das Prinzip »Bewegung«. Es ist ein kühler Raum, deshalb eignet sich diese Zone für ein Gästezimmer, den Eingangsbereich, einen Abstellraum oder ein Kinderzimmer. Wind und Feuer sind Freunde, aus diesem Grund kann die Küche auch hier statt im Südosten platziert werden. Aber ein Elternschlafzimmer bzw. das Zimmer, in dem Sie und Ihr Partner schlafen, gehört da sicher nicht hin – es sei denn, Sie wünschen sich, dass Bewegung in Ihre Beziehung kommt. Diese Bewegung kann aber auch bedeuten, dass Sie oder Ihr Partner bald ausziehen wird. Sie können den Aspekt der Bewegung etwas dämpfen, indem Sie den Nordwesten des Raumes, der an dieser Stelle liegt, frei halten. Das heißt, Sie geben dem Wind Platz, damit er sich bewegen kann. In einem solchen Fall stellen Sie Ihr Bett möglichst in die Südwestecke dieses Quadranten und sorgen für recht viel Gewicht zum Ausgleich – etwa durch schwere Möbel oder Bücherregale. Sie sollten diese Ecke außerdem regelmäßig räuchern. Falls Sie Toiletten, schweres Gewicht oder sogar Gerümpel im *Nordosten* haben, sollten Sie entrümpeln und versuchen, das Gewicht zu reduzieren und einen offenen Raum zu schaffen. Stellen Sie ein Wassergefäß oder einen Springbrunnen in den äußersten Nordosten des hier befindlichen Raumes.

In den Feuer-Quadranten gehören Hitze oder Hitze produzierende Geräte. Zumindest sollten Sie im *Südosten* einige Kerzen aufstellen. Fernseher und Stereoanlagen können in die Südostecke gestellt werden. Hier schadet ihre Strahlung kaum – sie kann sogar ein Defizit an Feuer wieder gutmachen. Wasser und Feuer sind die stärksten Antagonisten, deshalb sollte Ihr Bad auf keinen Fall in diesem Bereich liegen.

In den *Südwesten* gehört das meiste Gewicht: Es ist die Erd-Ecke. Wer hier sitzt, kontrolliert auch die Bewohner des Hauses. Deshalb sollte hier Ihr Schlafzimmer und im Fall eines Geschäftlokales die Besitzerin oder der Besitzer sitzen. Ich habe schon verschiedentlich beobachten können, dass die Eltern in einer Familie kaum etwas zu sagen haben, wenn sich das Kinderzimmer hier befindet. Nicht auszudenken, was passiert, wenn ein ungebetener Gast hier seine Zelte aufschlägt! In einem andern Fall stand der Esstisch genau in diesem Quadranten. Der Wohnungsbesitzer hatte sich beschwert, dass seine Gäste grundsätzlich sitzen bleiben, bis sie zur Tür hinausgetragen wurden.

Genau in der *Mitte* einer Wohnung befindet sich das energetische Zentrum. Hier herrscht das Element Äther. Schwere Möbelstücke in diesem Bereich wirken sich sehr ungünstig aus, denn hier konzentriert sich die höchste Schwingung. Bei einem Haus mit Innenhof kann es sehr problematisch sein, wenn an dieser Stelle ein Baum oder ein großes Gewächs steht: Diese profitierten von der Energie und für die Bewohner bleibt nichts. In einem Seminarhotel stand zum Beispiel eine riesige Pyramide im Innenhof und die Gästezimmer lagen größtenteils um diesen großen Innenhof herum. Die Gäste bekamen nun nicht nur keine Energie, ihre Lebenskraft wurde ihnen sogar entzogen.

Der richtige Ort für Ihr Liebeslager

Bei der Tabelle auf Seite 122 sehen Sie die Zonen rot markiert, in denen die weibliche Kraft dominiert: das sind *Nordwesten, Osten und Südosten.* In diesen Bereichen herrschen Ketu (der nördliche Mondknoten), Mond und Venus und so kann die Frau hier ihr volles Potenzial entfalten. Trotzdem sind es keine idealen Bereiche für ein Elternschlafzimmer (obgleich Sie hier leidenschaftliche Liebe erleben können), da Fruchtbarkeit und Potenz durch das Element Feuer eingeschränkt sind: Die Couch im Wohnzimmer, der Esszimmertisch oder die Küche eignen sich gut für leidenschaftliche Liebe (wenn sie sich am »richtigen« Ort befinden), wobei hier die Frau eher dominiert. Der *Nordwesten* bringt in jedem Fall frischen Wind in eine Beziehung und in Ihr Liebesleben. Er ist die Sprungschanze, wenn Sie bald ausziehen wollen, und der Raum, den Sie mit Menschen nutzen sollten, die Sie zuerst einmal genauer kennen lernen möchten, bevor Sie ihr oder ihm den Rest des Hauses und Ihres Herzens schenken. Der *Osten* bringt Glück und Wohlstand. Wo die Partner sich nicht streiten, dort wohnt die Glücksgöttin persönlich, sagt man in Indien. Die Strahlen der aufgehenden Sonne reinigen diesen Bereich von allem Unflat. Hier wird auch Ihre Liebe stets aufs Neue gereinigt und so wird sie Ihnen lange erhalten bleiben. Kein Wunder, dass hier vor allem weibliche Energien wirken. Die Küche sollte im *Südosten* liegen, was aber nicht bedeutet, dass nach Ansicht von Vastu nur Frauen in die Küche gehören – ganz im Gegenteil: Sowohl bei der Frau wie in der Küche spielt das Feuer eine herausragende Rolle. Feurige Liebe kann hier gelebt werden. Doch Achtung:

Nordwesten	**Norden**	**Nordosten**
Element: Wind		Element: Wasser
starke weibliche Kraft	Gleichgewicht von weiblicher und männlicher Kraft	starke männliche Kraft
Ketu (nördlicher Mondknoten)	Jupiter	Merkur
beseitigt Hindernisse, bringt Bewegung	bringt Gesundheit	schenkt frische Ideen, spirituelle Kräfte
flüchtige oder neue Liebe	motivierte Liebe	platonische Liebe
Westen	**Mitte Zentrum**	***Osten***
	Element: Äther	
eher stärkere männliche Kraft	Gleichgewicht von weiblicher und männlicher Kraft	eher stärkere weibliche Kraft
Saturn	Sonne	Venus
Loslassen	Reinheit	Wohlstand
Loslassen einer Liebe	verschmelzende Liebe	Glück bringende Liebe
Südwesten	**Süden**	***Südosten***
Element: Erde		Element: Feuer
stärkste männliche Kraft	Gleichgewicht von weiblicher und männlicher Kraft	stärkste weibliche Kraft
Rahu (südlicher Mondknoten)	Mars	Mond
Fruchtbarkeit & Potenz	Konflikte	Leidenschaft & Eifersucht
eheliche Liebe	Kampf um Vorherrschaft in der Partnerschaft	feurige Liebe

(im roten Bereich dominiert die weibliche Kraft, im blauen die männliche, grün = neutral)

Jedes Feuer verbraucht Substanz und ohne Nachschub im Ofen wird auch die leidenschaftlichste Liebe bald ausgehen.

Im *Norden*, im *Zentrum* und im *Süden* überwiegt grundsätzlich weder die weibliche noch die männliche Energie (grün): dies sind Orte, an denen Themen des Zusammenlebens partnerschaftlich diskutiert werden können, wobei im *Zentrum* selbst die Liebe von sehr ungleichen Partnern verschmelzen kann. Es ist, wie der Nordosten, ein Ort mit sehr hoher Schwingung – hier findet die Schöpfung aller Elemente statt. Im *Süden* kann das Vermischen von weiblichen und männlichen Zügen durchaus auch kämpferische Dimensionen annehmen, denn hier herrscht der Planet Mars. Vorsicht ist geboten, wenn Sie hier Ihr gemeinsames Schlafzimmer haben oder einen anderen Raum, in dem Sie gemeinsam sehr viel Zeit verbringen. Die Liebe im *Norden* ist eher distanziert, wobei beide Partner durchaus davon profitieren können. Ja, man könnte sagen, sie ist auf materiellen Gewinn oder den Erhalt von Wohlstand ausgerichtet – eine Situation, die in einer Partnerschaft öfters anzutreffen ist. Man liebt eigentlich nur noch das Haus, die soziale Position – Leidenschaft wird vorgespielt, wohl wissend, dass sie in Wahrheit abgekühlt ist. Der Norden ist aber auch ein Schutzraum – hier werden Sie sich nie ganz im Feuer verzehren.

Die männliche Kraft (blau) überwiegt in diagonaler Richtung vom *Nordosten* zum *Südwesten*: Im *Nordosten* begünstigt die hohe Schwingung eher eine Hinwendung zu esoterischen und spirituellen Zielen und so ist die Leidenschaft geringer und das Interesse an Sexualität nimmt ab. Es ist also sicher kein günstiger Ort für das Schlafzimmer in einer Partnerschaft. Wasser ist der Gegenspieler zum Element Feuer und so wird es sehr schwer, hier Feuer zu entfachen. Es ist aber ein idealer Bereich, um sich vom Materiellen, Alltäglichen abzuwenden – und damit der Meditation und Innensicht zuzuwenden. Dieser Aspekt gehört natürlich ebenfalls in eine gute Partnerschaft, denn es gibt für jeden Zeiten, in denen er nichts von Sex wissen und sich lieber an einen Ort der Stille zurückziehen möchte. Solch ruhige Tätigkeiten sind im Bett, in dem man sich eben leidenschaftlich geliebt hat, sicher nicht möglich – und deshalb sollte auch Raum dafür geschaffen werden. Im *Südwesten* wirkt die ganze Kraft der Fortpflanzungsorgane und ihrer entsprechenden Energiezentren – das sind ideale Voraussetzungen für ein befriedigendes und lange andauerndes Liebesleben. Die vitalen Säfte, ohne die Sexualität nicht auskommen kann, entwickeln sich hier in optimaler Qualität und Quantität. Trotzdem sollten Sie darum besorgt sein, dass Sie nicht träge werden, denn Kraft geht oft mit einer gewissen Behäbigkeit einher. Hier herrscht eben das Element Erde.

Im *Westen* wirkt der Einfluss des mächtigen Planeten Saturn; er nimmt uns die Anhaftung an die Objekte der Sinne. Das kann vor allem zu Anfang einer Partnerschaft kritisch werden, wenn beim ersten Anflug von Konflikt einer der Partner gleich die Koffer packt und die Flucht ergreifen will. Andererseits kann es durchaus auch positive Auswirkungen haben. Dann nämlich, wenn Sie wissen, dass Partnerschaft und Liebe eigentlich schon vorbei sind oder zerstörerische Formen angenommen haben, Sie aber nicht in der Lage sind, ehrlich zu sein und zu gehen.

Natürlich können Sie Vastu auch dazu benutzen, den idealen Raum für sich und Ihre Lebensziele zu gestalten. Bitte beachten Sie, dass die gleichen Vastu-Regeln für einen Raum, für eine Wohnung, für ein Haus, für ein Grundstück, für eine Stadt gelten.

Behalten Sie den Überblick!

Das können Sie am besten, wenn Sie sich im Südwesten aufhalten. Ihr Blick sollte dabei nach Norden oder Nordosten gerichtet sein. So haben Sie auch am meisten von den überwiegend positiven Energien, die vom Nordosten zum Südwesten fließen. Sie müssen diese wertvollen Energien aber daran hindern, Ihre Räume zu verlassen, und deshalb sollen in diesem Quadranten West- und Südwand möglichst undurchlässig gestaltet (das heißt *ohne* Türen und Fenster) und mit Gewicht versehen werden. Dagegen soll in Richtung Norden und Osten eine möglichst große Durchlässigkeit bestehen – hier gehören Türen und Fenster hin. Ein Gefälle in der Wohnung nach Nordosten (durch Podeste, Stufen …) verstärkt den positiven Effekt zusätzlich. Wenn beide Partner sich hier niederlassen wie im gemeinsamen Schlafzimmer, fällt dem Mann die Kontrolle leichter, das verpflichtet natürlich zum Schutz der Interessen beider. Die Frau überlässt die erotische Initiative ihrem Partner. Wenn das Ihrem Charakter entspricht, ist es gut so. Wenn nicht, entwickelt sie im Feuer-Quadranten mehr dominierende Energie und deshalb können Sie ihr Liebesleben dorthin verlagern, wenn die Frau das so möchte.

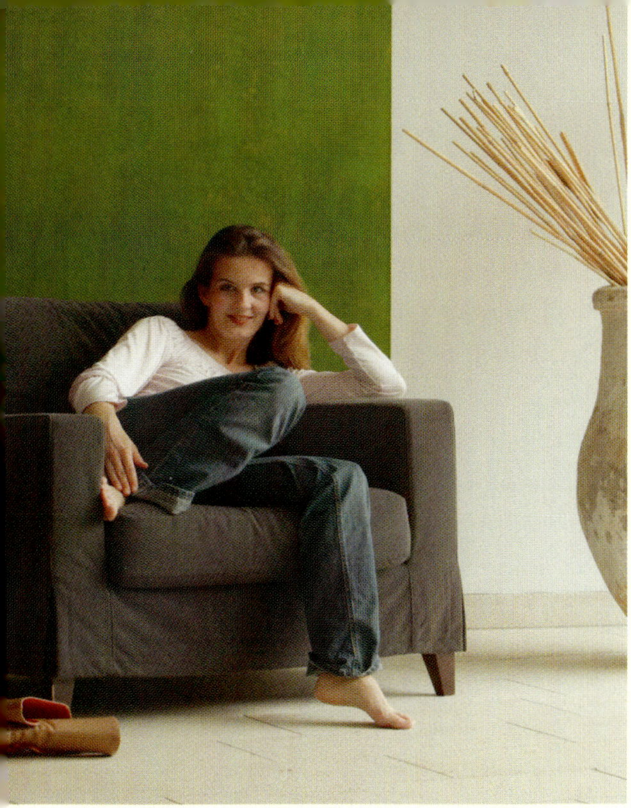

Setzen Sie sich in Szene!

Sie sind extrovertiert, Ihr Blick geht nach außen – dann passt der Nordwesten gut zu Ihnen. Hier können Sie sich in Szene setzen. Sie dürfen dabei aber keine schweren Gewichte (schwere Möbel oder Bücherregale) an die Nord- oder Ostwand sowie das nördliche Drittel der Westwand stellen. Öffnungen nach außen (also Fenster und Türen) sind ausschließlich in den folgenden Bereichen empfohlen: in der nördlichen Hälfte der Westumgrenzung, in der östlichen Hälfte der Nordumgrenzung und in der nördlichen Hälfte der Ostumgrenzung. Was Sie im Nordwesten anbieten, wird schnell angenommen, und wenn Sie Abwechslung in Ihr Liebesleben bringen wollen, verlegen Sie es dorthin. Sie werden sich aus Ihren alten Mauern herausbewegen und woanders Unterschlupf finden. Die beinahe erwachsene Tochter oder der Sohn sollte die Nordost-Ecke als Sprungbrett aus dem Elternhaus benutzen.

Wenden Sie sich höheren Zielen zu!

Sie wollen lieber Ruhe, sich höheren Dingen des Daseins widmen als Sex – dann ist der Nordosten für Sie der richtige Ort. Oder Sie wollen sich von Rummel und Passion einmal zurückziehen und den tieferen Wert Ihrer Partnerschaft überdenken, so tun Sie das mit Vorteil in diesem Quadranten. Hier herrscht eine sehr hohe Schwingung – so hoch, dass Erwachsene hier kaum schlafen können (Kinder haben keine Probleme damit). Die Energie in diesem Quadranten steigert aber die Aufnahmefähigkeit des Bewusstseins und Sie können Ihre Studien an diesem Ort mit Erfolg durchführen. Hier treffen Sie Ihr wirkliches Selbst!

Spielen Sie mit dem Feuer!

So wie Mücken und Motten magisch vom Licht angezogen werden und euphorisch ihren Tod in den Flammen finden, sind wir auch fasziniert vom Feuer leidenschaftlicher Emotionen, die zwar hauptsächlich, aber nicht ausschließlich mit Eros zu tun haben. Spüren Sie zu wenig Feuer in Ihrem Leben oder können Sie einfach nicht genug davon kriegen? – Dann ist der Südosten der Ort, an dem Sie das feurige Element ausleben können. Vergessen Sie dabei aber nicht: Das Spiel mit dem Feuer ist gefährlich ... und so ist es mit der Leidenschaft.

Scheint Lethargie Ihr Leben und insbesondere Ihre Beziehung völlig zu lähmen? Und war das nicht immer so? – Ziehen Sie in den Südosten und es kommt wieder Leben auf.

> *Hinweis:* Dies ist nicht der Ort zum Regenerieren oder Innehalten. Das können Sie besser im Nordosten oder Südwesten. Hier herrscht die Kraft der Umwandlung – es ist ein Schmelztiegel, der Veränderung bewirkt. Altes vergeht, Neues entsteht – mit völlig neuen Aspekten und Eigenschaften. Die Entfaltung der Weltschöpfung findet in diesem Ofen statt.

Wenn es passen soll ...

Raumkörper und die menschliche Psyche und Seele müssen zueinander passen. Das bedeutet, ein Wohnraum soll Ihren Charakter unterstützen. Das Gegenteil mag in bestimmten Situationen der Fall sein: Wenn Sie zum Beispiel ständig unter Übersäuerung, einem brennenden Gefühl im Körper leiden oder sich wegen jeder Kleinigkeit aufregen oder öfters Fieber und entzündliche Zustände haben – dann ist ein Aufenthalt im Feuer-Quadranten natürlich nicht empfehlenswert. Sie müssten den Quadranten mit dem Feuer entgegengesetzten Eigenschaften wählen: Das ist der Wasser-Quadrant im Nordosten, hier könnten Sie sich erholen.

Nehmen Sie Ihre Wohnräume bewusst in Besitz, füllen Sie sie aus. Sie sind jetzt Chef und die alten Energien müssen weichen, ob sie wollen oder nicht. Das Haus zu reinigen ist in vielen Kulturkreisen üblich, wenn man einzieht oder ein neues Haus betritt: Damit sollen die alten Geister besänftigt und dazu bewegt werden auszuziehen. Manchmal muss aber auch stärker nachgeholfen werden. Der Mensch neigt dazu, sich sehr mit seinem Lebensraum zu verbinden und diese Verbindung besteht auch nach dem Weggehen oder Tode fort ... und ist nicht leicht zu lösen.

Die einfachste Art der Reinigung besteht darin, zuerst alles Alte rigoros herauszuwerfen und durch Neues zu ersetzen. Behalten Sie vor allem keine Fotos und Bilder Ihres letzten Partners oder des Verstorbenen in ihrer Wohnung auf. Ihr neuer Lebenspartner wird es Ihnen auch danken. Deshalb: Reinigen Sie die Wohnung oder das Haus gründlich und räuchern Sie jede Ecke der leeren Wohnung. Stellen Sie ganz bewusst Möbel und Einrichtungsgegenstände auf, zu denen Sie eine intensive persönliche Beziehung haben: Objekte, die zu Ihnen gehören, so wie der süße Geschmack unabänderlich Teil des Zuckers ist. Pflanzen und Blumen leisten hier ebenfalls großartige Dienste.

Im Garten der Lüste

Vom Garten Eden angefangen über die Liebeslaube bis zum Wintergarten gehören Lust und Garten zusammen. Auch Terrasse und Balkon sind an dieser Stelle zu erwähnen ... Der Vollmond, der Sternenhimmel, die frische Brise in Sommernächten, das Erwachen der Natur im Frühjahr oder das klärende Weiß im frostigen Winter – sie alle stimulieren die Sinne. Wichtig sind Plätze für Sinnlichkeit und Erotik, eine romantische Ecke, die Platz und Schutz bietet, so dass Sie sich in der Hängematte, auf der Hollywood-Schaukel oder inmitten einer Blumenwiese heftig lieben können.

Auch hier helfen die Regeln von Vastu. Die kühlsten Orte sind der Norden und Nordosten. Dort schaffen Sie am besten einen Platz für heiße sinnliche Sommernächte; Springbrunnen, Biotope und Wasserbecken gehören ebenfalls in diesen Bereich. In den Feuer-Quadranten gehören die Feuerstelle sowie Blumen mit feurigen Farben. Abfälle kompostieren hier schneller. Im Nordwesten kann ein Steingarten oder größere Bäume für Gewicht sorgen. Wenn hier das Terrain etwas aufgeschüttet werden kann oder von Natur aus eine Steigung besteht, ist das besonders ideal. Auch in dieser Ecke herrschen günstige Voraussetzungen zum Kuscheln und Schmusen und für mehr ...

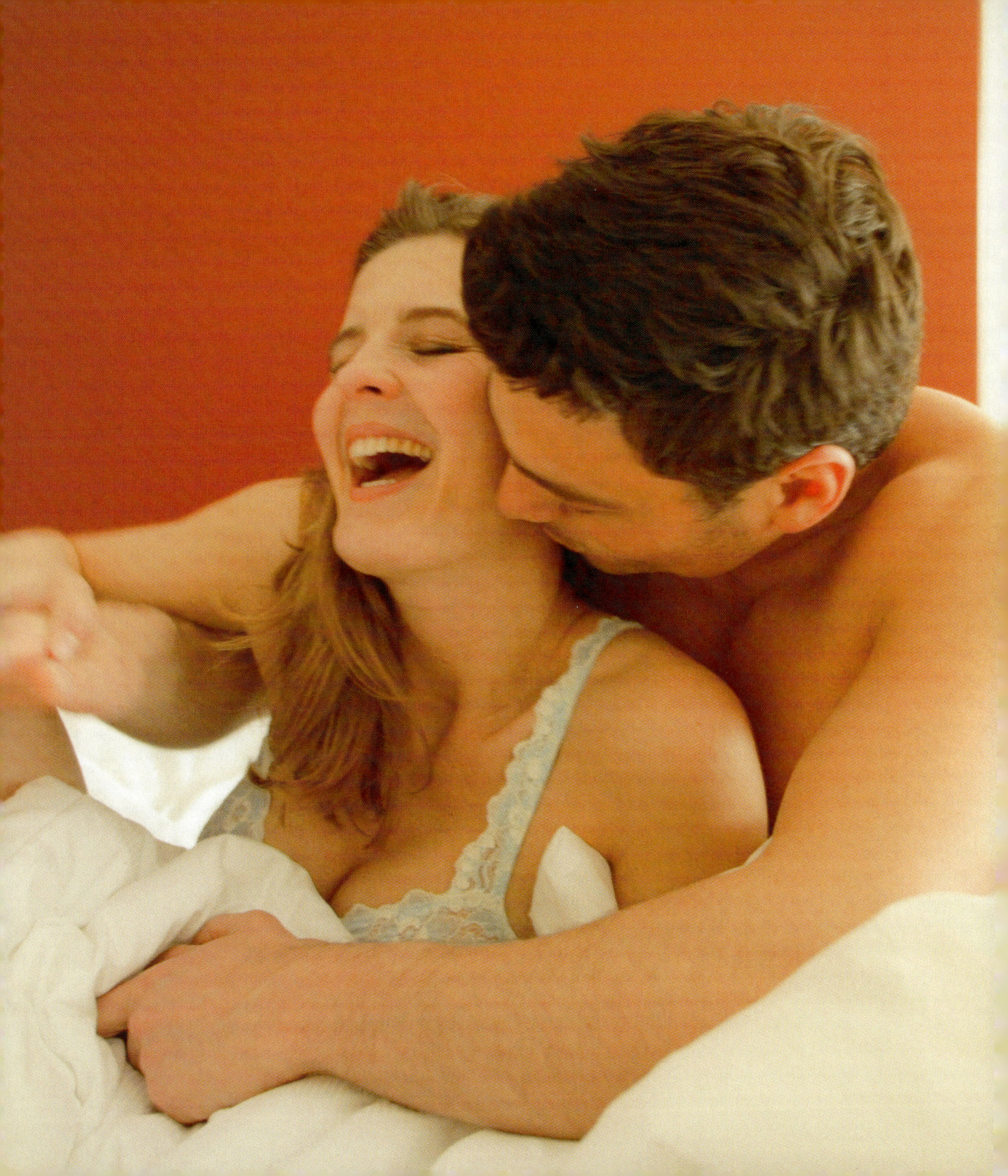

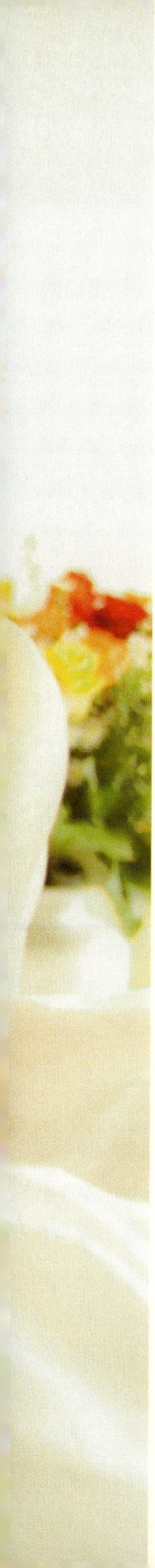

Teil 3

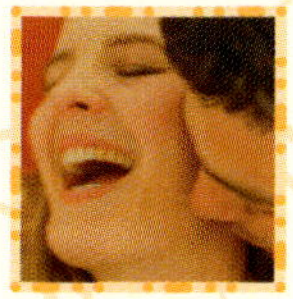

Sexualität und Gesundheit

Sex macht gesund – das erklärt die Wissenschaft und leistet damit echte Pionierarbeit. »In den fünfziger Jahren haben wir falsche Ernährung als Risikofaktor entdeckt, in den Sechzigern das Rauchen, in den Siebzigern mangelnde Bewegung, in den Achtzigern die Gene. Der größte Risikofaktor im 21. Jahrhundert ist dagegen fehlendes Liebesglück«[3], meint der amerikanische Herzspezialist Dean Ornish. Wer sexuell aktiv ist, wird seltener krank, so lautet auch das Resultat einer Langzeitstudie des Mediziners Ted Melvenna aus San Francisco. Und die englische University of Bristol fand in einer umfassenden Studie mit mehr als 3000 Probanden heraus, dass sich durch regelmäßigen Geschlechtsverkehr das Risiko von schweren und tödlichen Herzkrankheiten um bis zu 50 Prozent reduzieren lässt. Der amerikanische Arzt James Couch empfiehlt seinen Migränepatienten Sex während eines Anfalls: Wenn die Erregung steigt und alle Hormondrüsen gut arbeiten, produziert der Körper Endorphine, die wie Morphium wirken und das Schmerzempfinden weitgehend ausschalten.[4]

Beim genüsslichen Zusammenkommen eines Paares wird eine wahre Flut von »Wohlfühl«-Hormonen ausgeschüttet, die eine stimmungsaufhellende Wirkung haben, die bis zu 24 Stunden anhält. Was jeder spüren kann, lässt sich auch wissenschaftlich beweisen: Internationale Studien belegen, dass Menschen mit befriedigendem Sexualleben seltener depressiv und weniger ängstlich, dafür aber toleranter und zufriedener sind, und sich wohler fühlen. Außerdem verbrennt der Körper beim Geschlechtsverkehr etwa 350 Kalorien in einer halben Stunde. Das entspricht ungefähr einer Dreiviertelstunde Joggen. So steht Sex auf der Hitliste der Schlankmacher ganz oben – das ist allerdings kein neues Phänomen für Ayurveda.

Viel Gewicht bedeutet nicht gleichzeitig viel Kraft und Energie. Die sieben Körpergewebe (Sapta Dhatu, siehe Seite 28) sollen laut Ayurveda in bestmöglicher Qualität und Quantität vorhanden sein, um eine optimale Immunität zu gewährleisten. Je älter wir aber werden, desto mehr lässt die Qualität der Körpergewebe nach. Wir brauchen also eine »Medizin«, welche die Gewebe in jedem Lebensalter in bester Qualität und idealer Quantität erhält. Ayurveda kennt zwei Fachrichtungen, die hierfür Sorge tragen und so auch die idealen körperlichen und emotionalen Voraussetzungen für Sexualität schaffen:

1. *Rasayana* können als »Verjüngungsmaßnahmen« bezeichnet werden. *Rasa* bedeutet »Saft« und *ayana* »einen Nutzen ziehen« (also: »vom Saft des Lebens einen nutzen ziehen«) und Saft brauchen wir alle, um jung zu bleiben. Die ganze Struktur des Körpers, beginnend vom ersten Gewebe-Plasma (Rasa) bis zum Fortpflanzungsgewebe (Shukra) soll in optimaler Quantität und Qualität ausgebildet werden. Neben Kuren, Medikamenten und Therapien gibt es hier viele praktische Regeln für den Alltag, die der Verjüngung dienen. Aber auch der emotionale Körper, die Psyche, muss regelmäßig wieder belebt werden. Dazu eignen sich Meditation, Schweigen und andere spirituelle Praktiken.
2. *Vajikarana* bedeutet »Steigerung der sexuellen Potenz« (oder noch deutlicher: »die sexuelle Kraft eines Pferdes«). Dies bezieht sich nicht, wie oft angenommen, auf den Mann allein, sondern auf beide Geschlechter. Ernährung und Lebensstil spielen hier eine noch bedeutendere Rolle als bei den verjüngenden Behandlungen (Rasayana). Therapien, Medikamente und Nahrungsmittel zielen auf die maximale Stärkung der Fortpflanzungsorgane ab. Vajikarana steigert nicht nur Lustempfinden, Fruchtbarkeit, Zeugungsfähigkeit und Potenz, es hellt zudem das Gemüt auf und hilft damit ebenfalls bei depressiven Störungen.

Natürlich unterstützen sowohl Rasayana als auch Vajikarana ebenfalls die Gesundheit von Menschen, die allein leben, für die Sexualität keinen wichtigen Stellenwert in ihrem Leben einnimmt oder die rein spirituelle Ziele anstreben. Ayurveda-Ärzte versuchen nicht, ihren Klienten Sexualität aufzudrängen.

»Ob du ein Yogi bist oder ein Bhogi [das Gegenteil eines Yogis, der der Welt entsagt hat, ist ein bodenständiger Materialist, eben ein Bhogi], Ayurveda hilft dir dein Lebensziel zu erreichen. Wir urteilen nicht, ob nun Idealismus oder Materialismus erstrebenswerter sei.«

(Carata: Carata Samhita, Sutra Sthana, Kapitel 10, Vers 3)

Die drei Säulen der Gesundheit – für die Frau

Die drei Säulen der Gesundheit für eine Frau sind laut Ayurveda, wie bereits erwähnt: *befriedigender Sex*, *eine gesunde Ernährung* und *ausreichend Schlaf*. Aus der Sicht der ayurvedischen Frauenheilkunde ist der Körper einer Frau um ein Vielfaches feinfühliger als der des Mannes und braucht deshalb speziellen Schutz und Fürsorge. Was die erste Säule anbelangt, so muss angemerkt werden, dass befriedigende Sexualität nur möglich ist, wenn

- die Geschlechtsorgane voll entwickelt sind
- beide Partner bereit sind für den Geschlechtsverkehr
- die Sexualorgane der beiden Partner zueinander passen (siehe auch unter »Männer- und Frauen-Typen«, Seite 211)
- eine geistige Verbundenheit besteht
- sich die Partner lieben

Sind diese Voraussetzungen nicht erfüllt, dann führt Sex zu Frustration, löst Leid und Krankheiten aus. Eine gesunde und befriedigende sexuelle Beziehung braucht außerdem viel Zeit, damit sie sich voll entfalten kann ... und muss gepflegt werden, denn sie ist ein äußerst kostbares Gut. Ein gut funktionierendes Liebesleben ist etwas sehr Wertvolles, ein Geschenk. Erhalten Sie es sich, indem Sie es hüten und pflegen wie einen kostbaren Schatz!

Die zweite Säule bildet die spezielle Ernährung für die Frau (siehe auch unter »Fürstlich essen« in Teil II, Seite 97). Sie sollte nur das Feinste zu sich nehmen: frische Nahrungsmittel wie grünes Gemüse und süße Früchte; Milchprodukte wie Sahne, Ghee und Frischkäse; Getreide wie Weizen, Dinkel oder Reis und entweder täglich leichte Hülsenfrüchte oder frisches Fleisch von Geflügel, Lamm und Ziege oder Süßwasserfische. Der weibliche Organismus bestraft jedes Abweichen von einer gesunden Ernährungsweise im Handumdrehen. (Bei Männern ist das anders: Falsches Essverhalten wird längerfristig mit einem Bauch und Problemen mit den Herzkranzgefäßen bestraft.) Es ist also ein fest eingebautes biologisches Programm – und kann nicht geändert werden. Wenn der weibliche Körper auf

Grund von falscher und ungenügender Ernährung oder anderen Mangelerscheinungen zum Beispiel ein Risiko für neues Leben werden könnte, stellt dieses Programm die Fruchtbarkeit einfach ab. Versorgen Sie Ihren Körper aber zum größten Teil mit zu stark erhitzenden Nahrungsmittel (vor allem sauren, salzigen und scharfen Speisen), so reagiert er mit sehr starken Blutungen, um diese Hitze wieder loszuwerden. Ihre Fortpflanzungsorgane reagieren im Handumdrehen auf falsche Ernährung. Solche Zustände mit Hormonen zu behandeln ist nicht immer die richtige Lösung – achten Sie auf Ihre Ernährung.

Die dritte und letzte Säule der weiblichen Gesundheit ist der Schlaf. Grundsätzlich steht fest, dass Frauen täglich eine Stunde länger schlafen sollten als Männer gleichen Alters. Das gilt von der Pubertät bis nach der Menopause. Schlaf erlaubt dem Körper und der Psyche zu entspannen und Kraft zu tanken. Zu wenig Schlaf erhöht in starkem Maße die Bioenergie Vata und zu viel Schlaf die Bioenergie Kapha. Beides ist sehr ungesund. Es gilt also das gesunde Mittelmaß zu finden – achteinhalb Stunden sind anzuraten. Beachten Sie auch, dass zu viel Schlaf leicht zu Übergewicht führen kann und zu wenig Schlaf zu Gewichtsverlust!

Und was hat der Mann davon?

»Männer, die mit Frauen auf die empfohlene Art und Weise Verkehr haben, erreichen ein langes Leben, der Prozess des Älterwerdens zögert sich hinaus, die Haut besitzt eine wundervolle Ausstrahlung, der Körper wird muskulös und die Körperabwehr verbessert.« (Bhavamishra: Bhavaprakasha, Purva Khanda, Kapitel 5, Vers 174)

Was aber ist »die empfohlene Art und Weise«? Experten wie Sushruta sagen, das sei jeden dritten Tag außer in den heißen Sommermonaten, in denen er nur einmal in zwei Wochen Geschlechtsverkehr empfiehlt. In Mitteleuropa leben wir in einer gemäßigteren Klimazone. Diese Einschränkung trifft für uns deshalb nicht in dem Maße zu wie in Indien. Andere Experten wie Bhavamishra sind freizügiger und empfehlen jeden Tag Sex. Männer brauchen Herausforderungen im Leben – und täglich Sex zu haben ist eine großartige Aufgabe. Das erfordert sowohl geistige und körperliche Fitness als auch Ausdauer. Einen Teil Ihrer körperlichen Kräfte werden Sie wohl auch für Sport und Ihre Arbeit einsetzen müssen; den verbleibenden Teil Ihrer Kraft in fantasievollen, auf- und anregenden Sex zu investieren ist weise und gesund.

Neben Beruf, Familie, sozialen Verpflichtungen und anspruchsvoller Freizeitbeschäftigung, dem liebevollen Umgang mit dem Partner auch ein erfülltes Sexualleben zu haben – das alles ist ohne revitalisierende Maßnahmen (Rasayana), gezielte Ess- und Lebensgewohnheiten kaum zu erreichen. Wenn Sie es trotzdem tun, schwächt es Ihre Immunität. Potenz und sexuelle Befriedigung sind weder ein Geschenk des Himmels, noch sind sie zufällig da (und man kann sie außerdem nicht einfach kaufen, wie das einige lustfördernde Mittel vielleicht versprechen!).

Das Schönste beim Sex ist aber in jedem Fall, dass dieser andere wunderbare Mensch Sie liebt. Ja, sie bzw. er liebt ausgerechnet gerade Sie. Und das macht Sie glücklich. Aus diesem Grund wird erkaufter Sex einen Mann nie wirklich befriedigen.

Rasayana – der Jungbrunnen

Genauste Kenntnisse von Funktion und Wirkung der körperlichen Prozesse waren Voraussetzung für die Entwicklung des Rasayana. Interessant für den modernen Menschen und vor allem auch im Zusammenhang mit dem Thema von *Ayurveda-Kamasutra* sind diese ayurvedischen Methoden deshalb, weil es keine vergleichbaren Maßnahmen in der modernen westlichen Rehabilitation oder Gesundheitsvorsorge gibt, die in kurzer Zeit eine so große und gezielte Wirksamkeit entfalten.

Rasa bedeutet, wie bereits erwähnt, »Saft«, gemeint ist der Saft des Lebens. Diesen gilt es zu erhalten, wollen wir unsere Lebenserwartung voll ausschöpfen und dabei vital bleiben. Er geht uns heutzutage durch die ungeheure Intensität des modernen Lebens aber schon sehr früh aus: wir fliegen durch die Welt; reisen mit dem Auto an einem Tag mühelos Strecken, für die man früher Monate brauchte; lernen unterschiedliche Berufe in einem Arbeitsleben; unsere Freizeit füllen wir ebenfalls mit anstrengenden Beschäftigungen aus – kurz, wir führen ein ungeheuer intensives Leben, das viel Energie braucht. Diese kann kaum von normaler Ernährung kommen und so zehren wir an der Substanz unserer Gewebe.

Im Rasayana geht es nun nicht um Regeneration der Sexualorgane. Es beinhaltet spezielle Maßnahmen, Therapien und Medikamente, die bestimmte Organe und Funktionen verbessern und beleben. Hierzu stehen den ayurvedischen Ärzten seit Jahrtausenden erprobte Mittel zur Stärkung von Herz und Lungen, Gelenken und Knochen oder Gedächtnis und Intellekt zur Verfügung.

Weg mit den Altlasten aus Körper und Geist!

Verjüngende Maßnahmen funktionieren nur, wenn der Organismus vorher gründlich entschlackt wurde und der Alterungsprozess nicht schon zu weit fortgeschritten ist. (Das sind die beiden Grundvoraussetzungen in der Ayurveda für den Erfolg von regenerierenden Behandlungen.) Beginnen Sie deshalb mit verjüngenden Maßnahmen nicht erst im Alter von siebzig Jahren. Dann ist es zu spät. Sie sollten spätestens mit fünfunddreißig Jahren beginnen, Ihren Körper systematisch und regelmäßig zu verjüngen. Der klassische Autor Vagbhata, ein buddhistischer Mönch und berühmter Arzt, sagt dazu:

»Rasayana-Therapien sollten so früh wie möglich angewendet werden und nur bei denjenigen, die ihr Gemüt unter Kontrolle haben, bei denen zuvor Ölbehandlungen, Aderlass und andere reinigende Therapien durchgeführt wurden. So wie ein verschmutztes Stück Tuch nicht eingefärbt werden kann, sind Rasayana-Behandlungen wirkungslos, wenn der Körper nicht zuvor von allen toxischen Substanzen befreit wurde.« (Vagbhata: Ashthanga Samgraha, Uttara Sthana, Kapitel 49, Vers 4)

Die verjüngenden Therapien der Ayurveda werden deshalb in drei Schritten ausgeführt:

1. Zuerst wird vorbereitend therapiert, und zwar in Form von Massagen mit geeigneten Ölen und der Einnahme von öligen Substanzen. Dies führt dazu, dass sich die Schlacken aus dem festen Gewebe lösen und in den Hohlorganen ansammeln.
2. Dann werden die angesammelten Gifte mittels ausleitender Maßnahmen wie Abführen, Einläufe, Aderlass, Erbrechen und Nasenschleimhaut-Therapie aus dem Körper entfernt.
3. Schließlich werden aufbauende Medikamente (Tonika) eingenommen, welche Gewebe, Organe, Systeme oder Konstitution systematisch aufbauen (siehe Tabelle, Seite 140).

Wenn Sie eine Pancakarma-Kur (siehe Seite 29) wünschen, die nicht nur alle fünf ausleitenden Verfahren beinhaltet, sondern auch die Reinigung und den Aufbau des emotionalen Körpers, sollten Sie sich eine so genannte »63-Tage-Kutipraveshika-Rasayana-Behandlung« gönnen (siehe Kasten rechts). Sie ist das beste, was Ayurveda zu bieten hat.

Danach fühlen Sie sich nicht nur um mindestens zehn Jahre jünger und Sie sehen auch so aus, Ihr Intellekt und Ihre Wahrnehmungskraft sind außerdem äußerst scharf. Falls Sie

Die 63-Tage-Kutipraveshika-Rasayana-Behandlung

Hierbei wird zuerst die Verdauungskraft mit appetitanregenden Medikamenten gestärkt. Dann folgt die erste innere (mit Heilkräutern versetzter Ghee wird getrunken) und äußere Ölkur, danach therapeutisches Erbrechen. Nach einer Pause von einer Woche beginnt die zweite innere und äußere Ölkur, anschließend wird abgeführt. Nun ruht man, hernach macht man eine Einlaufkur, Naseneinläufe und Aderlass. Wenn alle fünf reinigenden Maßnahmen durchgeführt wurden (siehe Seite 29), geht der Patient für 1 Woche in die Abgeschiedenheit. Er darf in dieser Zeit nur mit seinem Arzt sprechen und sich ausschließlich von für ihn bestimmten Aufbaumedikamenten und Milch ernähren. Erst im Anschluss folgen weitere regenerierende Maßnahmen.

aber weder Zeit noch die finanziellen Mittel für eine solch aufwendige Kur haben, ist es mit gutem Willen und Disziplin möglich, zu Hause selbst verjüngende Behandlungen durchführen. Diese könnten wie folgt aussehen:

- Jedes *Frühjahr* können Sie eine Entschlackung machen, indem Sie fasten. Je nach Konstitution müsste diese Fastenkur anders gestaltet werden. Vata-Menschen sollten eine Woche lang mittags eine warme, aber reichhaltige Mahlzeit zu sich nehmen und in der restlichen Zeit jede Menge warmes Wasser trinken. Für Pitta-Typen ist ein Saft- und Früchtefasten angezeigt. Für Kapha-Konstitutionen ist ein Heilfasten bis zu zwei Wochen angezeigt, wobei genügend heißes Wasser getrunken werden soll und jeden Tag eine warme Suppe ohne Fett, aber gut gewürzt.
- Jeden *Herbst* ist eine Molkekur (für Vata- und Kapha-Menschen) oder eine Kur mit frischen süßen Traubensaft (für Pitta-Konstitution) und Öleinläufen (siehe Kasten S. 138) für alle Konstitutionen angezeigt.
- Nach der Frühjahrs- und Herbstentschlackung sollen Sie *aufbauende Mittel und Pflanzen*, wie zum Beispiel Chyavanaprash (Amlafrüchte, die in 64 Kräutern gekocht werden), einnehmen.
- Das ganze Jahr über ist sie 2-mal in der Woche eine Einsalbung mit Öl anzuraten.
- Üben Sie täglich mindestens 10 Minuten bis ½ Stunde *Yoga*, vergessen Sie die Atemübungen (*Pranayama*) nicht.
- Richten Sie sich ein ruhiges, gemütliches Zimmer oder wenigstens eine Ecke in Ihrer Wohnung ein, in das bzw. die Sie sich jederzeit zurückziehen können. Hier können Sie regelmäßig *meditieren* oder einfach nach innen schauen und Ihre innere Ruhe und Ihren inneren Frieden finden.
- Achten Sie darauf, dass Sie das ganze Jahr über *frische Nahrungsmittel aus Ihrer Region* auf dem Teller haben (siehe Seite 98)!

Öleinlauf

In der Apotheke können Sie ein Einlaufgerät kaufen. Dieses füllen Sie mit 40 Millilitern auf 35 Grad erwärmtem Sesamöl. Dann legen Sie sich bequem auf Ihre linke Seite, führen das schlanke Ende in den After ein, nachdem Sie sowohl den Anus als auch die Spitze des Gerätes mit etwas Öl versehen haben. Üben Sie gleichmäßig kräftigen Druck auf den Blasbalg aus, bis der Inhalt geleert ist. Legen Sie das Gerät zur Seite und bleiben Sie 10 Minuten auf der linken Seite liegen. Drehen Sie sich nun für 10 Minuten auf Ihre rechte Seite und schließlich auf den Rücken mit angezogenen Beinen.

Ideal ist es, wenn das Öl mindestens 1 Stunde im Darm bleibt. Sollten Sie danach 12 Stunden lang keine Darmentleerung haben, stellt das kein Problem dar – das Öl nährt in dieser Zeit die Darmschleimhaut. Sie können den Einlauf an 3 bis 8 aufeinander folgenden Tagen machen. Die beste Zeit dafür ist 1 bis 2 Stunden nach einer Mahlzeit.

ACHTUNG! Beim Fasten oder auf leeren Magen sollten Sie diese Art von Einlauf nicht vornehmen.

Organe und Gewebe verjüngen

Wenn Sie diesen ayurvedischen Richtlinien folgen, gehört der sagenumwobene Jungbrunnen Ihnen – schöpfen Sie Glück und neue Lebenskraft daraus. In der Tabelle S. 140–143 sind nun die wichtigsten verjüngenden Mittel der Ayurveda und ihr Wirkungsbereich aufgezeigt. Viele bekommen Sie über Versandhändler oder sogar im Internet. (Eine Bezugsquelle finden Sie unter »Bezugsquellen für ayurvedische Mittel« im Anhang dieses Buches, Seite 231.)

Auch Pancakarma-Kuren (siehe Seite 29) wirken von innen heraus verjüngend. Sie sollten allerdings nur, wie bereits erwähnt, von speziell ausgebildeten Fachleuten durchgeführt werden, denn es sind keine Wellness-Behandlungen, sie gelten in der Ayurveda vielmehr als Anwendungen der inneren Medizin. Außerdem sind sie eine Herausforderung für den Organismus, denn der Körper muss die Schlacken eliminieren. Pancakarma ist deshalb eine Rosskur, die sich wirklich lohnt. Wenn Sie allerdings lieber einen Kompromiss eingehen wollen und eine angenehmere Form wünschen, müssen Sie sich auch beim Heilerfolg kompromissbereit zeigen. Vagbhata, ein berühmter ayurvedischer Arzt, sagte vor etwa 2000 Jahren:

»Wähle für eine Ayurveda-Verjüngungskur einen Platz, der sicher ist, der fruchtbar ist und an dem viele kultivierte Menschen und viele berühmte Ärzte leben, wo Heilkräuter voller Kraft gedeihen und Butter, Milch und gesunde, reine Nahrungsmittel reichlich vorhanden sind. Das Gebäude, in dem die Behandlungen stattfinden, sollte sehr großzügig gestaltet sein und von Gartenanlagen oder einem großen Park umgeben. Der Eingang sollte im Osten oder Norden liegen. Die Räumlichkeiten sollen frei von Moskitos, Ungeziefer, Reptilien, Umweltgiften, Rauch, Staub, Feuchtigkeit, Lärm und Zugluft sein und angenehm temperiert. Ausgezeichnete Ärzte, Pfleger und medizinische Infrastruktur müssen in unmittelbarer Nähe vorhanden sein.«

(Vagbhata: Ashthanga Samgraha, Uttara Sthana, Kapitel 49, Vers 11)

Wirkungsbereich	verjüngende Mittel der Ayurveda
Rasa **(Lymphe/Plasma)**	grüner Kürbis Marica (schwarzer Pfeffer) Bala (*Sida cordifolia*) Haritaki (*Terminalia chebula*)
Rakta **(Blut)**	grünes Gemüse Bhringaraja (*Eclipta alba*) Guduci (*Tinospora cordifolia*) Lohabhasma (*Eisenoxyd*)
Mamsa **(Muskel)**	frisches Muskelfleisch von Geflügel (gilt nur für »Freilandhaltung«) Ashwagandhadi Leha (Konfekt mit *Withania somnifera*) Balarishta (Kräuterwein mit *Sida cordifolia*) Vata-Massageöl
Meda **(Fett)**	Schieferöl (*Shilajit*) Citraka (*Plumbago zeylanica*) Guggulu (*Myrrhe*) Pippali (langer Pfeffer)
Asthi **(Knochen)**	frische Kuhmilch Kumuda (Seerose) Manjista (*Rubia cordifolia)*
Majja **(Knochenmark)**	Wassernabelkraut (*Centella*) Brahmi (*Bacopa monniera*) Brahma Rasayana (Konfekt mit *Bacopa monniera*) Saraswatharishta (Kräuterwein mit *Bacopa monniera*)
Shukra **(Fortpflanzung)**	Sellerie Gokshura (*Tribulus terrestris*) Gokshura Rasayana (Konfekt mit *Tribulus terrestris*)

Wirkungsbereich	verjüngende Mittel der Ayurveda
Vata	Süßkartoffeln Bala (*Sida cordifolia*) Hapusa (Abkochung von Wacholder für Darmeinlauf) Avipatti Curna (Mittel gegen Verstopfung) Amalaki Rasayana (Konfekt mit *Emblica officinalis*)
Pitta	Rosensirup Triphala (Drei-Früchte-Pulver) Sarsaparille (*Smilax utilis*)
Kapha	Basilikum (*Ocimum basilicum*) Trikatu (drei scharfe Gewürze) Pippaliasava (Kräuterwein mit *Piper longum*)
Gehirn	Kalmus (*Acorus calamus*) Brahmi (*Bacopa monniera*) Mandukaparni (*Centella asiatica*) Shankapushpi (*Clitoria ternatea*) Yastimadhu (Süßholz)
Herz und Kreislauf	Yoga-Atemübungen (*Pranayama*) Parthadyarishta (Kräuterwein mit *Terminalia arjuna*)
Leber	Löwenzahnwurzel Nirgundi (*Phylantus amarus*) Bhringaraja (*Eclipta alba*) Nimba (Neem)
Haut	Khadira (*Acacia catechu*) Bakuci (*Psoralea coryfolia*) Iris (*Iris germanica*)
Harn	Brennessel (*Urtica urens*) Gokshura (*Tribulus terrestris*) Punarnava (*Boerhaavia diffusa*)

Wirkungsbereich	verjüngende Mittel der Ayurveda
Pranavaha **(Gehirn und Atemapparat)**	Pippali (langer Pfeffer) Brahmi (*Bacopa monniera*) Pippaliasava (Kräuterwein mit *Piper longum*) Eukalyptus (*Eucalyptus globulus*) Wacholder (*Juniperus communis*) Agasthya Haritaki Rasayana (Konfekt mit *Terminalia chebula*) Kusmandaka Rasayana (Konfekt mit Sommerkürbis)
Annavaha **(Magen-Darm-Trakt)**	Amalaki (*Emblica officinalis*) Amalaki Rasayana (Konfekt mit *Emblica offinalis*) grüner Hanf (*Cannabis sativa*)
Udakavaha **(Wasserhaushalt)**	Punarnava (*Boerhaavia diffusa*) Punarnasava (Kräuterwein mit *Boerhaavia diffusa*)
Mutravaha **(Harnkanäle)**	Shilajit (Schieferöl) Gokshura (*Tribulus terrestris*)
Purishavaha **(Kolon und Rektum)**	Haritaki (*Terminalia chebula*) Abhayarishta (Kräuterwein mit *Terminalia chebula*)
Swedavaha **(Schweißkanäle)**	Guggulu (Myrrhe) Yograja Guggulu (Myrrhe mit Kräutermischung)
Artava-Janana **(ovulations-, menstruationsfördernd)**	Ashoka (*Saraca indica*) Ashokarishta (Kräuterwein mit *Saraca indica*) Satapushpa (*Anethum sowa*) Kakamaci (*Solanum nigrum*)
Balya **(stimuliert das Immunsystem)**	Bala (*Sida cordifolia*) Ashwagandha (*Withania somnifera*)
Brimhana **(vermehrt Gewebe)**	Tila (Sesamsamen) Kashmarya (*Gmelina arborea*) Ashwagandha (*Withania somnifera*)

Wirkungsbereich	verjüngende Mittel der Ayurveda
Cakshushya **(Sehkraft)**	Bhringaraja (*Eclipta alba*) frische Koreanderblätter
Dipana **(fördert Verdauung)**	Marica (schwarzer Pfeffer) Trikatu (drei scharfe Gewürze) frischer Ingwer (*Zingiber officinale*)
Garbhada **(fördert Fruchtbarkeit)**	Shatavari (*Asparagus racemosus*) Masaparni (*Teramnus labialis*)
Kamya **(Aphrodisiakum)**	Gokshura Rasayana (Konfekt mit *Tribulus terrestris*) Kamala (Lotos) Mudgaparni (*Phaseolus trilobus*)
Lekhana **(reduziert Gewicht)**	Vasa (*Adhatoda vasica*) Vasarishta (Kräuterwein mit *Adhatoda vasica*) Guggulu (Myrrhe)
Varnya **(Ausstrahlung der Haut)**	Arjuna (*Terminalia arjuna*) Shilajit (Schieferöl) Vata-Massageöl Manjista (*Rubia cordifolia*)
für jeden Tag	Chyavanaprash Draksharishta (Kräuterwein aus Rosinen)
Erkältung, Husten	Chyavanaprash Pippaliasava (Kräuterwein mit *Piper longum*), Trikatu (drei scharfe Gewürze)
Vayasthapana **(verlangsamt den Alterungsprozess)**	Lasuna (Knoblauch) Vidari (*Pueraria tuberosa*) Vidahi (*Embelia ribes*)

Vajikarana – Kraft für die Liebe

In diesem Teilbereich der Ayurveda geht es nun um aphrodisierende Maßnahmen, wobei Frau und Mann auf Grund ihrer recht unterschiedlichen emotionalen Reaktionen auch verschieden behandelt werden müssen. Worin sich die beiden Geschlechter unterscheiden und was getan werden kann, um dieser Unterschiedlichkeit Rechnung zu tragen, das bringt die folgende Geschichte deutlich zum Ausdruck. Tauchen Sie einfach ein in die Welt des alten Indien:

Acht Männer für eine Frau

Es war einmal eine wunderschöne junge Prinzessin mit Namen Deva, die lebte in einem großen Königreich in Zentralindien. Sie liebte es, ihren Vater auf die Jagd zu begleiten. Die Prinzessin war eine hervorragende Reiterin und ihr Pferd, ein wunderschöner schwarzer Hengst, war berühmt im ganzen Reich. Eines Tages verfolgte die Jagdgesellschaft eine Herde Antilopen bis tief in den Urwald hinein. Immer wieder schafften es die Tiere, rechtzeitig den tödlichen Pfeilen und Lanzen zu entkommen und tiefer ins Dickicht einzudringen. Bald schon berührte die Sonne den fernen Horizont und die Nacht brach herein. So blieb kaum Zeit, ein angemessenes Nachtquartier zu finden. Der König war besorgt und schickte seine Späher aus, um nach einer Unterkunft zu suchen.

»Liebe Tochter, es tut mir Leid, ich war so in die Jagd vertieft, dass wir von der Dunkelheit überrascht wurden und nun nicht mehr nach Hause zurückkehren können«, sprach der König. »Ich weiß, es ist das erste Mal, dass du nicht in deinem Bett im Palast schlafen kannst. Aber mach dir keine Sorgen, wir finden schon ein Quartier und meine tapferen Männer und ich werden dich beschützen.«

Die Königstochter fühlte sich gar nicht wohl, aber ihr Stolz verbat es ihr, sich zu beschweren. »Wo bitte sollen wir in dieser Wildnis ein bequemes Bett finden und wo kann ich ein warmes Bad nehmen?«, dachte sie für sich.

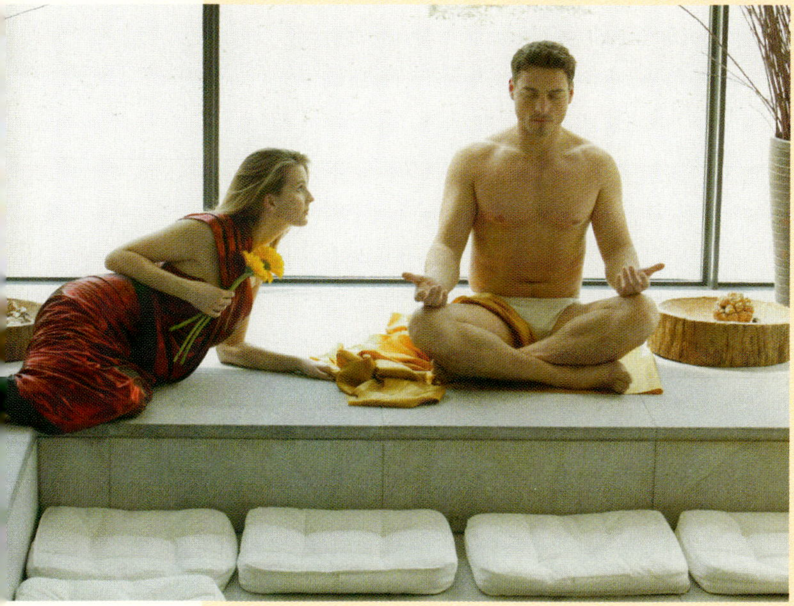

Die Kundschafter kamen zurück und berichteten von einer Einsiedelei, die sie gefunden hatten, und so setzte sich die Jagdgesellschaft erneut in Bewegung. Die letzten Strahlen der Abendsonne spiegelten sich auf der ruhigen Oberfläche eines lieblichen kleinen Flusses. An seinem Ufer standen, etwas erhöht um einen kleinen Platz herum, die einfachen strohbedeckten Hütten der Einsiedelei. Tiefer Frieden lag über diesem Ort – so, als ob die rotgoldenen Strahlen nicht von der untergehenden Sonne stammten, sondern von ihrem Inneren ausgingen.

»Welch wunderschöner Ort!«, rief die Prinzessin. Etwas so Liebreizendes hatten ihre Augen niemals zuvor erblickt. Wie aber staunte sie erst, als ein wunderschöner junger Mann aus einer der Hütten trat und sie alle begrüßte: »Seid willkommen, liebe Gäste! Ich bin Kardama und praktiziere hier in Zurückgezogenheit seit vielen Jahren ein anspruchvolles meditatives Ritual. Ich habe nicht viel zu bieten, aber was ich habe, teile ich gern mit Euch.«

Die Augen von Prinzessin Deva waren wie gebannt auf die klaren hellen Augen, den bis auf einen Lendenschurz aus Rehfell nackten ebenmäßigen Körper und die langen dunklen Locken von Kardama gerichtet; sie war wie in Trance. »Das ist der Mann, von dem ich bisher nur geträumt habe«, dachte sie bei sich, »und ich will ihn haben, selbst wenn ich dafür meinen Palast aufgeben und für immer in dieser Einsamkeit leben muss.«

Sie sollte eine der Hütten mit ihrem Vater teilen und nach einer einfachen Mahlzeit – es gab Reis und wildes Gemüse – zogen sie sich dorthin zurück. »Vater, ich will diesen jungen Mann heiraten und keinen anderen«, sprach Deva da zum König, sobald sie allein waren.

Der König wusste: Wenn sich seine Tochter einmal für etwas entschieden hatte, konnte nichts sie von ihrem Entschluss abbringen. Zudem war es üblich, dass die jungen Prinzessinnen selbst entschieden, wen sie heirateten. Dennoch wollte er sie vor den Konsequenzen warnen: »Dieser Mann ist ein bekannter Mystiker. Es wird für ihn nicht so wichtig und bedeutsam sein, eine Familie zu gründen, und außerdem lebt er weit ab vom Komfort der Stadt, den du gewohnt bist, und von deiner Familie. Überleg dir gut, ob du mit all dem auch leben kannst.«

Aber es gab für die junge Frau nichts mehr zu überlegen. Das Feuer der Liebe und Leidenschaft war entbrannt. Dem Vater blieb nichts anderes übrig, als am nächsten Morgen mit Kardama zu sprechen. Dieser zeigte sich nicht überrascht vom Anliegen des Königs und sagte: »Deine Tochter ist eine wunderschöne junge Frau mit vorzüglichem Charakter und ich fühle mich zu ihr hingezogen, aber ich habe mein großes Meditationsritual noch nicht abgeschlossen und werde wohl noch einige Jahre dafür brauchen. Bis dahin kann ich mich weder um Deva noch um andere Familienangelegenheiten kümmern. Lieber König, dein Angebot ehrt und erfreut mich und ich will es nicht gern ausschlagen, aber nimm deine Tochter mit zurück in deinen Palast . . . in ein paar Jahren, wenn ich meine spirituellen Pflichten erfolgreich abgeschlossen habe, kann ich mich um sie kümmern.«

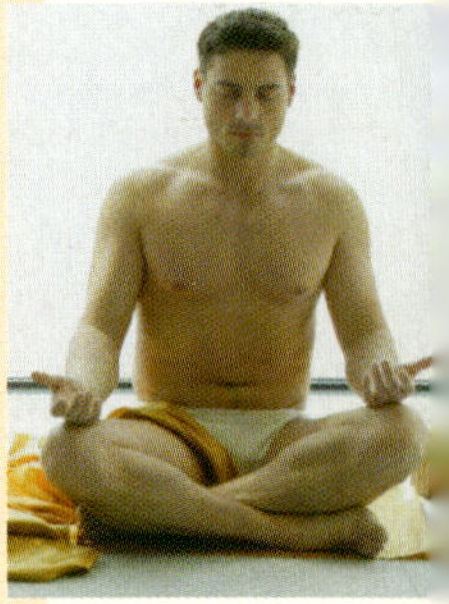

Diese Antwort war ganz im Sinne des besorgten Vaters, allein Deva wollte nichts davon wissen: »Wenn Kardama mich will, werde ich nicht im Palast auf ihn warten. Ich bleibe hier und unterstütze meinen Mann bei seiner rituellen Arbeit und teile sein Leben, auch wenn es das Leben eines Eremiten ist.«

So kam es, dass der König seine Tochter in der Obhut von Kardama zurückließ und schweren Herzens ohne sie in der Hauptstadt zurückkehrte. Deva aber ließ sich durch das harte Leben ohne Dienerschaft und jeglichen Luxus nicht beirren. Sie sammelte Brennholz, Kräuter, wilde Früchte und Gemüse, stellte einfache Speisen daraus her, reinigte und reparierte die Hütten, nähte sich einfache Kleider aus Rinde und Fell und unterstützte ihren Mann bei seiner Meditation und seinen Ritualen, wo immer sie konnte. Er dagegen war so beschäftigt, dass er sie kaum wahrzunehmen schien. Sie verlor aber nie die Hoffnung und diente ihm in vollkommener Weise.

Einige Jahre vergingen. Am Ende des Sommers beim ersten Herbstvollmond rief Kardama Deva zu sich. Sein Körper schien zu leuchten wie der eines Halbgottes. Er sprach: »Deva, mit deiner Hilfe konnte ich das schwierigste aller Rituale erfolgreich abschließen. Du bist mir immer treu zur Seite gestanden, hast viele Unannehmlichkeiten auf dich genommen – und all das, obwohl du eine Königstochter bist. Ich stehe tief in der Schuld. Ich will deine Liebe von ganzem Herzen erwidern und dich für deine Unterstützung aufs Wunderbarste belohnen.«

»Die einzige Belohnung, die Liebe verdient, ist Liebe«, erwiderte Deva. »Gern verbringe ich den Rest meines Lebens mit dir an diesem Ort.«

»Du beschämst und erfreust mich mit deiner Antwort. So wie wir die Mühen zusammen getragen haben, werden wir nun auch die Früchte unserer Arbeit teilen. Ich habe dank meiner Rituale großartige übermenschliche Kräfte erlangt. Damit kann ich dir alle Wünsche erfüllen. Wir machen eine wundervolle Hochzeitsreise zu den schönsten Plätzen des Universums.«

Kardama pflückte eine Anemone, sprach ein Gebet (Mantra) und die Blume verwandelte sich in ein Luftschiff (Pushpaka). Er badete seine Frau im Fluss, materialisierte die schönsten Kleider und den kostbarsten Schmuck für sie – und gemeinsam bestiegen sie dann das Luftschiff, um durch den Himmel zu den schönsten Orten dieser Welt zu schweben.

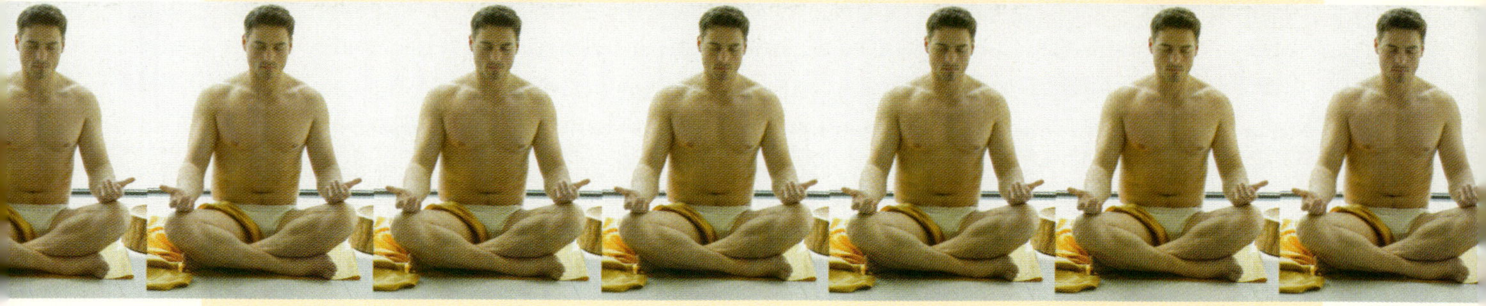

Da aber schaute Kardama tief in Devas dunkle, leidenschaftliche Augen und sprach: »Liebste und schönste aller Frauen, ich habe noch ein Geschenk für dich. Von den alten Weisen habe ich gelernt, dass das Freudenpotenzial einer Frau achtmal größer ist als das eines Mannes. Obwohl wir immer glauben das starke Geschlecht zu sein, sind wir euch Frauen in dieser Beziehung doch unterlegen. Eine Frau braucht die sexuelle Potenz von acht Männern, um absolute Erfüllung ihrer Lust zu finden. Und du, meine Liebste, hast die vollkommenste Erfüllung verdient. Dank meiner mystischen Kräfte bin ich in der Lage, nacheinander die Form von acht Männern anzunehmen, und wenn wir uns lieben, werde ich uns beiden auf diese Weise unendliche Freuden und Wonnen bereiten.«

(Erzählt nach dem Bhagavat Purana)

Sowohl *Kamasutra* als auch Ayurveda bestätigten, dass die männliche Potenz gepflegt und behütet sein will. Der Mann muss sich beim Sex Mühe geben und für entsprechende Potenz sorgen, damit er seine Partnerin befriedigen kann. Die Frau sehnt sich nach dem erfahrenen und einfühlsamen Mann. Und dennoch: Der Mann wird erst gut, wenn er zu acht Männern wird! Was ihm dabei helfen kann, finden Sie unter »Der wilde Hengst« (Seite 151) beschrieben.

Shatavari (Asparagus racemosus)
Nicht nur dem Mann, auch der Frau mögen aphrodisierende Mittel hilfreich sein, um Fortpflanzungsgewebe aufzubauen, die Fruchtbarkeit zu steigern ... und nicht zuletzt, um tiefe Erfüllung in der Sexualität zu finden. Das Wundermittel für die Frau ist hier die Wurzel der Shatavari-Pflanze, ihr Sanskritname bedeutet: »diejenige, welche hundert Männer besitzt«. Sie vergrößert Brüste und Gebärmutter, vermehrt also deutlich das Gewebe. Aus diesem Grund eignet sie sich natürlich nicht bei Myomen oder Zysten in diesen Organen. Hingegen ist Shatavari ein wunderbares Mittel zur Vermehrung und Reinigung der Muttermilch, außerdem hilft sie bei Übersäuerung im Magen-Darm-Trakt.

Die drei Leben einer Frau

Im Leben einer Frau können drei Phasen unterschieden werden:

1 die *Vor-Pubertät*: In dieser Zeit sollen die Körpergewebe (Dhatu) genährt werden. Essstörungen in diesem Alter haben gefährliche Nachwirkungen.

2 die *Post-Pubertät* (die gesamte Zeit, während der eine Frau ihre Menstruation hat), welche die Pubertät einschließt: Hier muss darauf geachtet werden, dass Pitta nicht außer Kontrolle gerät, das bedeutet, die Ernährung darf zum Beispiel nicht zu viele saure Nahrungsmittel enthalten.

3 die *Post-Menopause* (die Zeit, in der keine Menstruation mehr vorhanden ist), welche die Menopause einschließt: In dieser Phase sollte dem zunehmenden Vata mit einer Vata reduzierenden Ernährung und regelmäßigen Ölmassagen entgegengewirkt werden.

Normalerweise beginnt die Menstruation eines Mädchens mit etwa zwölf Jahren und dauert bis zum fünfzigsten Lebensjahr. Das bedeutet nun aber nicht, dass ein zwölfjähriges Mädchen oder eine achtundvierzigjährige Frau Kinderwünsche auch in die Tat umsetzen sollten. Erst ab sechzehn ist der Körper so weit entwickelt, dass ein gesundes Kind zur Welt kommen kann. Der männliche Partner braucht einige Jahre länger: Er sollte zwanzig Jahre alt sein. Frauen, die nach dem vierzigsten Lebensjahr noch Kinder bekommen möchten, sollten dafür Sorge tragen, dass ihre Körpergewebe (Dhatu) in optimaler Quantität und Qualität vorhanden sind. Das kann durch eine Pancakarma-Kur (siehe Seite 29) erreicht werden. Grundsätzlich sollten alle Frauen und Männer, die Kinderwünsche haben, eine solche Kur machen. Damit wäre der Boden, auf den der Samen fällt, optimal vorbereitet. Ähnliches gilt für alle Arten von Frauenleiden: Zuerst sollten die gestörten Bioenergien (Dosha) ins Gleichgewicht und die Toxine (*Ama*) mittels ausleitender Therapien beseitigt werden, dann erst – falls überhaupt noch notwendig – wird die Störung direkt behandelt.

Die weibliche Sinnlichkeit und Sexualität können nun durch regenerierende und aphrodisierende Maßnahmen und Präparate unterstützt und verbessert werden. Das Zauberwort in der Ayurveda heißt aber immer: *Liebe* – nicht zu unterschätzen sind auf diesem Weg allerdings:

- eine glückliche Partnerschaft mit erfüllter Sexualität (vor allem für die Frau!)
- eine gesunde Ernährung: grünes Gemüse, das viele Eisenverbindungen enthält, Spargel und andere Nahrungsmittel, die dem Körper das überschüssige Wasser entziehen; blutreinigendes Gemüse, Gewürze und Kräutertees wie Artischocke, Bockshornkleesamen und Frauenmantel; hochwertige Fette wie Ghee (eingesottene Butter)
- nicht unterdrückte natürliche körperliche Dränge wie Urinieren, Stuhlgang, Schlaf, Rülpsen, Gähnen, Hunger und Durst (siehe auch Seite 69)
- Eigenölbehandlungen mit der jeweiligen Konstitution entsprechenden Ölen – etwa 2-mal in der Woche (Frauentage sind insbesondere Dienstag und Freitag)
- negative Gefühle wie Hass, Eifersucht und dergleichen verarbeiten

Wenn Sie das in Ihrem Alltag beherzigen, wird der Lohn unermesslich sein. Als Nächstes möchte ich Ihnen die Nahrungsmittel, Heilpflanzen und Mineralien vorstellen, die bei Frauen sowohl regenerierende als auch aphrodisierende Wirkung besitzen.

Aufbauend wirken die folgenden Mittel:

- Shatavari (*Asparagus racemosus*) ist quasi der Ginseng für Frauen. Nehmen Sie 1 Teelöffel morgens und abends vor dem Essen, in einem Wasser-Milch-Gemisch aufgelöst. Shatavari hilft bei Übersäuerung, vergrößert weibliche Brust und Gebärmutter, reinigt und vermehrt die Muttermilch.
- Sarsaparille (*Smilax utilis*) ist auch bei uns bekannt und überall erhältlich. Sie wirkt kühlend und blutreinigend.
- Ashoka (*Saraca indica*) stärkt insbesondere die Gebärmutterschleimhaut und hilft bei allen Arten von Blutungen und Durchfall.
- Eisenoxyde (Lohabhasma) sind bewährte Eisenpräparate in der Ayurveda und außerdem sehr gut verträglich, besonders in Form von Kräuterwein (Lohasava).
- Myrrhe ist ein wundervolles Reinigungsmittel für die weiblichen Organe und leistet zudem bei Fettleibigkeit beste Dienste, da sie direkt auf den Fettstoffwechsel wirkt.

Eine aphrodisierende Wirkung haben:

- Shatavari (*Asparagus racemosus*) – sie steht hier an erster Stelle.
- Aloe (*Aloe barbadensis* oder *Aloe vera*) – sie heißt in Indien *Kumari*, was so viel wie »Jungfräulichkeit« bedeutet. Diese Heilpflanze ist ein ideales Tonikum für Frauen sowohl äußerlich auf die Haut aufgebracht wie auch innerlich angewendet als Saft zum Trinken.
- Nahrungsmittel wie Honig, Ghee und Sahne (natürlich in Maßen genossen) – sie beleben die Sinne.
- Gewürze wie Safran und Muskat – sie steigern das Lustgefühl.
- Ölmassagen mit konstitutionellen Ölen – sie sind deutlich weniger problematisch für das Körpergewicht als Schlagsahne und wirken doch ähnlich.

Der wilde Hengst

»Der männliche Körper entwickelt praktisch jeden Tag Lust auf Geschlechtsverkehr. Wenn ein Mann über längere Zeit diesem Bedürfnis nicht nachkommen kann, wird er fettleibig, läuft Gefahr, zuckerkrank zu werden, und Muskeln, Gelenke, aber auch der Körper als Ganzes werden geschwächt.«

(Bhavamishra: Bhavaprakasha, Purva Khanda, Kapitel 5, Vers 166)

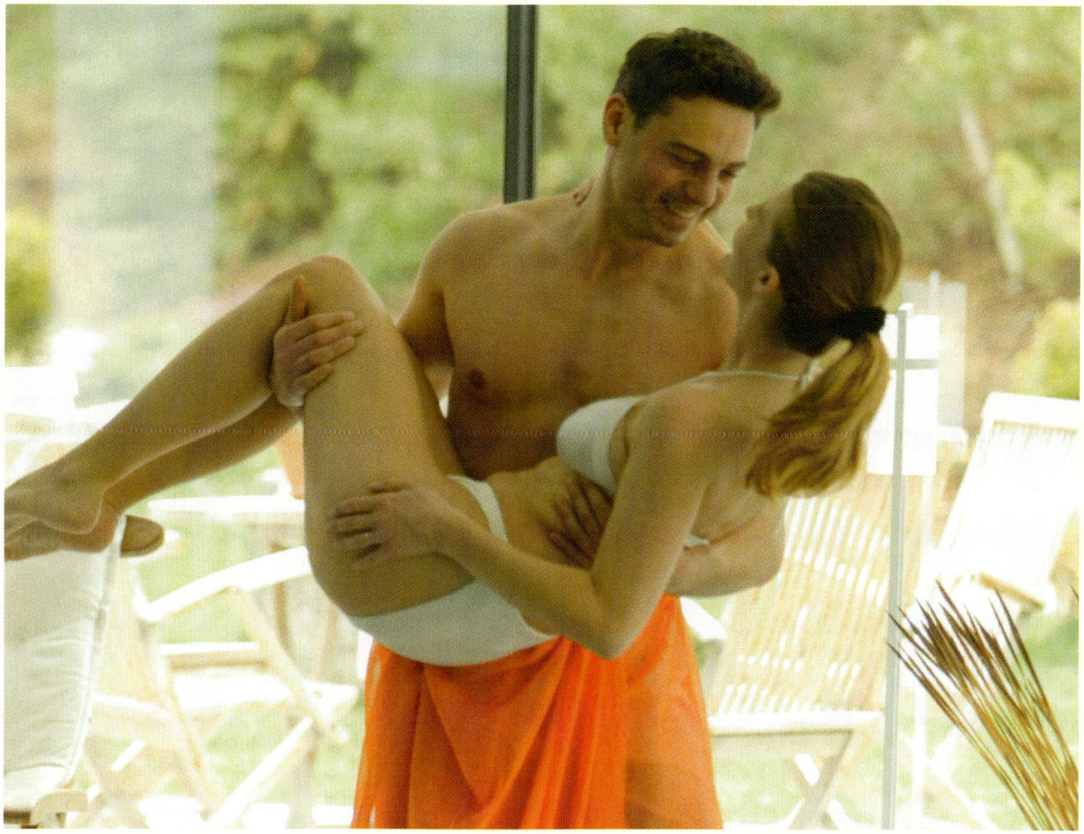

Dass Männer heute eine geringere Lebenserwartung haben, soll angeblich genetisch begründet sein, zu einem nicht unwesentlichen Teil ist diese Tatsache aber sicherlich damit zu erklären, wie Männer mit ihrer Gesundheit umgehen. Nach Ayurveda haben sowohl Männer als auch Frauen das Recht, ihr Leben vollständig und gesund zu erleben. Aber: Selbst bei einem Gebrauchsgegenstand wie einem Auto kann die volle Lebenserwartung nur erreicht werden, wenn es regelmäßig gewartet, gut gepflegt und nicht missbraucht wird. Missbrauch geschieht, wenn man es überlastet oder zu wenig benutzt. Werden Männer nun aber gesundheitsbewusst, dann geschieht häufig dies: Sie übernehmen ein geradezu religiöses Leistungsprinzip nach dem Motto: »Du kannst alles erreichen, wenn du nur willst!« oder »Bleib für immer jung!« Das führt dazu, dass die letzten Reserven kurzfristig noch einmal aktiviert werden. Dank des erhöhten Adrenalinausstoßes entsteht ein tolles Gefühl. Und danach …?

Ja, sind die Männer denn noch zu retten? Aber ja. Die Chancen sind besonders gut, wenn eine umsichtige Frau hinter ihnen steht. Dazu gibt es eine indische Weisheit, die besagt, dass die Frau zu 50 Prozent für die Intelligenz des Mannes an ihrer Seite und zu 100 Prozent für sein körperliches Wohl verantwortlich ist. Allein schafft der Mann es kaum.

Was aber kann der Mann aus ayurvedischer Sicht für sich tun, wenn er gesund bleiben will? – Männer sollten in jedem Fall das Folgende beherzigen:

- Ein *Paradigmenwechsel* ist die erste und wichtigste Voraussetzung, denn wer sich nicht ändern will, wer nicht wenigstens den Wunsch hegt, sich zu verändern, hat keine Chance. Auf der Ebene des Bewusstseins muss die Wandlung zuerst stattfinden. Warum ich etwas mache, ist stets von großer Wichtigkeit, denn meine Motivation ist ausschlaggebend dafür, ob überhaupt Veränderung geschieht und wenn ja, wie stabil sie ist.
- Die *Symptome* sollten *genau beobachtet* und entsprechend sollte dann gehandelt werden. Wenn sich Hunger, Durst, Müdigkeit, Druck im Dickdarm oder Blase melden, ist es gut, dem nachzugeben. Lernen Sie, auf Ihre Körperintelligenz zu hören. Ein liebevoller Umgang mit sich selbst ist angesagt.

- Trennen Sie nicht zwischen Körper und Geist. Meistens wird der Körper in so einem Fall zweitrangig behandelt, und das bekommt ihm nicht gut.
- Die Sinne sollen angemessen genutzt und was sie uns mitteilen, muss bewusst wahrgenommen werden (siehe Seite 70): Tauchen Sie ein in die Welt der Sinne. Sie sind die Messinstrumente, die Ihnen die Natur zur Verfügung stellt, damit Sie feststellen können, ob Ihnen etwas bekommt oder eben nicht.
- Ihre sexuelle Energie zeigt Ihre momentane psychische und körperliche Verfassung an. Eine geringe Sexualenergie soll nicht als schicksalhaft hingenommen werden, als etwas, worüber man nicht spricht. Sie zeigt Ihnen vielmehr an, dass die Körpergewebe in einem »schlechten« Zustand sind oder die Körperabwehr vermindert ist. Das geschieht meistens, wenn über längere Zeit mehr Energie verbraucht als gewonnen wird. Entspannen Sie sich, ernähren Sie sich Ihrer Konstitution entsprechend und gönnen Sie sich aphrodisierende Therapien wie Ölmassagen.
- Regelmäßige ausgleichende sportliche Betätigung oder Yoga sind außerdem unumgänglich. Selbst wenn Sie den ganzen Tag harte körperliche Arbeit leisten, ist das kein Ersatz von Sport oder Yoga, denn die Bewegung während der Arbeit ist nicht harmonisierend oder ausgleichend.
- Vermeiden Sie Gewohnheiten, die Ihre Gesundheit bedrohen (wie Rauchen oder übermäßigen Alkoholgenuss und fettige oder in Fett gebackene Speisen).
- Verlassen Sie sich nicht auf chemische Krücken wie Betablocker oder Mittel gegen Übersäuerung oder hohe Cholesterinwerte. Passen Sie Ihren Lebensstil der jeweiligen Situation an.

Das stärkste Aphrodisiakum für Männer …

Das folgende Zitat aus dem *Ashtanga Samgraha*, einem ayurvedischen Klassiker, finden Sie hier erstmals frei in die deutsche Sprache übersetzt. Bisher wurden solche Texte eher unter Verschluss gehalten. Auch in Indien gehören Sie nicht in den konventionellen Ayurveda-Unterricht, denn die neu belebte hinduistische Bewegung distanziert sich von vedischen Schriften wie *Kamasutra* oder *Tantra* grundsätzlich; die Kultur auf dem indischen Subkontinent war früher freier. Was Sie im *Kamasutra* (oder eben im *Ashthanga Samgraha*) nachlesen, entspricht nicht der heutigen Zeit, sondern geht mindestens 1500 Jahre zurück. Lassen Sie sich dennoch einfach einmal inspirieren:

»Eine attraktive Frau mit ähnlichen Eigenschaften wie ihr Partner, deren Blick einem milden Sommerregen voll Nektar gleichkommt, die starke sinnliche Anziehung für ihn verspürt, die ihre Fantasien beim Liebesakt ungehemmt auslebt – sie ist das beste Aphrodisiakum für ihren Mann.

Den Wunsch nach Sexualität fördern: Ölmassagen; ein warmes Bad; Räucherwerk und Parfums; Blumengirlanden; ein schönes Kleid; Schmuck; ein breites weiches Bett, das mit süß riechenden Blumen bedeckt ist; weise wohlmeinende Freunde, die Genießer der schönen Künste sind; eine Frau, die ähnlich ist, was Vertrauen, Gemütsverfassung, Temperament und Aktivitäten anbelangt, aber völlig andere körperliche Merkmale aufweist; ein blühender Waldrand, bewohnt von Singvögeln, und rauschende Flüsse; ein exzellenter Wein; Blätter vom Betelnussbaum und die anderen Zutaten, die man darin einhüllt, wie Kardamom, Betelnuss, Muskatnuss und eine Paste aus Muschelkalk, sowie der wunderschöne Mund der Frau, welche diese Delikatesse kaut – all das steigert das sexuelle Verlangen.

Ein mit Kalk frisch bemaltes Haus, das glänzt wie der milchweiße Schaum der Flüsse, welche die Berge hinunterstürzen und die reinen klaren Strahlen des Mondes am Nachthimmel wirken aphrodisierend.

Ein von den leidenschaftlichen Umarmungen und vom Liebesakt erschöpfter Mann muss nur von den weichen Händen seiner Liebsten sanft gestreichelt werden und schon schöpft er wieder frische Kräfte und begehrt erneut Vereinigung.

Ein Mann, der die in der erotischen Literatur beschriebenen Liebesstellungen nicht nur kennt, sondern auch ausführt und dadurch große Befriedigung erfährt, dessen Körpergewebe durch die ständige Einnahme von aphrodisierenden Präparaten und Nahrung gestärkt sind, erobert das Herz und die Leidenschaft seiner Partnerin. Erst die Pflege und der Aufbau seines Körpers durch solche potenz steigernden Mittel machen es möglich, dass er seine Partnerin jeden Tag, überall und in allen möglichen Stellungen lieben kann.

Das Klingeln der Armreifen der Geliebten, das Vibrieren ihrer Halskette, wenn sie erregt ist, oder die lieblichen Geräusche ihrer Fußglöckchen sind von unglaublichem erotischen Genuss, doch eine sexuelle Orgie birgt die allerhöchste Befriedigung.

... Liebe, Erotik, Musik, sexuell stimulierende Geschichten, ein mit Freude erfülltes Lachen, Grazie, geheimnisvolle Geschichten, spazieren gehen, tanzen, Lieder mit erotischer Bedeutung singen, unter einem Vorwand dem Partner ein Stück seines Körpers entblößen; der innige Wunsch, sich mit seiner Geliebten zu treffen – bei all dem erblüht die Lust kontinuierlich, ähnlich wie der Mangobaum seine Blüten und Früchte im Frühjahr zeigt und Schwärme von Vögeln und Bienen anzieht oder wie die Wolken zu Beginn der Monsunzeit Donner, Blitz und Regen hervorbringen. Wenn dann schließlich die Geliebte ihren Orgasmus erreicht und dabei die wunderschönsten Laute hervorstößt, kann der Mann seinen Samen ergießen und vollendet damit die Mission von Cupid, dem Gott der Liebe.«

(Vagbhata: Ashthanga Samgraha, Uttara Sthana, Kapitel 50, Vers 118)

Wichtig ist, wie auch hier erwähnt, dass ein Mann unbedingt regelmäßig, wenn nicht täglich, Präparate einnimmt, welche die Liebeskraft steigern. Wenden wir uns deshalb einigen wichtigen Substanzen zu, die starke aphrodisierende Wirkung besitzen.

Mucuna-Bohne (Mucuna pruriens)

Lassen Sie uns nun gleich bei der Nummer eins unter den Aphrodisiaka beginnen, der Mucuna-Bohne. Diese Pflanze wächst als Unkraut fast überall in Indien und hat verschiedene Namen wie etwa »Kappikachu« (Affenkrätze), was sich auf die Wirkung der Härchen auf den Früchten bezieht, die extremen Juckreiz auslösen können. In der Sanskrit-Fachsprache wird sie als *Atmagupta* (»König der Lebenskraft«) bezeichnet und es heißt, dass Mönche und andere Menschen, die enthaltsam leben wollen, nicht einmal den Namen dieser Pflanze aussprechen sollten, schon das würde einem Bruch ihres Gelöbnisses gleichkommen. Versteckt unter einer Schale, die man ohne Handschuhe kaum anfassen kann, ist eine große flache Bohne von leicht gräulicher Farbe zu finden.

Extrakte aus Mucuna-Bohnen erhöhen in bemerkenswerter Weise die Anzahl der befruchtungsfähigen Spermien. In einem Monat kann sie verdoppelt, ja sogar verdreifacht werden. Dies zeigt, dass Mucuna nicht nur potenzsteigernd wirkt, sondern zudem das Fortpflanzungsgewebe (Shukra Dhatu) vermehrt – und genau das ist der springende Punkt. Wenn lediglich erektionsfördernde Mittel wie Viagra eingenommen werden, ist noch lange nicht sichergestellt, dass auch genügend Sperma vorhanden ist. Das bestätigt die Aussage der ayurvedischen Klassiker. Häufiger Sex ohne aphrodisiernde Mittel ist ungesund, er geht an die Substanz.

Mucuna-Bohnen sind auch in einem anderen Zusammenhang bekannt geworden, nämlich als Mittel gegen die parkinsonsche Krankheit. Die Bohnen enthalten L-Dopa, aus denen der Körper Dopamin herstellt. Aber auch bei anderen degenerativen neurologischen Syndromen wie der Alzheimerkrankheit können Mucuna-Extrakte wirksam eingesetzt werden. Nebenwirkungen sind keine zu befürchten, denn die Bohne wird wie ein normales Nahrungsmittel gut vertragen.

Mucuna-Konfekt

160 Gramm ganze Bohnen werden in Kuhmilch gekocht. Danach können sie leicht geschält und zu einer Paste zuerst gestampft und dann gerührt werden (etwas Wasser zugeben). Dazu wird die doppelte Menge, also 320 Gramm, Rohzucker gegeben. Das Ganze gut vermengen und kleine Bällchen von etwa 2 1/2 Zentimetern Durchmesser daraus formen, kurz in Ghee anbraten und dann in Honig einlegen.

So entsteht eine delikate Süßspeise. Davon nehmen Sie morgens und abends je 1 bis 2 Bällchen. Sie wirken bei frühzeitigem Samenerguss und Erektionsstörungen, schenken die Kraft »des wilden Hengstes«. Es gibt kein Mittel, das stärker wirkt als Mucuna.

Ashwagandha (Wurzel von Withania somnifera)

Ein anderes erektionsförderndes Mittel ist die Wurzel von *Withania somnifera*, eines mehrjährigen Nachtschattengewächses. Der Sanskritname *Ashwagandha* deutet auf ihre Wirkung hin, er bedeutet: »Potenz des Pferdes«. Withania als Kräuterwein, als Konfekt, Pulver oder Tablette entfaltet seine Wirkung gleich nach seiner Verdauung. Natürlich wird eine Einnahme über mindestens 10 Tage empfohlen, damit sich eine stabile Wirkung entfalten kann. Größere Mengen sollten immer zusammen mit heißer Milch oder 1 Teelöffel Ghee eingenommen werden, um eine Magenreizung zu vermeiden. Withania stimuliert das Immunsystem und hilft erwiesenermaßen, bestimmte Krebsarten zu bekämpfen.

Gokshura-Milch

250 Gramm Gokshura-Pulver in 1 1/2 Liter Ziegenmilch kochen, bis eine Art dicke Kondensmilch entsteht. Dazu geben Sie Honig nach Belieben. Bewahren Sie das Ganze im Kühlschrank auf und nehmen Sie 2- bis 3-mal täglich 1 bis 2 Teelöffel davon. Ein wundervolles und einfach herzustellendes luststeigerndes Mittel!

Gokshura (Tribulus terrestris)

Eine weitere bedeutende aphrodisierende Heilpflanze ist Gokshura. Sie wirkt vor allem auf das Urogenitalsystem, insbesondere die Nieren, und wird meistens in Kombination mit Withania oder Mucuna gegeben. Daneben hilft sie sehr gut bei Nierensteinen und als mildes harntreibendes Mittel ohne austrocknende Eigenschaft.

Shilajit (Schieferöl)

Shilajit ist ein mineralisches Präparat, das eine sehr aufbauende Wirkung auf das Urogenitalsystem besitzt. Bei uns ist es bekannt als »Schieferöl«. In der Ayurveda wird es in einem Kräutersud ausgekocht und so besser verträglich gemacht. Gereinigtes Schieferöl eignet sich vor allem für Männer, die zu Übergewicht neigen.

Vorsicht! Das Präparat darf bei erhöhten Harnstoffwerten oder bei Gicht auf keinen Fall eingenommen werden!

Daneben existieren Dutzende andere aphrodisierende Mittel, die sich vom Laien aber nicht selbst herstellen lassen. Erwähnt sei hier lediglich noch ein sehr exzellentes klassisches Präparat aus der ayurvedischen Alchemie. Dabei werden spezielle Quecksilberverbindungen hergestellt, welche die Wirkung der Substanzen, mit denen es vermischt wird, um ein Vielfaches steigern können. Ein solches Medikament ist »Basant Kusumarka Rasayana«. Seine wichtigsten Zutaten sind Gold, Perlen und Amber – teure Ingredienzien also. Und kostspielig ist es auch – es sollte nur von einem Hersteller bezogen werden, der absolutes Vertrauen unter Ayurveda-Ärzten genießt. (Aber es ist natürlich nicht jedermanns Sache, quecksilberhaltige Substanzen einzunehmen!) Verschiedene Rezepte für Speisen, die Ihre Lust steigern, finden Sie im Kapitel »Fürstlich essen« (Seite 97).

Interessant ist im Zusammenhang mit Aphrodisiaka für den Mann außerdem, dass Ayurveda sieben verschiedene Arten von Impotenz kennt. Bhavamishra nennt sie in Bhavaprakasha (Uttara Khanda, Kapitel 1, Vers 8). Da gibt es Impotenz, die bedingt ist durch:

1. emotionales Trauma
2. falsche Ernährung (zu scharfe, salzige und saure Speisen erhöhen Pitta und vermindern das Fortpflanzungsgewebe)
3. zu viel Sex ohne regelmäßige Einnahme von Aphrodisiaka
4. Geschlechtskrankheiten
5. Verletzung der Geschlechtsteile
6. falsche Enthaltsamkeit (starke sexuelle Wünsche, die lange unterdrückt werden)
7. angeborene Defekte

Die erste Art entsteht, wenn ein Mann, der den Koitus sucht, emotional verletzt oder einer für ihn unerträglichen Situation ausgesetzt wird. Diese Verletzungen müssen aber nicht zu Hause, sondern können auch am Arbeitsplatz geschehen. Die Einnahme von aphrodisierenden Mitteln allein wird solche Zustände natürlich nicht bereinigen. Hier sind vor allem eine einfühlsame Partnerin und enge Freunde, mit denen man sich aussprechen kann, wichtig. Die fünfte und die siebte Form der Impotenz galten früher als unheilbar.

Erotik und Sexualität spielerisch wiederentdecken

»Die Essenz dieser beseelten Welt bildet eine mit sämtlichen weiblichen Qualitäten ausgestattete Frau. Jede Frau erscheint wunderschön, wenn sie in Liebe vereint ist mit einem Mann. Eine erfüllte Sexualität verleiht ihr übernatürliche Kräfte.«

(Vagbhata: Ashthanga Samagraha, Uttara Sthana, Kapitel 50, Vers 4)

Erfüllte Liebe macht schön und stark und dafür braucht man vor allem eines: Zeit. Aber – ist in Ihrem mit Terminen angefüllten Tag überhaupt Zeit für Sinnlichkeit, Erotik und Sex? Wie viel Zeit? Wenn Stress und Zeitdruck Ihren Alltag und damit auch Ihre Partnerschaft bestimmen, hat Erotik kaum eine Chance. Falls Sie es überhaupt nicht erotisch finden, Liebe vorauszuplanen und lieber auf Spontanität vertrauen, Ihre Zeit aber öfters nur für einen Quicky reicht (das heißt für schnellen Sex zwischendurch), wird Ihre Beziehung auf Dauer so nicht überleben.

Wir können in der Ayurveda die Grundzüge der verschiedenen Charaktere durch die Zuordnung zu den sieben Konstitutionstypen (siehe gleichnamiges Kapitel, Seite 36) gut einschätzen und so oft schwierige Zustände mit relativ einfachen Tipps vermeiden oder ausgleichen und damit »heilen«. Da die psychischen Energien ebenfalls berücksichtigt werden, fügen sich alle Fäden zu einem Netz zusammen und können über Ayurveda-Anwendungen oder eine Kur zu einem schönen Kunstwerk werden. Nehmen wir den Menschen als Ganzes wahr und behandeln wir ihn in seiner Ganzheit, so führt das zur psychischen Gesundheit – und wenn die Psyche gesund ist, kann sich der Körper schneller regenerieren und Krankheit kann geheilt werden. Also machen Sie sich auf und fahren Sie (am besten getrennt!) zur Ayurveda-Kur. Danach werden Sie sich wie neugeboren fühlen! Sie können die Welt wieder mit neuen Augen sehen und ihre alltäglichen Probleme von

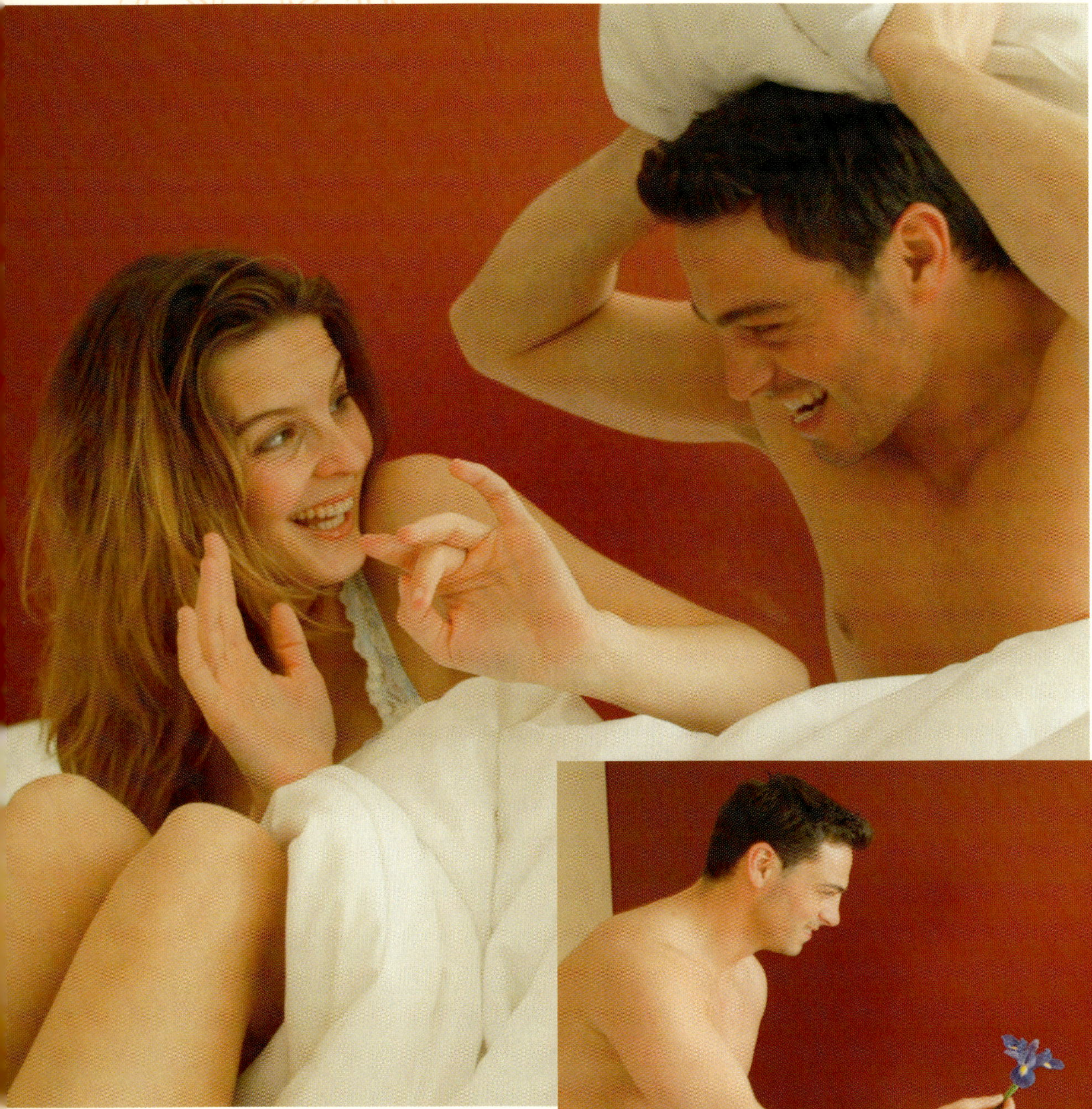

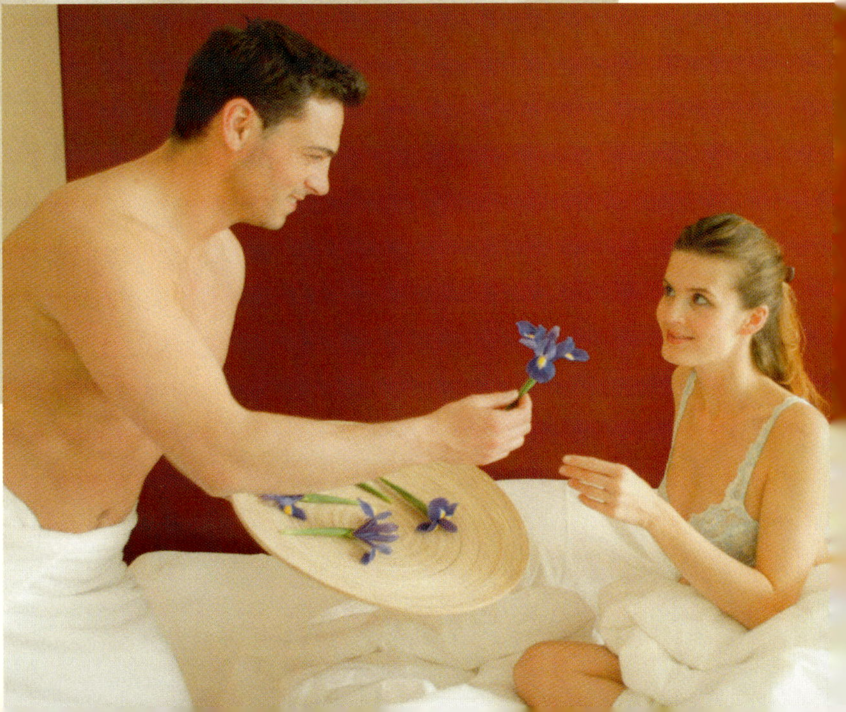

gestern viel leichter meistern. Informieren Sie sich aber unbedingt an fachkundiger Stelle (eine Kontaktadresse finden Sie im Anhang, Seite 230).

Eine solche Kur getrennt zu machen ist deshalb angezeigt, weil schon die vorbereitenden Maßnahmen ein Sich-nach-innen-Kehren bewirken. Gleichzeitig bekommt man eine sehr »dünne« emotionale Haut und verspürt oft den Wunsch allein zu sein. Ein Partner, der helfen möchte, wird abgewiesen oder er ist Ihnen sehr lästig. Sie fühlen sich völlig entblößt. Therapeutische Hilfe steht bei einer solchen Kur rund um die Uhr zur Verfügung. Die Erfahrung zeigt, dass in dieser Situation oft lang schwelende Konflikte einer Partnerschaft aufsteigen, wobei die Kraft fehlt, sie zu verarbeiten. Sie brauchen all Ihre Energie für die Kur und haben nichts übrig für Ihren Partner.

Die fünf Arten der Liebe

Liebe ist der Nektar, von dem wir alle leben; es gibt ihn quasi in fünf verschiedenen »Geschmacksrichtungen«. Diese kommen zum Teil in einer Partnerschaft vor und natürlich auch außerhalb. Ihre reine und ursprüngliche Form soll aus der transzendentalen Welt stammen – von dem Ort, von dem wir uns vor unvorstellbar langer Zeit entfernt haben; wo unsere tatsächliche Heimat liegt, nach der wir uns alle bewusst oder unbewusst sehnen. Die Liebe in unserer Welt ruft die Erinnerung an jene andere, vollkommene Welt wach ... und so kommt es, dass wir reine uneigennützige Liebe als höchstes, wenn nicht göttliches Gut betrachten und glauben, sie habe weder Anfang noch Ende. Liebe öffnet die Pforten unseres Bewusstseins, wir schlüpfen aus unserem Kokon, der kleinen ichbezogenen Raupenwelt, und werden zum Schmetterling, wenn wir lieben. In der Liebe liegt ein ungeheures Kräftepotenzial, so stark, dass sie die harte, undurchdringliche Schale des materiellen Kosmos durchbrechen und ein Lebewesen zu seinem wirklichen Ursprung zurückführen kann. Kein Wunder also, dass wir alle nach diesem Nektar der Liebe streben. Nun aber zu den fünf Formen der Liebe:

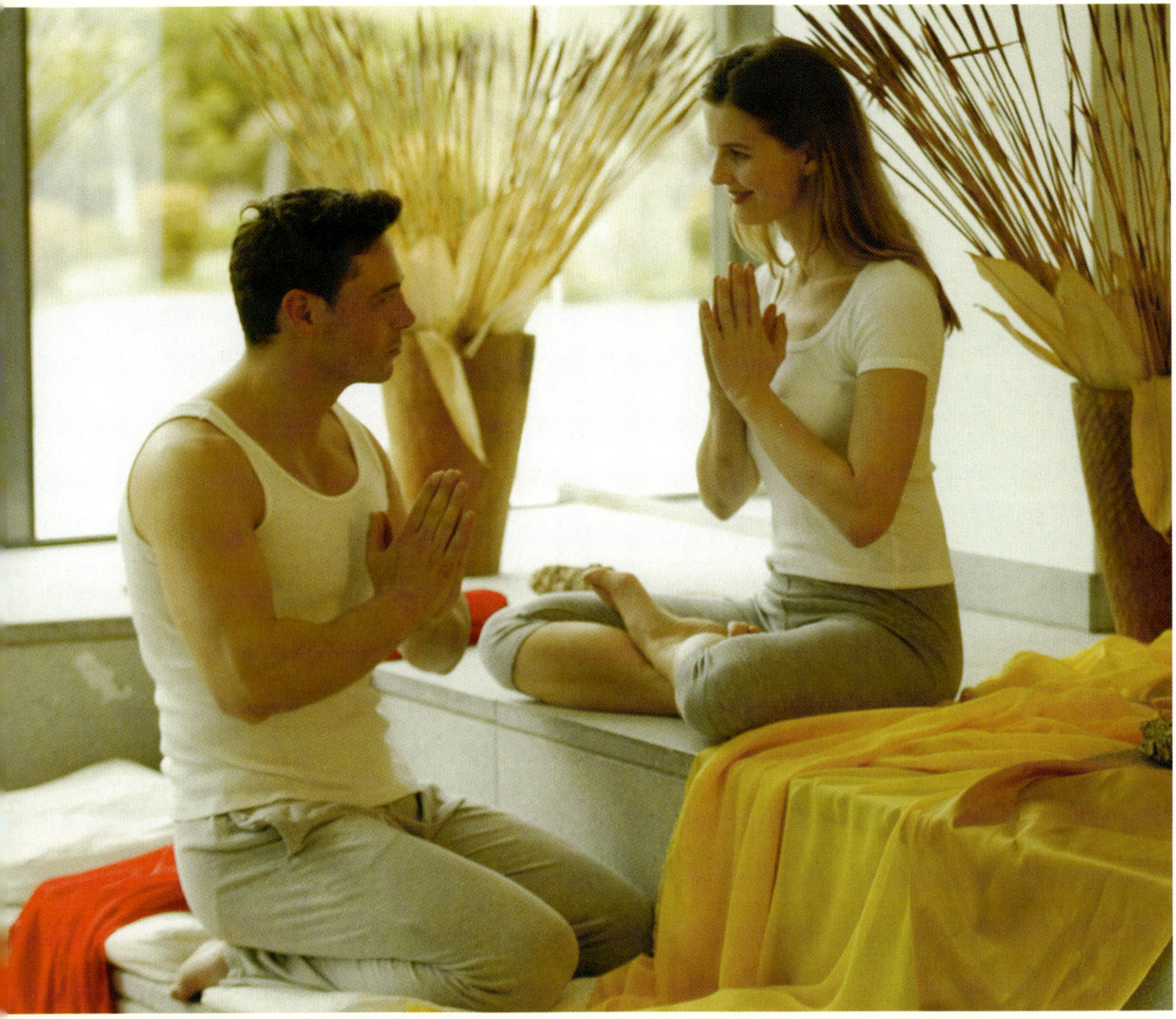

1. Die erste Art der Liebe ist eine *neutrale*. Sie lieben die Natur, eine bestimmte Gegend, Menschen, Frauen oder Männer insgesamt, Hunde als Tiergattung oder Blumen. Das Objekt Ihrer Liebe verhält sich neutral, es erwidert Ihre Liebe nicht auf eine bestimmte Art, sondern allein durch seine Existenz.

2. Die *freundschaftliche* oder zweite Form der *Liebe* besitzt die Dynamik der Erwiderung. Freundschaft ist nur unter gleichwertigen Partnern möglich. Hier wollen viele Probleme des Alltags gemeinsam gelöst werden. Sexualität gehört nicht dazu.
3. Die *elterliche Liebe* – die dritte Form – fließt von Eltern zu ihren Kindern. Sie besitzt einen hohen Rang, denn sie ist völlig uneigennützig, was eine Freundschaft nicht ist (sie soll nämlich einen gerechten Ausgleich von Geben und Nehmen beinhalten). Elterliche Liebe aber bedeutet, dass die Eltern alles für ihre Lieben tun, ohne etwas dafür zu erwarten.
4. In der *partnerschaftlichen oder ehelichen* Liebe als vierte Art schaffen Vertrauen und Intimität die Basis für eine dauerhafte Beziehung und man geht langfristige finanzielle und soziale Verpflichtungen ein. Ein Netz, aus dem wir uns nur mit großer Mühe und gegen den Strom lösen können. Liebe und Sexualität müssen in einer solchen Beziehung intensiv gepflegt werden. Oft ist ein Mangel an Zärtlichkeit und Sexualität dafür verantwortlich, dass eine Partnerschaft oder Ehe früher oder später auseinander bricht.
5. *Die oder der Geliebte außerhalb der Ehe* wird als die höchste Form der Liebe angesehen. Hier, in der fünften Form der Liebe, tragen beide das größte Risiko: Sie können alles verlieren, auch ihren sozialen Status; sie kümmern sich nicht um gängige moralische Regeln und Vorstellungen. Die Zeit, die sie miteinander verbringen, ist erfüllt von absoluter Leidenschaft und Zweisamkeit, Alltag gibt es nicht. »Ich verfluche meine Augenlider, denn jedes Mal, wenn ich sie schließen muss, kann ich dein wunderschönes Antlitz nicht sehen«, sagt Radha im *Shrimad Bahagavad Purana* (Kapitel 10) zu ihrem geliebten Krishna. Ist man zusammen, so ist die Liebe gegenwärtig und in der Trennung verstärkt sie sich noch. Schlafen, Essen und Arbeit haben keine Bedeutung mehr. Man zählt nur noch die Herzschläge bis zum nächsten Rendezvous. Diese Form der Liebe ist *Madhurya Rasa* oder die »süßeste, intensivste aller sinnlichen Erfahrungen«. Das ist der Grund, warum es sehr schwierig ist, eine außereheliche Beziehung in eine eheliche umzuwandeln. Die Intensität der Liebe wandelt sich zwangsläufig, wenn Alltag einkehrt.

Zeit für Zärtlichkeit

Die Sinnlichkeit, das heißt mit den eigenen Sinnen erfassen, was schon von Babys und Kleinkindern wahrgenommen wird, ist der erste Kontakt mit dem eigenen Körper und auch da können wir Wege bahnen, indem wir mit Zärtlichkeit und Liebe den Kontakt zu unseren Kindern pflegen und ihn als Eltern im Alltag leben.

Und nun: Überlegen Sie sich bitte ehrlich: Wann sind Sie das letzte Mal so richtig schön gestreichelt und liebkost worden ... einfach nur so? Streicheleinheiten für den Körper sind immer auch Streicheleinheiten für die Seele. Leider werden Erwachsene nicht oft genug zärtlich gestreichelt. Es gibt nie zu viele Streicheleinheiten für Erwachsene! Unsere Kinder bekommen vielleicht noch liebevolle Zuwendung – und manchmal auch kranke Menschen. So ist für manche leider die Flucht in die Krankheit die einzige Möglichkeit, genügend Beachtung zu bekommen. Wir alle brauchen viel mehr Zuneigung und Zärtlichkeit, als uns überhaupt bewusst ist. Nicht selten geschieht es, dass vor allem Frauen bei der Ayurveda-Massage zu weinen beginnen. Die Lieblosigkeit oder Achtlosigkeit ihrer Partner hat sie im Laufe der Zeit erstarren lassen. Und bei der Massage werden die Gefühle auf einmal wieder wach. Die Sehnsucht nach Zärtlichkeit, nach liebevollem Umgang mit dem Körper ist plötzlich wieder ganz gegenwärtig und macht umso mehr bewusst, wie sehr sie sich diese Zuneigung wünschen würden.

Wollen Sie über Jahre hinweg schönen Sex haben, so können folgende Voraussetzungen wichtig sein:

- ein liebevoller Partner, der sich Zeit nimmt und auf Sie eingeht
- lustvolle Gedanken, um sich innerlich bereit zu machen
- eine entspannte Atmosphäre
- kein Zeitdruck (keine Kinder oder anderen Menschen, die plötzlich im Zimmer stehen könnten)
- romantische Musik oder Natur pur
- kein zu üppiges Essen und Trinken vorab

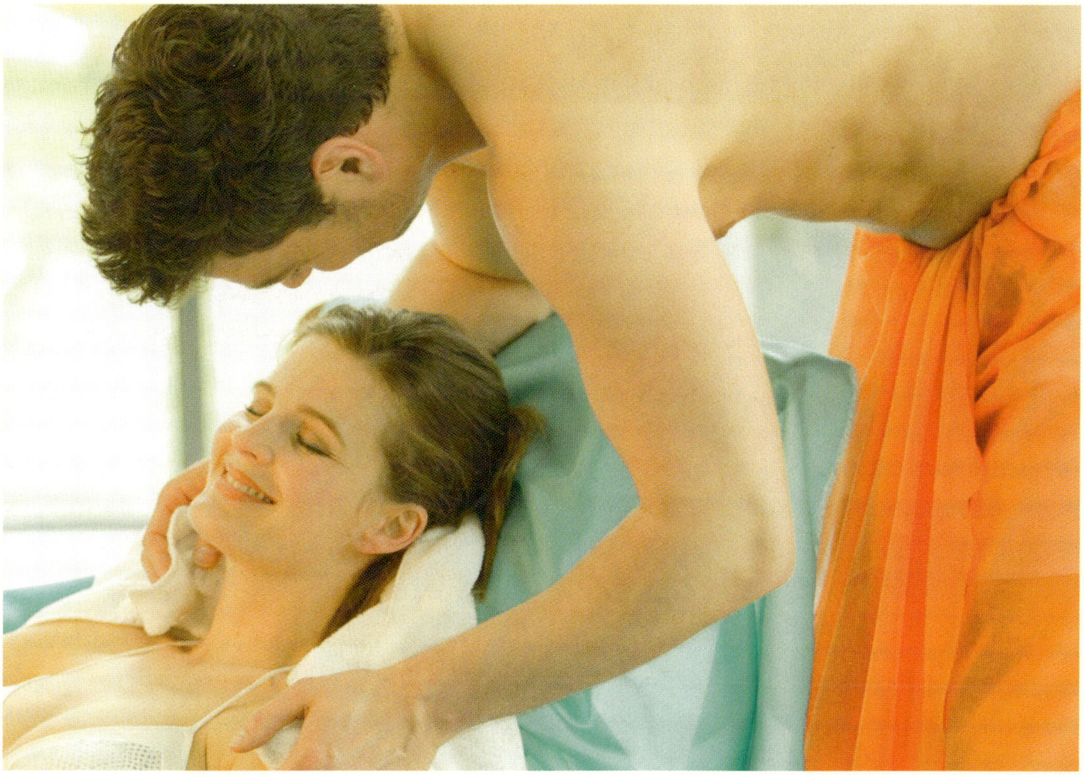

Möchten Sie wundervoll anregenden Sex, und das über Jahre hinweg, so können Sie die folgenden Anregungen beherzigen:

- Teilen Sie Ihrem Partner vorher mit, dass Sie sich ganz allein mit ihm treffen möchten ...
- Vereinbaren Sie einen Termin mit dem geliebten Menschen und arbeiten Sie darauf hin.
- Erzählen Sie Ihrem Partner Ihre geheimsten Wünsche.
- Tragen Sie Dessous, die erregen (auch Frauen bekommen weiche Knie, wenn er einen erotischen Slip trägt)
- Ein besonderer Ort, etwa ein lauschiges Plätzchen in der Natur oder die Suite im Nobelhotel, kann neue Perspektiven eröffnen.
- Ein Besuch bei Pediküre, Maniküre, Friseur, bevor Sie sich treffen (und dabei an Sex denken!), mögen Sie anregen.

- Tragen Sie ein schönes Kleid (auch mal ohne Unterwäsche!) und machen Sie ihn beim Essen ganz zufällig darauf aufmerksam. Ein attraktiv gekleideter Mann, der seine Männlichkeit natürlich zum Ausdruck bringt, das lässt so manche Frau schwach werden.
- Legen Sie ein erotisches Gedicht auf den Schreibtisch Ihres Geliebten oder ins Auto.
- Spielen Sie ein Spiel (zum Beispiel allein im Restaurant warten und ein erstes Kennenlernen spielen!) Flüstern Sie ihm oder ihr liebevolle, vielleicht auch erotische, sinnliche Worte ins Ohr…
- Ihrer Fantasie sind keine Grenzen gesetzt! Alles, was Ihnen beiden Freude, Spaß und Lust macht, ist erlaubt!

Streichle mich…

Bereiten Sie sich Ihren Wohlfühl-Raum vor. Zünden Sie Kerzen an, lassen Sie Ihre Lieblingsmusik erklingen und stellen Sie Blumen auf – Pralinen machen sich immer gut. Sorgen Sie dafür, dass Sie für lange Zeit ungestört sind: keine ungebetenen Gäste und Telefonanrufe! Besprechen Sie mit Ihrem Partner, ob Sie zuerst gemeinsam essen möchten, denn wenn Sie oder der Partner hungrig sind, ist ihr Vergnügen gefährdet. Danach können Sie in den Armen des Partners versinken oder Sie nehmen erst einmal ein gemein-

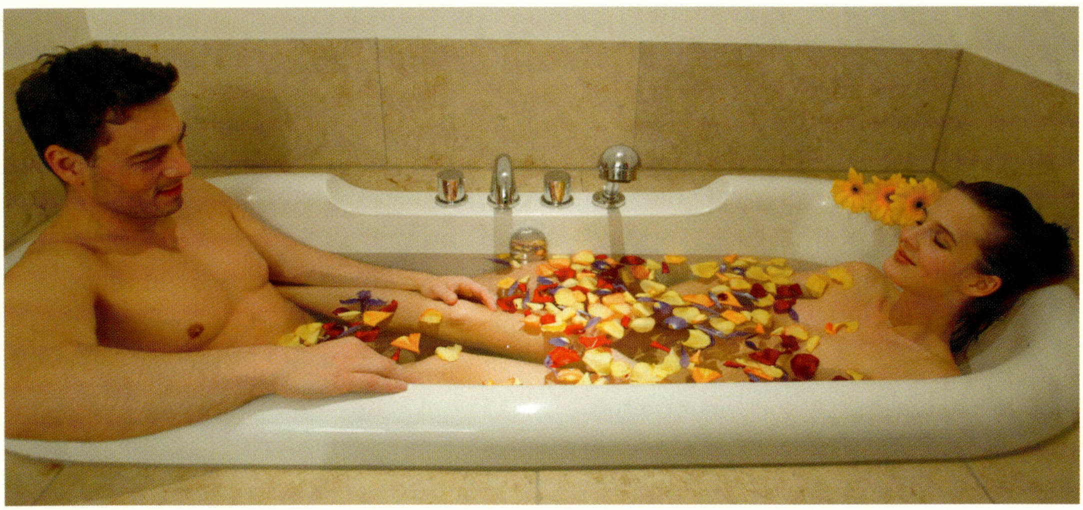

sames Bad. Den Zeitpunkt für Streicheleinheiten können Sie selbst am besten bestimmen. Legen Sie sich aufs Bett oder auf ein bequemes Sofa, den Boden ... oder auf eine Wiese. Achten Sie darauf, dass Sie wirklich entspannt liegen. Nehmen Sie ein paar »Streichelutensilien« mit, etwa Federn, Tücher, Blumen ... und ein Glas Wein oder Champagner! Sprechen Sie mit dem Partner genau ab, wie lange das Streicheln dauern soll. Sie können Ihrem Partner sagen, womit und wo er beginnen soll, oder Sie lassen sich einfach vertrauensvoll fallen. Das Wichtigste ist aber:

- Sie sind zu nichts verpflichtet!
- Sie lassen sich nach Strich und Faden verwöhnen!
- Sie können sich drehen, strecken, hineinwühlen in Wohligkeit und Sinnlichkeit!
- Sie sind das strahlendste Wesen in diesem Universum und jetzt geht alles allein darum, dass es Ihnen gut geht und Sie sich wohl fühlen!
- Sie können nach dem Streicheln die tollste Liebesnacht Ihres Lebens erleben oder einfach in einen himmlischen Traum voller Zufriedenheit fallen und schlafen wie ein kleines Kind!
- Genießen Sie in vollen Zügen!

Der Fluss des Liebesnektars

Die Weisen des alten Indien erforschten Sexualität auf wissenschaftliche Art und Weise; so erreichten sie tiefe Einsichten in die feinsten geistigen und körperlichen Funktionen. Ein ausgezeichnetes Beispiel dafür ist die antike Lehre der *Marma*, der Vitalpunkte des Körpers: An diesen Stellen finden sich nicht nur wichtige anatomische Strukturen, sondern auch feinstoffliche energetische Zentren. An bestimmten Tagen, die in Zusammenhang mit den Mondphasen stehen, sammeln sich in einem oder sogar mehreren solcher Vitalpunkte entweder »Nektar« oder Gift an. Wenn die Zentren, in denen Nektar fließt, auch nur leicht stimuliert und mit Zärtlichkeiten bedacht werden, bewirkt das außerordentliche sexuelle Erregung. Schon ein leichter Schlag auf eine der Stellen hingegen, in denen sich das Gift angesammelt hat, mag sich lebensgefährlich auswirken.

Der Nektar fließt bei der Frau im Gegenuhrzeigersinn, beim Mann im Uhrzeigersinn: Am Neumondtag steigt er bei der Frau von der linken großen Zehe und beim Mann von der rechten großen Zehe das Bein empor und erreicht den Kopf am Vollmondtag. Dann wechselt der Nektar zur gegenüberliegenden Körperhälfte und fließt dort hinab. Wenn wir uns den Stellen liebevoll zuwenden, an denen der Nektar sich ansammelt, wird die sexuelle Energie des Partners verstärkt. Wo genau sich Gift und Nektar im Körper der Frau bzw. des Mannes zu welcher Zeit befinden, das entnehmen Sie der Tabelle Seite 169–172.

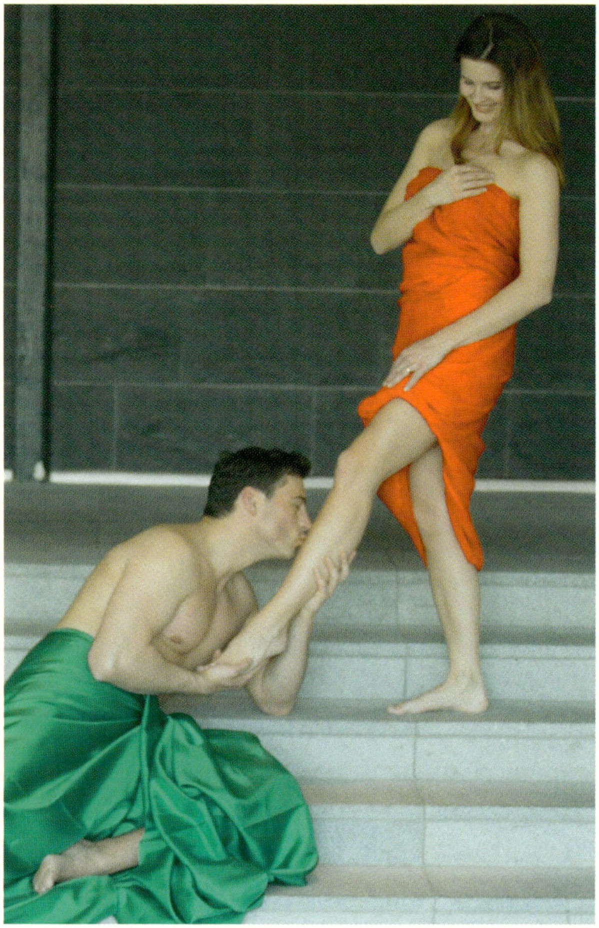

Die Lehre von den Marma wird auch in Chirurgie, Orthopädie und innerer Medizin eingesetzt. Wir benutzen Sie außerdem bei Massagen und anderen physikalischen Maßnahmen. Die Informationen stammen allesamt aus der klassischen Tamil-Literatur wie *Odivu Murivu*, *Panjiharam*, *Panja Patchi* und finden auch spezielle Erwähnung im *Koka Shastra*. Es handelt sich hierbei um bisher kaum beachtete Texte der Siddha-Medizin, die bis heute höchstens fragmentweise ins Englische übersetzt wurden. Vermutlich wird der Fluss der Energien im menschlichen Körper von den Mondphasen reguliert und deshalb werden Empfindlichkeit und Verletzbarkeit an bestimmten Tagen verstärkt oder eben abgeschwächt.

Tag	Vitalpunkt mit Nektar bei der Frau	Vitalpunkt mit Nektar beim Mann	Ansammlung von Gift	Körpersignale
Neumond	linke große Zehe	rechte große Zehe	Zone über dem Nabel	Linien mit dem Fuß auf den Boden zeichnen
1. Tag nach Neumond	linke Fußsohle und linker Unterschenkel	rechte Fußsohle und rechter Unterschenkel	Brustwarze und Genitalien	Fußsohlen und Handflächen reiben
2. Tag nach Neumond	vorderer unterer Bereich des linken Knies, Handrücken und Handfläche links	vorderer unterer Bereich des rechten Knies, Handrücken und Handfläche rechts	Nabel, gegenüberliegende Hand	unbewusste nasale Geräusche während des Sprechens
3. Tag nach Neumond	Zentrum der Kniekehle links und vorderer unterer Bereich des Knies	Zentrum der Kniekehle rechts und vorderer unterer Bereich des Knies	Nackenansatz und gegenüberliegendes Bein	unbewusste nasale Geräusche während des Sprechens
4. Tag nach Neumond	linker Oberschenkel und rechte Brustwarze	rechter Oberschenkel und linke Brustwarze	Kinn	ein Bein über das andere schlagen und wippen
5. Tag nach Neumond	Geschlechtsorgane und Unterbauch	Geschlechtsorgane und Unterbauch	linke Achselhöhle und Schulter bei der Frau; rechts beim Mann	mit den Hüften schwingen, sich immer wieder schön machen
6. Tag nach Neumond	Nabel und linke Hüfte	Nabel und rechte Hüfte	Brust und Stirn	lachen
7. Tag nach Neumond	über dem Nabel	über dem Nabel	Stirnchakra (zwischen den beiden Augenbrauen) und Brust	keine

Tag	Vitalpunkt mit Nektar bei der Frau	Vitalpunkt mit Nektar beim Mann	Ansammlung von Gift	Körpersignale
8. Tag nach Neumond	Oberbauch und Brust	Oberbauch und Brust	Scheitelchakra	keine
9. Tag nach Neumond	Halsansatz und Mitte des Rückens	Halsansatz und Mitte des Rückens	linke Schulter u. rechte Fußspitze bei der Frau; rechte Schulter und linke Fußspitze beim Mann	keine
10. Tag nach Neumond	linker Unterarm, linke Seite des Kinns und rechte Brustwarze	rechter Unterarm, rechte Seite des Kinns und linke Brustwarze	Fußsohle und Mund	keine
11. Tag nach Neumond	rechte Achselhöhle und Mund	linke Achselhöhle und Mund	linker Unterschenkel und Unterarm bei der Frau; rechts beim Mann	keine
12. Tag nach Neumond	Nacken und Augen	Nacken und Augen	Brustwirbelsäule und linkes Knie bei der Frau; Brustwirbelsäule und rechtes Knie beim Mann	keine
13. Tag nach Neumond	Stirnchakra (drittes Auge) und Brustbereich	Stirnchakra (drittes Auge) und Brustbereich	rechte Seite des Kinns und rechte Brustwarze bei der Frau; linke Seite des Kinns und inke Brustwarze beim Mann	keine

Tag	Vitalpunkt mit Nektar bei der Frau	Vitalpunkt mit Nektar beim Mann	Ansammlung von Gift	Körpersignale
Vollmond	Scheitel und Nackenansatz	Scheitel und Nackenansatz	Nacken und rechter Oberschenkel bei der Frau; Nacken und linker Oberschenkel beim Mann	keine
1. Tag nach Vollmond	Stirnchakra (drittes Auge) und Brustbereich	Stirnchakra (drittes Auge) und Brustbereich	Lippen und linke Brustwarze bei bei der Frau; Lippen u. rechte Brustwarze beim Mann	keine
2. Tag nach Vollmond	Nacken und Augen	Nacken und Augen	Brustwirbelsäule und rechtes Knie bei der Frau, Brustwirbelsäule und linkes Knie beim Mann	keine
3. Tag nach Vollmond	linke Achselhöhle und Mund	rechte Achselhöhle und Mund	rechter Unterschenkel und Unterarm bei der Frau; links beim Mann	keine
4. Tag nach Vollmond	rechter Unterarm, rechte Seite des Kinns und linke Brustwarze	linker Unterarm, linke Seite des Kinns und rechte Brustwarze	Fußsohle und Mund	keine
5. Tag nach Vollmond	Halsansatz und Mitte des Rückens	Halsansatz und Mitte des Rückens	rechte Schulter u. linke Fußspitze bei der Frau; linke Schulter u. rechte Fußspitze beim Mann	keine

Tag	Vitalpunkt mit Nektar bei der Frau	Vitalpunkt mit Nektar beim Mann	Ansammlung von Gift	Körpersignale
6. Tag nach Vollmond	Oberbauch und Brust	Oberbauch und Brust	Scheitelchakra	keine
7. Tag nach Vollmond	über dem Nabel	über dem Nabel	Stirnchakra (zwischen Augenbrauen) und Brust	keine
8. Tag nach Vollmond	Nabel und rechte Hüfte	Nabel und linke Hüfte	Brust und Stirn	lachen
9. Tag nach Vollmond	Geschlechts-organe und Unterbauch	Geschlechts-organe und Unterbauch	rechte Achsel-höhle und Schulter bei der Frau; links beim Mann	mit den Hüften schwingen, sich immer wieder schön machen
10. Tag nach Vollmond	rechter Ober-schenkel und linke Brustwarze	linker Ober-schenkel und rechte Brustwarze	Kinn	ein Bein über das andere schlagen und wippen
11. Tag nach Vollmond	Zentrum der Kniekehle rechts und vorderer unterer Bereich des Knies	Zentrum der Kniekehle links und vorderer unterer Bereich des Knies	Nackenansatz und gegenüber-liegendes Bein	unbewusste nasale Ge-räusche wäh-rend des Sprechens
12. Tag nach Vollmond	vorderer unterer Bereich des rechten Knies, Handrücken und Handfläche rechts	vorderer unterer Bereich des linken Knies, Handrücken und Handfläche links	Nabel, gegen-überliegende Hand	unbewusste nasale Ge-räusche wäh-rend des Sprechens
13. Tag nach Vollmond	rechte Fußsohle und rechter Unterschenkel	linke Fußsohle und linker Unterschenkel	Brustwarze und Genitalien	Fußsohlen und Handflächen reiben

Yoga für das Bett

Als »Yoga für das Bett« werden die erotischen Wissenschaften im *Thirumathiram* bezeichnet. Wie kommt es, dass bekannte Heilige des Altertums wie Thirumular solche Praktiken in ihren Werken nicht nur erwähnten, sondern sogar empfahlen? – Der wichtigste Brennstoff, um das Feuer in den spirituellen Zentren, den Chakra, zu entfachen, ist die sexuelle Energie. Sexualität verbindet Geist und Materie und so können Yoga und Sexualität nicht voneinander getrennt werden.

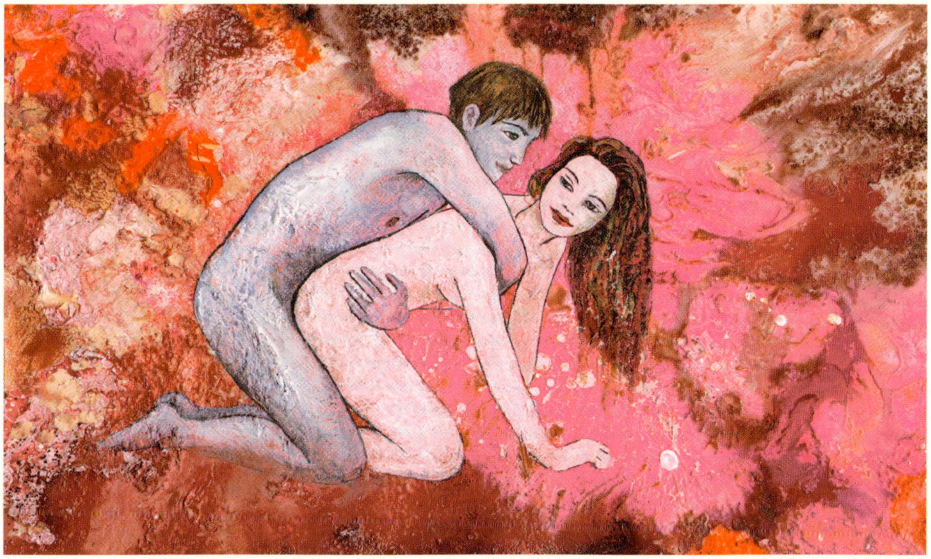

Die sechs Yoga-Übungen, die wir Ihnen hier ans Herz legen möchten, stellen nur einen kleinen Teil der Möglichkeiten dar, durch welche die höheren Energien auf die körperlichen einwirken können. Eigentlich wird im Yoga angestrebt, sexuelle Energie in feinstoffliche Energie umzuwandeln, die sich dann als paranormale Fähigkeiten, hohe körperliche oder geistige Immunität oder rein spirituelles Potenzial manifestieren kann. In *Ayurveda-Kamasutra* mögen die Stellungen Ihre sexuelle Energie anregen und Disharmonien ausgleichen. Machen Sie die folgenden Übungen als Übungsreihe, das heißt, führen Sie die Stellungen nacheinander aus – und versuchen Sie, die Übergänge fließend zu gestalten.

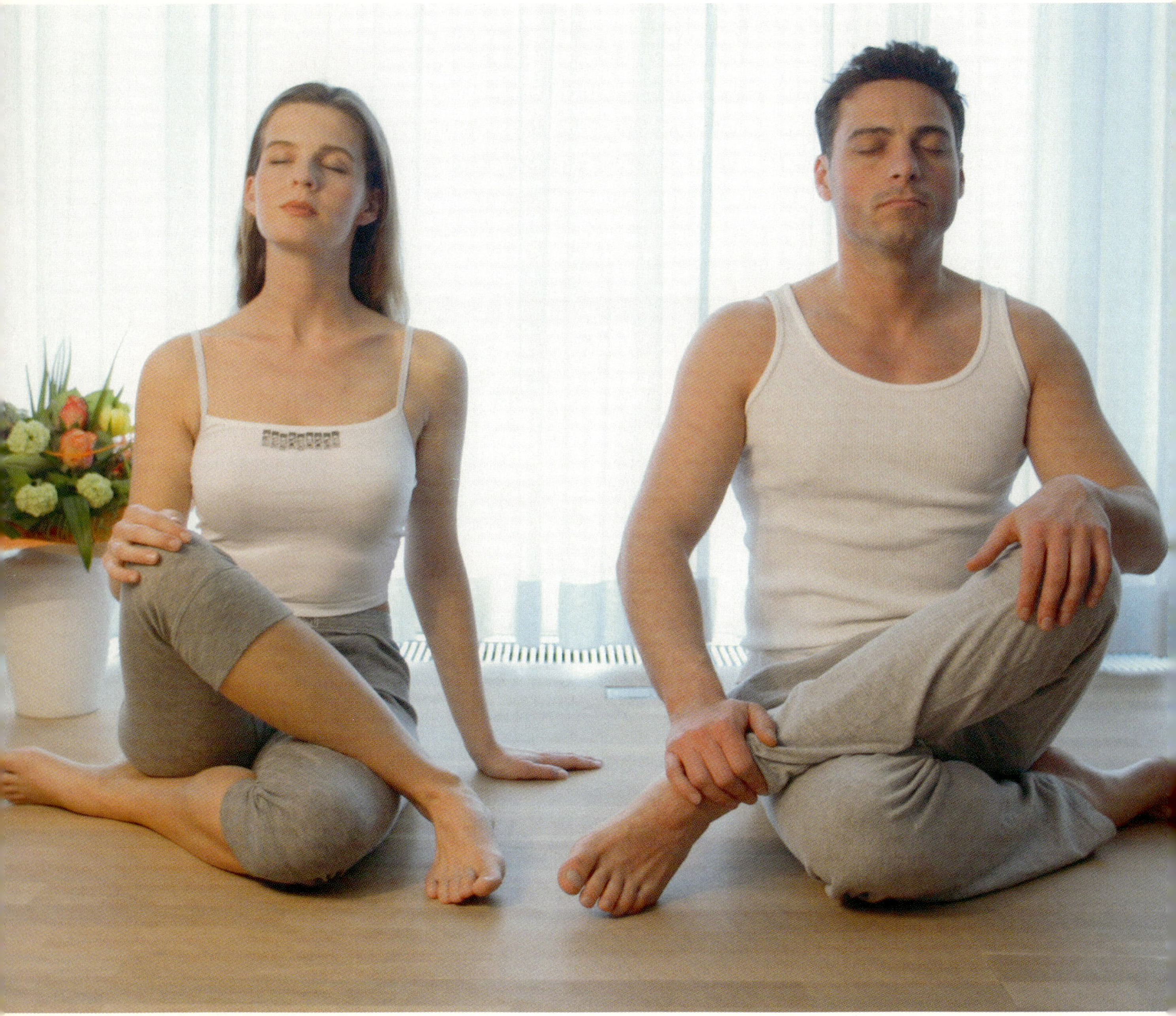

1. *Vrishasana* – Stärkungshaltung

Diese Übung stärkt und reguliert die beiden unteren Chakras und damit die sexuelle Energie im menschlichen Körper. Frauen profitieren durch eine verbesserte Durchblutung der Fortpflanzungsorgane, das bedeutet, dass die Hormone besser reguliert werden und Verwachsungen, Myome oder Zysten seltener auftreten. Männer erhalten mehr Kontrolle über Erektion und Samenerguss.

Übung:

Setzen Sie sich mit ausgestreckten Beinen auf den Boden. Ziehen Sie den rechten Fuß zum Körper hin, die Ferse liegt am linken Hüftgelenk an. Dann heben Sie den linken Fuß auf den rechten Oberschenkel – so nahe wie möglich an das rechte Hüftgelenk heran. Falls Ihnen das nicht gelingt oder es schmerzhaft für Sie ist, legen Sie den linken Fuß einfach vor den rechten Unterschenkel, so nah wie möglich an diesen heran. Entspannter sind Sie, wenn Sie mit der Kante Ihres Pos, also gerade so mit den Sitzbeinhöckern, auf einem Meditationskissen sitzen. Legen Sie Ihre linke Hand auf das linke Knie und die rechte Hand auf die Verse oder auf den Boden. Achten Sie darauf, dass Ihr Rücken aufrecht ist. Ihre Augen sind geschlossen. Atmen Sie einfach durch die Nase ein und aus. Lassen Sie den Atem einfach fließen. Bleiben Sie 2 bis 5 Minuten in dieser Haltung.

Führen Sie nun die Übung aus, indem Sie den rechten Fuß auf den linken Oberschenkel legen oder an den linken Unterschenkel und bleiben Sie wieder 2 bis 5 Minuten in dieser Stellung. – Ihr Atem fließt dabei einfach ... ein und aus.

2. *Bhadrasana* – Prismahaltung

Diese Haltung ist auch unter der Bezeichnung »die Haltung, welche die Sinne beschützt« bekannt. Sie wurde ursprünglich dazu genutzt, die sexuelle Energie vollkommen unter Kontrolle zu halten. Hier wollen wir die gewonnene Kraft aber nutzen, um den Orgasmus hinauszuzögern. Wie wir bereits erfahren konnten, besitzt die Frau eine viel stärkere sexuelle Kraft, die sich darin äußert, dass sie länger braucht, um zum Höhepunkt zu gelangen. Oft ist sie erst mal ein wenig erregt, wenn der Mann schon zum Orgasmus kommen könnte. Das kann zu ernsthaften Spannungen in einer Beziehung führen. Diese Übung hilft dem Mann, seinen Orgasmus besser zu kontrollieren und damit mehr Zeit für Zärtlichkeit während des Aktes zu entwickeln. Bei der Frau wirkt sie eher umgekehrt: Sie entspannt und löst den Unterleib. Die Übung lockert außerdem die Hüftgelenke, dehnt die innere Oberschenkelmuskulatur, erhöht die Durchblutung in den Geschlechtsteilen und hilft bei Hämorrhoiden.

Vorsicht! Die Prismahaltung darf auf keinen Fall während der Menstruation oder in der Schwangerschaft geübt werden!

Übung:

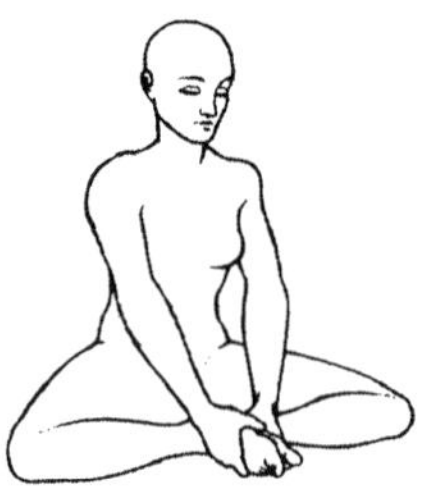

Setzen Sie sich auf den Boden. Legen Sie beide Fußsohlen aneinander und ziehen Sie die Füße so nah an sich heran, bis die beiden Fersen vor Ihrem Schritt liegen. Nun drücken Sie die Knie sanft mit Ihren Armen so weit wie möglich zum Boden hin. Prüfen Sie immer wieder, ob es noch ein bisschen weiter geht, und seien Sie gleichzeitig liebevoll mit sich selbst. Die Übung ist am Anfang nicht leicht. Lehnen Sie sich deshalb mit dem Rücken an eine Wand. Atmen Sie entspannt und regelmäßig durch die Nase ein und aus. Halten Sie diese Stellung, solange Sie können und wollen.

3. *Naukasana* – Kanuhaltung

Oft ist uns beim Sex vor allem unser Bauch im Weg. Hier soll es nicht um das Ästhetische, sondern nur ums Praktische gehen: Ein Bäuchlein beider Partner oder ein großer und ein kleiner Bauch können den Penis am tieferen Eindringen in die Vagina hindern. Den Bauch abzuspecken, dabei hilft diese Stellung aufs Vorzüglichste. (Bis es soweit ist, können Sie sich aber mit ein paar Kissen behelfen, die Sie unter den Po der Partnerin legen, so ist es

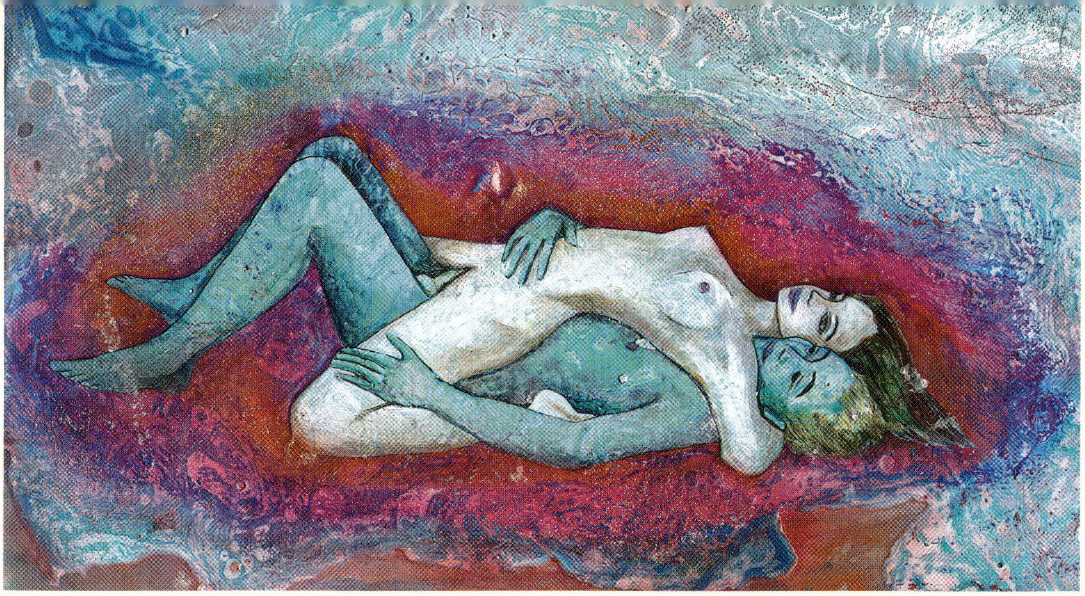

möglich, in einem Winkel einzudringen, wo der Bauch kein Hindernis darstellt. Oder Sie drehen den Spieß gänzlich um und die Frau setzt sich auf den Partner mit Blickrichtung zu seinen Füßen – so wird der Bauch des Partners zu einem wundervoll weichen und praktischen Kissen.) Zusätzlich fördert die Kanuhaltung alle Verdauungsprozesse und hilft gegen Blähungen.

Übung:

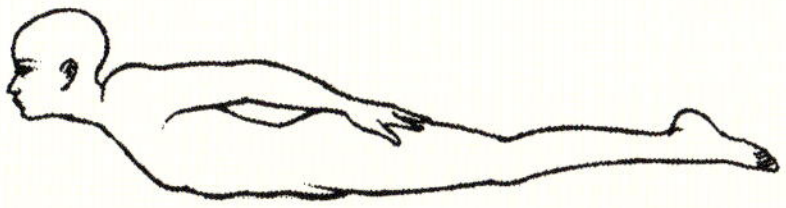

Legen Sie sich bäuchlings auf den Boden, die Stirn berührt die Erde. Verschränken oder legen Sie Ihre Finger auf dem Rücken in Höhe Ihrer Lendenwirbelsäule, die Arme sind also gestreckt. Achten Sie darauf, dass während der Übung Beine und Füße geschlossen bleiben. Atmen Sie tief ein und heben Sie dabei Kopf und Beine vom Boden ab. Auch wenn es nur ein paar Millimeter sind ... Verlieren Sie nicht den Mut, mit jedem Üben werden Sie weiterkommen. Bleiben Sie mit angehaltenem Atem doppelt so lange in der Stellung, wie Sie eingeatmet haben. (Wenn Sie beispielsweise 3 Sekunden lang eingeatmet haben, sollten Sie 6 Sekunden mit angehaltenem Atem in dieser Position bleiben.) Atmen Sie dann so lang aus, wie Sie eingeatmet haben. Entspannen Sie sich für einige Zeit auf dem Bauch, bis Ihre Atmung wieder normal fließt, und wiederholen Sie die Übung.

4. *Sarvangasana* – Kerze

Alle (Sanskrit: *sarva*) Körperteile (*Anga*) werden in dieser Position gestärkt. Der gesamte Rückfluss des Blutes zum Herzen durch die Venen wird angeregt. Das hilft bei Krampfadern an den Beinen, Hoden und im analen Bereich. Besonders aus dem Genitalbereich werden jede Menge Schlacken abtransportiert.

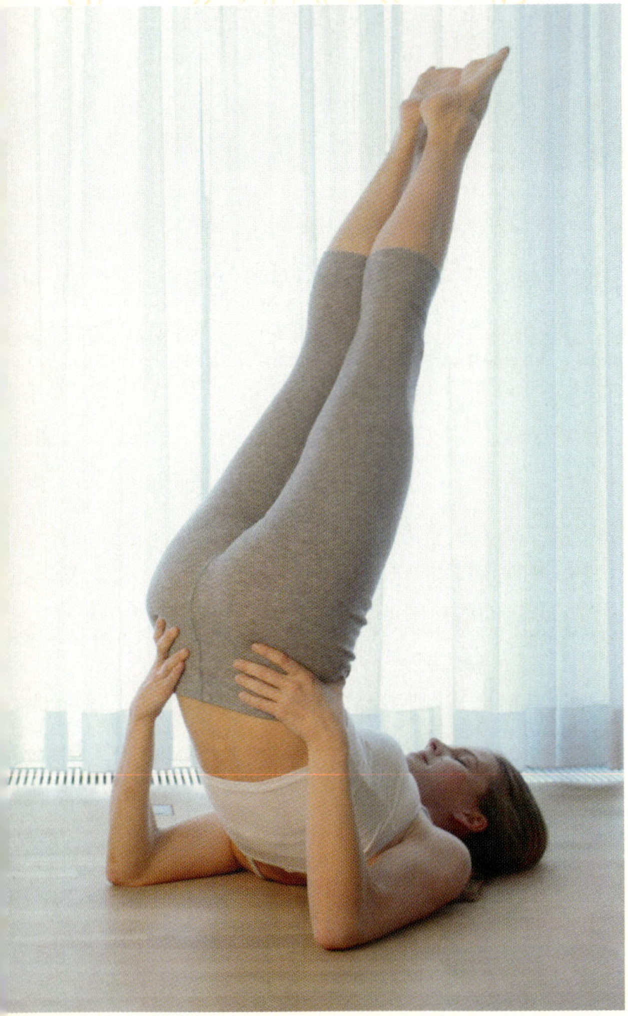

Übung:

Die Übung ist nicht schwer und kann wie die bei uns bekannte Kerze ausgeführt werden. Legen Sie sich flach auf den Rücken. Die Arme sollten hier sehr nah am Körper liegen; bringen Sie die Schulterblätter im Rücken so nah wie möglich zueinander. Heben Sie nun die angewinkelten Beine und die Hüfte vom Boden weg. Schieben Sie die Handflächen unter Ihr Gesäß und stützen Sie so Becken und Beine mit den Armen, strecken Sie Becken und Beine senkrecht langsam nach oben. Im Idealfall bilden Oberkörper, Po und Beine eine vertikale Linie und Sie stehen tatsächlich nur noch auf den Schultern; Ihre Hände stützen Sie im mittleren Bereich des Rückens. Bleiben Sie bis zu 3 Minuten in dieser Position. Atmen Sie tief und regelmäßig durch die Nase ein und aus. Winkeln Sie die Beine an, lassen Sie sie sinken und heben Sie beim Abrollen zuerst den Kopf, damit Sie die Halswirbelsäule nicht belasten. Ruhen Sie nun doppelt so lange in ausgestreckter Haltung.

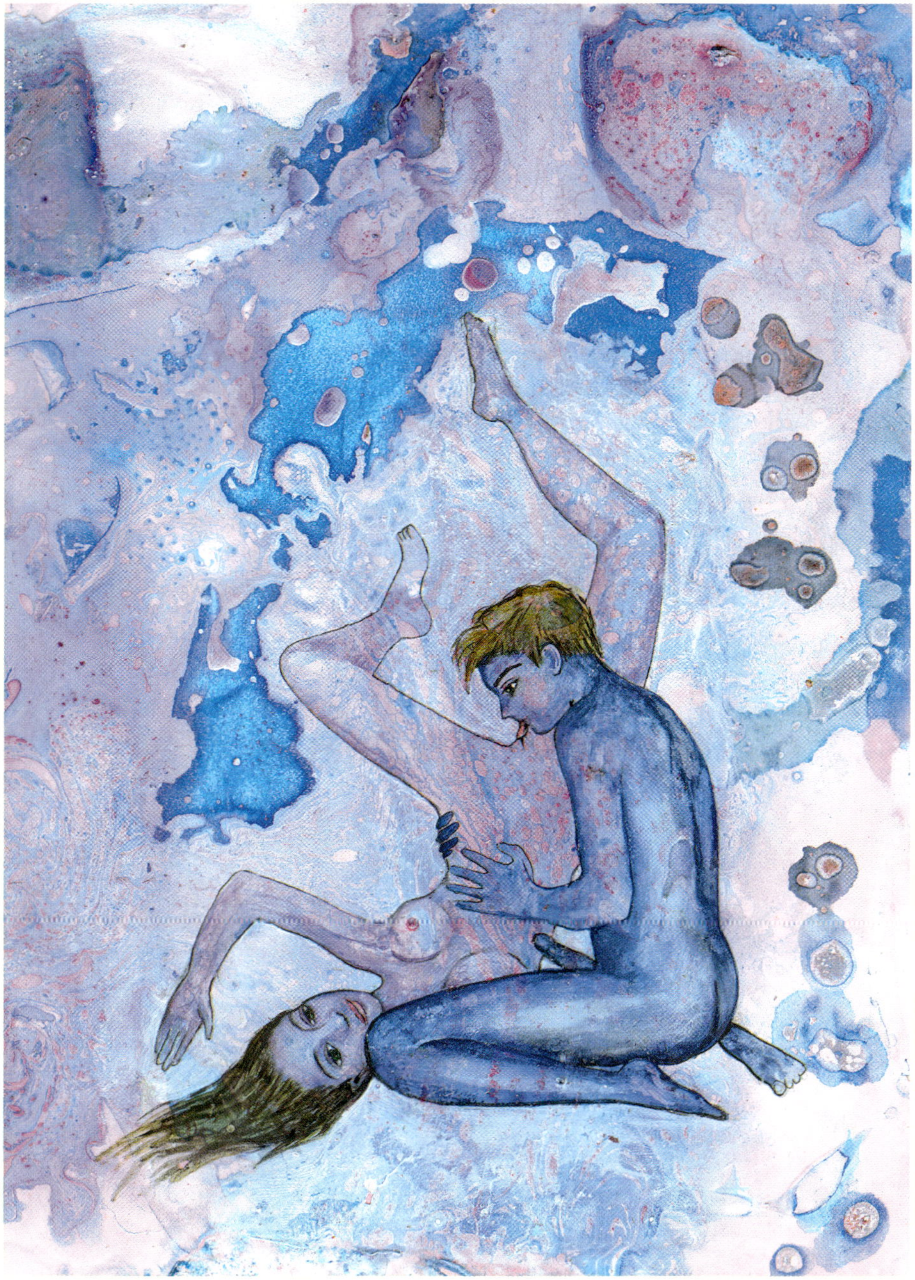

5. *Halasana* – Pflughaltung

Kaum eine Yogaübung besitzt so viel Heilpotenzial wie der Pflug: Er streckt und stärkt die gesamte Rückenmuskulatur, erhöht Spannkraft und Blutzirkulation der Wirbelsäule in ihrer gesamten Länge – und öffnet damit die Bahnen für die Signale vom Gehirn zu Bauch und Genitalien wie auch umgekehrt. Sie »putzt« die wichtigsten Kanäle des Körpers so richtig durch. Ihre Beweglichkeit nimmt zu und so ergeben sich neue, ungeahnte Möglichkeiten beim Liebesspiel.

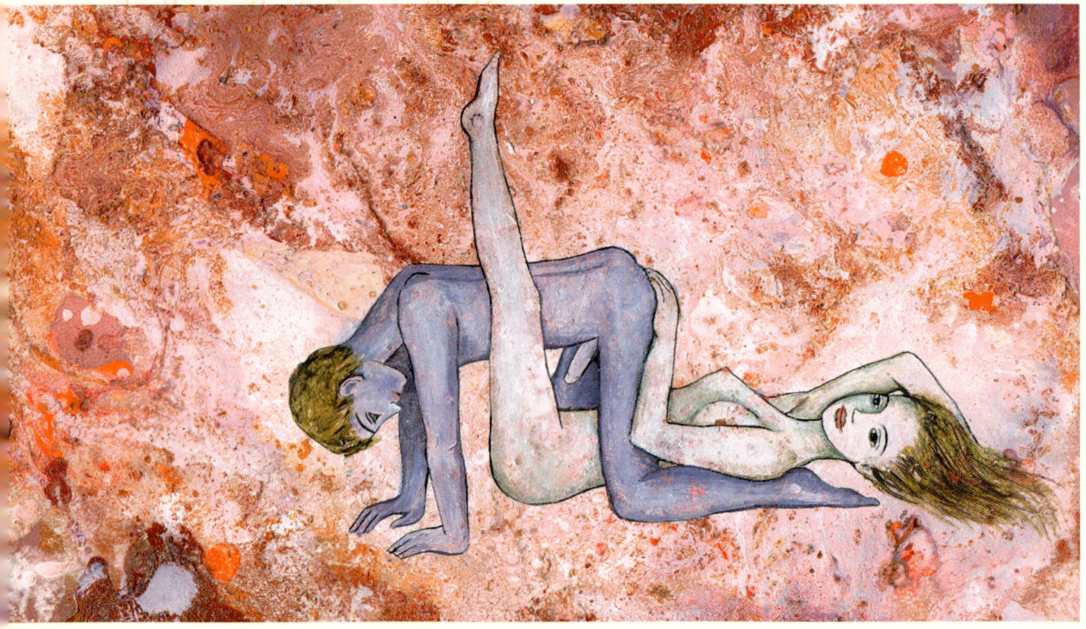

Übung:

Legen Sie sich auf den Rücken. Atmen Sie tief ein. Beim Ausatmen heben Sie die gestreckten und geschlossenen Beine zuerst in die Senkrechte und dann über den Kopf, bis Ihre Fußspitzen den Boden hinter Ihrem Kopf berühren. Die Arme liegen rechts und links neben dem Körper, Handflächen nach unten. Atmen Sie in der Stellung gleichmäßig durch die Nase ein und aus. Versuchen Sie die Beine gestreckt zu halten und bleiben Sie bis zu 5 Minuten in der Stellung.

6. Drehposition

Die letzte Stellung in dieser Reihe dreht und dehnt die Wirbelsäule und fördert so ihre Beweglichkeit. Auf diese Weise soll die Schlangenkraft an der Basis der Wirbelsäule aus ihrem Schlaf geweckt werden – sie ist das Symbol für die sexuelle Kraft.

Übung:

Stehen Sie aufrecht. Beide Füße ruhen entspannt, parallel und schulterbreit auseinander auf dem Boden. Lockern Sie Arme und Schultern. Legen Sie Ihre rechte Hand auf die linke Schulter und den linken Arm auf den Rücken, der linke Handrücken berührt dabei die rechte Hüfte. Atmen Sie tief ein. Atmen Sie vollständig aus und drehen Sie dabei den Oberkörper von unten nach oben (das heißt, Sie beginnen im Lendenwirbelbereich) so weit nach links wie möglich. Verweilen Sie bis zu 2 Minuten in dieser Haltung und atmen Sie dabei durch die Nase ein und aus – lassen Sie den Atem fließen. Atmen Sie dann tief ein und lassen Sie sich wieder zurückdrehen. Wechseln Sie die Handstellung und drehen Sie sich beim anschließenden Ausatmen zur rechten Seite. Verweilen Sie so bis zu 2 Minuten. Atmen Sie wieder tief ein und lassen Sie die Wirbelsäule in die Ausgangslage zurückkommen. Lockern Sie alle Gelenke durch leichte Bewegungen. Nun sind Sie fit und bereit für die wunderschönsten Stunden ...

E-Mail an dich

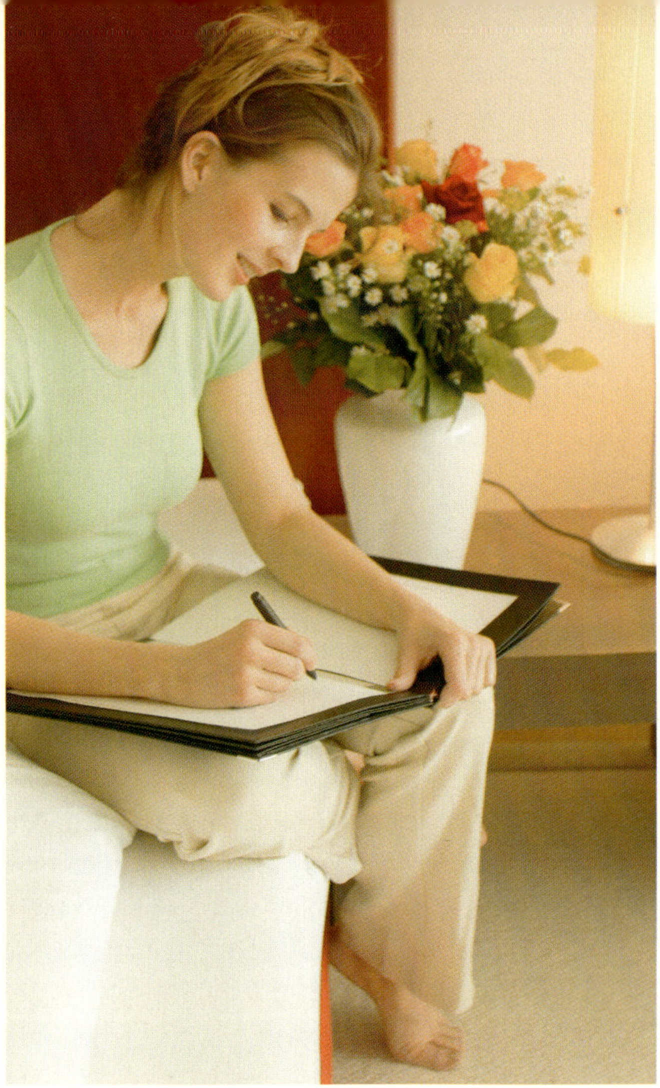

Solange Partner miteinander kommunizieren, wird die Beziehung gepflegt. Nichts Schlimmeres kann passieren, als wenn Streit nur auf Grund von Missverständnissen ausbricht, das heißt, der Grund des Konfliktes eigentlich gar nicht existiert – was sich aber erst später, wenn überhaupt, herausstellt. Nehmen Sie sich Zeit für die schönen und gesunden Seiten des Lebens: für pure Sinnlichkeit. Was liegt näher, als im Zeitalter des Internets per E-Mail zu korrespondieren – eine Möglichkeit, Gedanken, Gefühle, Emotionen auszudrücken und sich damit wieder einmal klar zu werden, was man eigentlich vom Leben erwartet. Oft ist es einfacher, Ihre Wünsche, was Sexualität angeht, einfach einmal zuzulassen und auszudrücken – was man daraus macht, ist wieder eine andere Sache ... Und so etwa könnte ein solch anregender Schriftverkehr (natürlich können Sie sich auch Briefe schreiben) aussehen:

Donnerstag (er an sie)

Meine Liebste,

wir wollten uns ein paar schöne und sinnliche Tage in einem wundervollen Hotel machen – aber daraus ist leider nichts geworden. Es tut mir einfach Leid, mein Schatz, dass dieses Wochenende so ein Flop war. Vielleicht gelingt es uns beim nächsten Mal, uns einfach auf uns selbst zu besinnen und . . .

Sei innig umarmt!

Montag (sie an ihn)

Mein Lieber,

ja, dein Nachhausekommen gestern hattest du dir nicht so vorgestellt . . . Ich konnte aber den ganzen Tag an nichts anderes denken als an dich: deine Hände und Lippen, die sich in meinen Köper hineinwühlen, und so hab ich mir diese wunderbare Unterwäsche und den fast durchsichtigen Minirock gekauft. Ich hab deine Lieblingsmusik aufgelegt und den tollen Rioja aufgemacht, den wir im Urlaub immer so gern getrunken haben. Du hattest zwar einen anstrengenden Tag hinter dir, aber ich musste einfach über dich »herfallen«. Den ganzen Tag konnte ich meinen »Hunger« auf dich spüren – wie eine Tigerin kam ich mir vor. Es ist einfach unglaublich schön, wenn ich merke, dass du trotz 15-Stunden-Tag und allem, was damit zusammenhängt, so schnell anspringst: Du bist ein wundervoller Liebhaber! Ich liebe es, deine Kraft zu spüren und mich dir hinzugeben!

An manchen Tagen bin ich auch sehr gern einfach nur Frau für dich . . . dann bist du der Löwe, der mich nimmt. Und danach schlafe ich besonders gut. Es ist schön, so völlig erschöpft ins Bett zu kriechen und in deinen starken Armen einzuschlafen.

Danke für diese wunderbare Nacht! Und: Vergiss das verpatzte Wochenende – du siehst, es gibt so viele Gelegenheiten.

Montag, sehr spät in der Nacht

Lieber Schatz,

eigentlich dachte ich, ich sei müde von der langen Fahrt, aber du hast meine Lebensgeister noch einmal geweckt . . . Danach war ich allerdings wirklich fix und fertig! Jetzt brauche ich eine schöne Salbung mit dem stärksten Öl, das Ayurveda zu bieten hat, das Tote sozusagen wieder aufweckt. Der letzte Rest der aphrodisierenden Präparate, die ich von meiner Kur in Indien mitgebracht habe, wird heute wohl draufgehen, denn du hast ja sicher noch was vor – heute Nacht . . .

Mittwoch

Liebster,

du lachst mich aus, wenn ich ganz ernsthaft versuche Stellungen aus dem Kamasutra nachzuahmen. Die Darstellungen im Kamasutra sehen allerdings wirklich immer leichter aus, als es dann tatsächlich ist. Wie sollen wir uns denn dabei nur küssen? Aber allein die Vorstellung bereitet mir sehr große Lust auf dich und ich merke, wie sich eine wohlige Wärme in mir ausbreitet. Komm schnell nach Hause, mein Liebster ... ich warte sehnsüchtig auf dich!

Donnerstag

Mein Schatz,

solange du lachst, gibt's keine Probleme. Wenn wir ganz genau hinschauen oder jeden unserer Liebesakte auf Film aufzeichnen würden, würden wir sehen, dass jede Stellung immer wieder anders ist. Sooft wir uns lieben, so viele Stellungen gibt es. Aber: Ich breche mir gern ein paar Wirbel, um dich dabei zu küssen!

Montagabend

Lieber,

mir wird immer klarer, wie wichtig Gedankenspiele sind – wie sehr unsere Fantasien mir Lust machen. Am Anfang einer Liebesbeziehung denken die beiden Geliebten ständig aneinander und stellen sich vor, wie es sein könnte, was sie alles an welchen Orten tun könnten und wie viel Spaß und Freude sie dabei haben würden. Wie wohl fühlt sich doch ein Liebespaar nach einer gemeinsamen »heißen« Nacht! Die Arbeitskollegen und Freunde spüren, dass sich da etwas verändert hat – aber was nur? Eine erfüllte Beziehung, mit einer schönen Sexualität macht einfach unglaublich glücklich!

Ich kenne viele Frauen, die tagsüber oft an Sex denken, sich mehr als nur Zärtlichkeiten wünschen (ich bin überzeugt davon, das hängt vom weiblichen Zyklus ab). Und so entwickeln sich brave Hausfrauen zu »männervernaschenden«

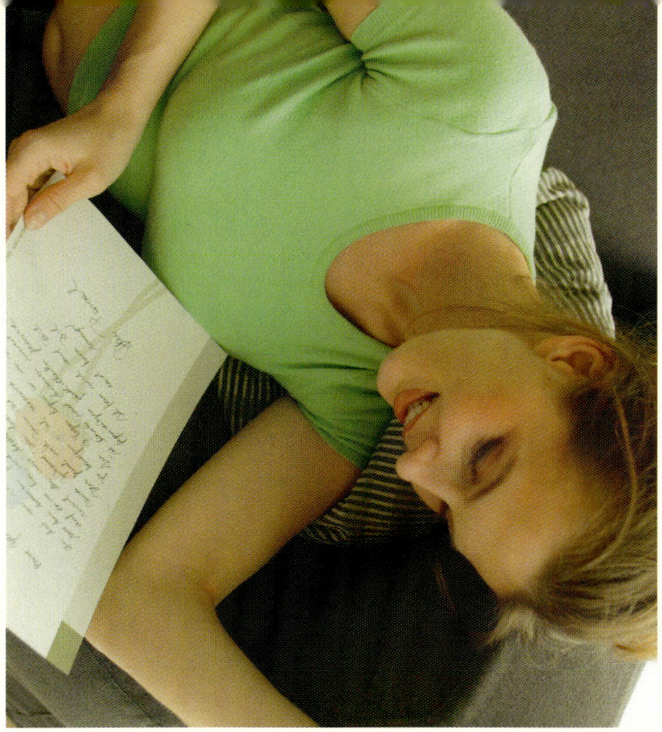

Vamps – wenn auch nur in ihrer Fantasie. Aber die meisten Männer wünschen sich das eigentlich und würden sich freuen. Man sollte einfach mehr darüber reden: über Fantasien, Wünsche ...

Viele Männer, mit denen ich gesprochen habe, bestätigten mir, dass Männer ständig an Sex denken. Sie nehmen sich einfach die Zeit dafür, geben es zu und genießen diese Gedanken als heimliches Aphrodisiakum. Bei Frauen kenne ich das eben nur in bestimmten hormonellen Situationen und wenn sie ganz frisch verliebt sind oder völlig ausgehungert.

Wie ist das, wenn man so oft an Sex denkt, und was empfindest du dabei? Wie gehst du dann damit um? Es interessiert mich sehr, wie du als Mann das erlebst!

Auf bald! Ich freue mich ...

Dienstag

Meine Liebste,

wenn es Wichtigeres im Leben gäbe als Sex, würden wir Männer gern darüber sinnieren. Aber bis dahin denken wir eben den lieben langen Tag immer wieder über die schönste Sache der Welt nach.

Manchmal habe ich knallharte sexuelle Fantasien, die vor allem dann an die Oberfläche gespült werden, wenn ich länger ohne dich bin. Fast stelle ich mir vor, »mit der ganzen Welt zu schlafen« – wahrscheinlich stammt diese Art von Fantasien aus einer Zeit, als das biologische Überleben noch im Vordergrund stand. Tja, aber wie gehe ich nun mit meinen sexuellen Fantasien um und wie lange kann ich sie unter Kontrolle halten? Wenn so eine tierische Geilheit über mich kommt, ist die Hemmschwelle wirklich herabgesetzt. Ein Freund von mir meinte einmal dazu: »Wenn du erst mal richtig scharf bist, gibt's keine Moral und keine Bedenken mehr. Das normale Denken ist völlig ausgeschaltet.« Die Kunst für den Mann besteht deshalb darin, die Fantasien im »grünen Bereich« spazieren gehen zu lassen. Das ist oft nicht leicht und deshalb ist der nächste Fehltritt schon vorprogrammiert.

So einfach ist unsere Männermoral. Das sind nicht nur männliche chauvinistische Schweinereien, ich denke, es war schon immer so. Eine Partnerin, mit der wir unsere sexuellen Fantasien ausleben können, die wir lieben und respektieren – das ist unsere einzige Rettung!

Montag (eine Woche später)

Hallo, mein Schatz,

danke für deine ehrliche Antwort. Ich möchte Anteil haben an deinem Leben und dazu ist es auch wichtig, dass ich deine Gedankengänge verstehe. Nun sind aber viele Tage vergangen, in denen wir kaum dazu kamen, miteinander zu sprechen. Lass uns reden; meine telepatischen Fähigkeiten sind leider noch nicht so gut entwickelt . . . Außerdem hatten wir seit über einer Woche keinen Sex . . . und eigentlich sehne ich mich so nach dir. Eigentlich wollte ich auf ein Zeichen von dir warten – leider kam nichts. Das hat mir jetzt zu lange gedauert und meine »Lustwelle« ist momentan vorüber.

Ich möchte von dir erobert werden, damit ich mich als deine Muse fühlen kann. Bitte schreib mir, wie es dir in den letzten Tagen ergangen ist!

Mittwoch

Meine Liebe,

Lust macht mehr Lust und wenig Lust noch weniger Lust. Was ist gesund, was das rechte Maß? – Wenn mehr Hormone ausgeschüttet werden, ist mehr Sinnlichkeit spürbar. Werden wenig Hormone produziert, versiegt sie alsbald. Schwankungen sind natürlich, aber sollen nicht zum einen oder anderen Extrem führen. Deshalb ist es gut, wenn wir Einfluss auf unser Sexualleben nehmen – nicht zu wenig und nicht zu viel. In welcher Verfassung der Körper ist und wie alt wir sind, das spielt dabei eine wichtige Rolle. So weit zur Theorie . . .

Wir beide befinden uns gerade in einer Lebensphase, wo wir beruflich sehr eingespannt sind, gleichzeitig ist es aber auch eine Zeit, in der Sex viel Spaß macht und ein wichtiger Teil unseres Lebens ist. Arbeiten können wir immer noch. Jetzt liegen wir voll im Saft und sollten nicht auf unsere Sexualität verzichten. Deshalb lass uns in Paris auftanken! Keine Arbeit und nur wir beide – so, als ob wir allein zur Sinnlichkeit geboren worden wären . . .

Montag

Du Lieber,

wie so oft sitze ich am Abend am PC und schreibe an dich. Heute war ein so wunderschöner Frühlingstag: Die gelben Rapsfelder wogten im Wind und strömten einen süßlichen Geruch nach Honig aus. Die Vögel zwitscherten ihre Hochzeitlieder und flogen so tief durch die Luft, dass ich dachte, sie würden jeden Moment zu Boden stürzen.

Weißt du, wenn sich die Welt so intensiv mitteilt, bin ich sehr, sehr glücklich und zufrieden. Ich spüre die Wärme der Erde unter meinen Füßen und lege mich ins Gras zu den Käfern, die emsig an den Grashalmen hinaufklettern . . . und ich sehe hinauf in den blauen Himmel: Der Wind bläst ein paar weiße Wolkenfetzen vor sich her und spielt mit ihnen Fangen. Er wirbelt sie nach links, nach rechts, verdichtet und verdünnt sie wieder und zaubert lustige Formen. Ich hatte einmal für kurze Zeit einen lieben Freund, der mich lehrte, die Wolken verschwinden zu lassen. Manchmal, wenn ich Lust habe, übe ich das wieder und kleine Wolken schaffe ich mit der nötigen Konzentration tatsächlich. Es ist ein Spiel mit der Energie und wenn so eine kleine Wolke verschwunden ist, fühle ich mich so eins mit dem Universum. Diese Übung schenkt mir viel Kraft und in solchen Momenten hab ich keine Angst.

Aber es gibt Augenblicke, da hab ich viel Angst: Angst, dich zu verlieren, nicht weil du eine andere Frau möchtest – sondern dass wir uns verlieren werden, weil unsere gemeinsame Zeit hier einfach abgelaufen ist ... und wir uns in dieser vertrauten Form nicht mehr haben können. Die Vergänglichkeit ist es, die mich manchmal sehr traurig macht. Im nächsten Moment bin ich wieder klar und weiß, dass wir jeden Moment in diesem Dasein auskosten und erfüllt leben sollten. Deshalb: Komm morgen zu mir und lass deinen Stress für einen halben Tag einfach liegen. Lass uns essen gehen, Wein trinken und ein paar Stunden im Liebestaumel verbringen ... Melde dich, so schnell du kannst, damit ich alles arrangieren kann. Ich liebe dich!

Montag, spät abends

Schatz!

Ich lass morgen Nachmittag alles sausen und komm zu dir. Warum auch immer diese Zwänge und Verpflichtungen? Tu ich das alles wirklich für die Familie oder für mich oder wegen der Karriere? Das kann ich erst sagen, nachdem ich den Abend mit dir in einem schicken Restaurant verbracht habe und nachdem unser Liebeshunger gestillt ist. Aus der Distanz sieht alles wieder anders aus.

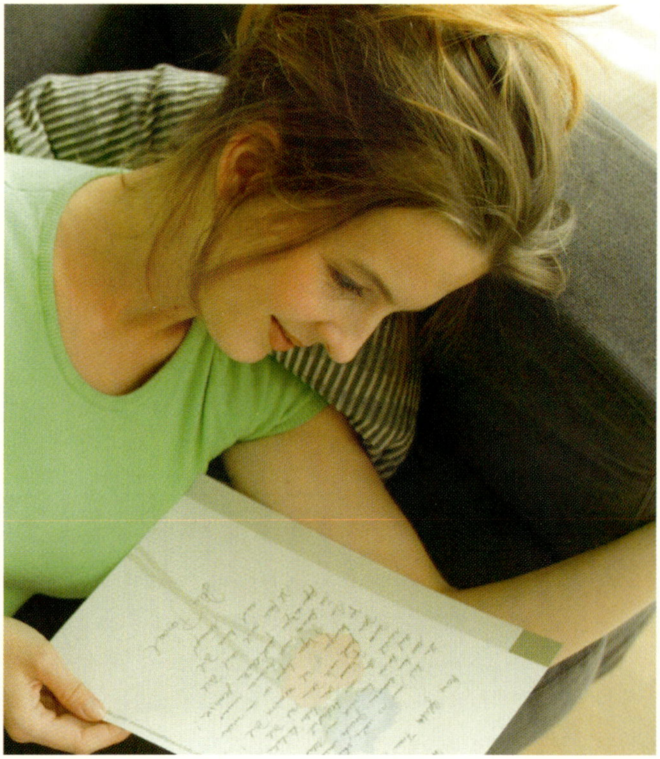

Richtig existenzielle Fragen sind das, die du da aufwirfst. Ängste begleiten uns durch das ganze Leben. Manchmal sollen sie uns schützen, oft behindern sie uns aber in unserer Entfaltung und meistens kommen sie dann, wenn wir sie gar nicht brauchen können. Ich bin da für dich und die Kinder. Mach dir deswegen keine Sorgen.

Mittwoch (eine Woche später)

Hallo, mein Geliebter,

ich sitze in unserem wunderschönen Garten und vermisse dich. Du bist wieder einmal unterwegs . . . Wir hatten ein so wundervolles Wochenende. Schon lange habe ich mir solche Tage mit dir allein gewünscht – und zu meinem Geburtstag hast du mich damit überrascht. Das Wellness-Hotel war erstklassig und die Suite, die du gebucht hast, war sehr nobel. Ich bin so gern von schönen Dingen umgeben und ich finde es toll, dass du da mitmachst.

Das letzte Wochenende hat sich wirklich bezahlt gemacht, denn so entspannten Sex hatten wir schon lange nicht mehr. Du hast mich so liebevoll abgetrocknet und ich schmolz sofort dahin – ich bin sehr dankbar für deine Liebe. Ich habe immer noch ein wenig Scheu vor wirklich hemmungslosem Sex, obwohl wir uns schon lange kennen. Der Sekt, den du aufs Zimmer bestellt hast, hat mir sehr geholfen . . . Sobald ich merke, dass du völlig in Lust schwelgst, kann auch ich meine Angespanntheit besser loslassen.

Danach war ich fürchterlich durstig und hungrig. Deine Idee, das Abendessen im Bett zu uns zu nehmen, war genial, denn eigentlich hätte ich sowieso keinen Schritt gehen können, ohne zu schwanken.

Es war wunderbar . . .

Mittwoch, am sehr späten Abend

Meine Geliebte,

du hast Recht, wirklich entspannen kann man sich an einem gemeinsamen Wochenende eigentlich nur, wenn man sich Zeit füreinander nimmt und nicht für irgendwelche scheinbar wichtigen Programme. Alles soll nur diesem einen Ziel, der Entspannung, dienen. Da hilft es natürlich, wenn der Komfort der Herberge stimmt, wenn ein großes Badezimmer zum Verweilen einlädt, wenn man Frühstück und Diner aufs Zimmer bestellen kann – und wenn dann noch wunderbar erotische Filme per Knopfdruck verfügbar sind . . . Zu meiner großen Freude und Verwunderung hat es dich doch ziemlich angetörnt.

Deine liebevolle verspielte Art löst die schweren Gewichte, die ein Mann immer mit sich herumträgt: »Kann ich überhaupt?« oder »Könnte ich jetzt?«; »Ich muss aber schnell handeln, sonst lässt die Erektion nach«; »Ich kann mich nicht so langsam bewegen oder zu lange Pausen machen, sonst lässt die Stimulation nach«; »Ein falscher Gedanke von mir und es ist aus«; »Ein Lachen von dir lässt alle meine Kräfte schwinden« . . . Du siehst, Männer sind im »Dauerstress«. Ich bin so glücklich, dass letztes Wochenende so entspannt verlaufen ist.

Zeit für Sinnlichkeit müssen wir uns einfach nehmen, mein Schatz!

Montag, am späten Vormittag

Hallo, mein Mann,

heute kann ich mich kaum bücken, ich habe so einen Muskelkater . . . Wie geht es dir eigentlich? Ich bin schon so müde und erwarte sehnsüchtig deinen Brief.

Montag, am späten Abend

Mein lieber Schatz,

gut, dass du dich nicht mehr bücken kannst. Dieses kurze Kleidchen . . . Du treibst mich zum Wahnsinn damit, allein schon wenn ich jetzt darüber nachdenke. Wenn ich unterwegs bin, dann lass das bitte. Es ist mir wirklich zu »gefährlich«!

Freitag

Mein Lieber,

heute geht es mir wesentlich besser: Es ist der erste Tag meiner Menstruation, das Ziehen in meinem Bauch hat nachgelassen und schon seit heute Morgen habe ich richtig Lust – auf dich! Du weißt, ich fühle mich gut mit Sex, auch wenn ich blute. Aber leider bist du zur Zeit mit dem Auto nach Italien unterwegs. Ich hätte mitfahren sollen . . . Ich kann mich noch erinnern, wie wir uns das erste Mal im Auto geliebt haben.

Na ja, wenn ich jetzt auf die Uhr schaue . . . werde ich meine erotischen Gedanken zur Seite stellen, denn ich muss die Kinder abholen. Aber ich werde dir heute Abend von meinen Vormittagsgedanken erzählen, vielleicht können wir etwas davon in die Nacht hinein retten.

Ich liebe und begehre dich sehr. Und jetzt höre ich ganz schnell auf zu schreiben, sonst kann ich nichts anderes mehr denken.

Freitag, am Nachmittag

Liebes,

die ersten zwei bis drei Tage deiner Menstruation sollten wir wirklich nicht miteinander schlafen. Der Körper versucht durch die Kraft von Apanavayu (der nach unten gerichteten Windenergie), die alte Schleimhaut des Uterus aus dem Körper zu stoßen, und meine nach innen gerichteten Stöße würden dies stören. Das kann dazu führen, dass Schlacken in deinem Unterleib bleiben und Myome, Zysten, Endometriose oder einfach nur Periodenschmerzen verursachen. Es gibt ja auch andere Möglichkeiten . . .

Es lebe die Liebe!

Dienstag

Mein geliebter Mann,

was war los am Wochenende? Hast du heimlich Ashwaghanda [ein ayurvedisches Stärkungsmittel] genommen? Wir hatten schon lange nicht mehr so tollen Sex!

Wenn ich daran denke, dass du schon im Aufzug im Hotel begonnen hast, mich heimlich zu streicheln . . . Wie oft sind wir eigentlich auf- und abgefahren? Ich kann mich nicht mehr erinnern, denn ab dem dritten Mal war da überall in meinem Körper nun noch dieses lustvolle Vibrieren.

Die Idee, für ein Wochenende nach Paris zu fahren, war einfach genial! Ich verzeihe dir auch, dass ich gar nichts von den Reisevorbereitungen mitgekriegt habe und dementsprechend meine schöne Unterwäsche, meine roten Schuhe und das neue Kleid, in dem ich dir so gut gefalle, nicht dabei hatte.

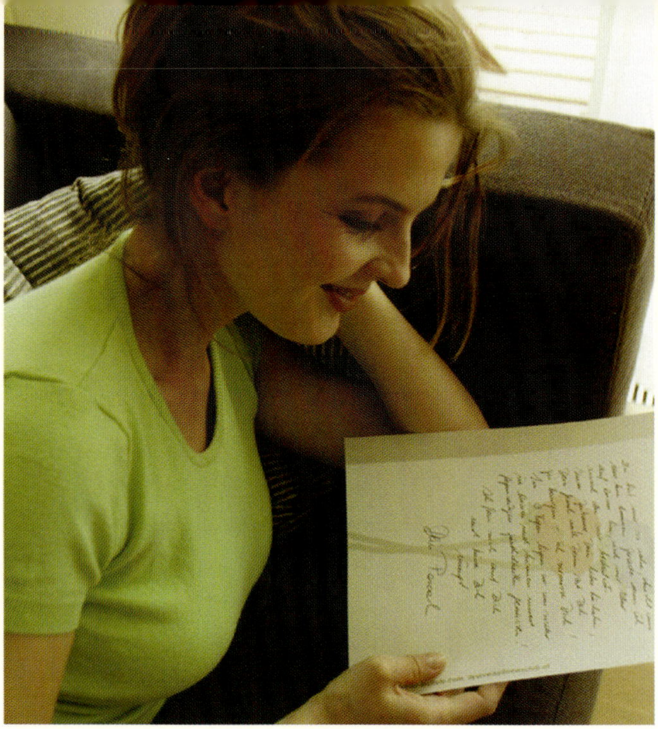

Um auf den Lift zurückzukommen: Es war wie früher, als Kind . . . Kannst du dich auch noch erinnern? Es war dieselbe Art von Spannung wie damals – wenn wir etwas Verbotenes taten und genau wussten, jeden Augenblick konnte Mutter oder Vater hereinkommen.

Du warst dieses Mal wirklich besonders fantasievoll: Es war so aufregend . . . Ohne Höschen (das hattest du ja in deinem Jackett) bist du mit mir ins Casino gegangen zum Roulett. Das hat mich enorm erregt! Das Spiel mit der Heimlichkeit und . . . die Gefahr, erwischt zu werden. Es war einfach unglaublich. Es hat zu Paris und zu dieser Situation gepasst. Zu Hause wäre es nicht möglich gewesen, hätte es sich auch so nicht leben lassen. – Du hast mich zu einem Spiel eingeladen, nach deinen Spielregeln. Es war toll!

Wir haben sogar gewonnen im Casino. Wahrscheinlich weil wir beide so auf uns selbst konzentriert waren, da war uns Fortuna hold. Du hast mich ziemlich lange »darben« lassen. Ich wollte dich nur noch spüren . . . Aber NEIN – nach dem Casino (ich denke, es war schon gegen Mitternacht) wolltest du noch in die Bar. Dort hast du immer wieder meinen Nacken liebevoll geküsst, meinen Hals gestreichelt, an meinen Ohrläppchen geknabbert, mir Wunderbares ins Ohr geflüstert. Ich bin ungeduldig auf dem Barhocker hin- und hergerutscht, ich wusste nicht mehr, was ich tun sollte! Es waren nicht viele Leute an der Bar und zum Glück waren sie alle mit sich selbst beschäftigt. Nur den Barkeeper, den haben wir wohl ziemlich durcheinander gebracht, den Armen! Mein verklärtes Lächeln muss ihn ziemlich verwirrt haben, denn es gab laufend Reklamationen bei den Gästen.

Endlich hast du mich erlöst und wir sind in unserem schönen Hotelzimmer gelandet. Da gab es noch eine Überraschung: Auf dem Tisch standen wunderschöne Blumen, Früchte, Federn und Tücher – und du hast mir damit traumhaft schöne Gefühle der Zärtlichkeit und noch mehr Erregung verschafft . . . Die Früchte hast du von meinem Körper gegessen, das Bett mit Blumen bestreut – ich strahlte von lauter Wonne und Lustgefühl – und wollte dich nun aber endlich in mir spüren. Und das war dann auch einfach wunderbar!

Erst in der Badewanne konnten wir uns wieder ein wenig beruhigen und sind danach in einen wohligen tiefen Schlaf gefallen. Als uns die Sonne mittags weckte, hatten wir sofort wieder Lust . . .

Wie in Trance sind wir am Tag der Abreise zum Flughafen gefahren und erst beim Aussteigen hatte uns die Welt wieder.

Ich werde dieses Wochenende in Paris niemals vergessen und auch nicht traurig sein, wenn wir jetzt einige Zeit Alltagssex haben, denn ich werde mich erinnern, was für ein fantasievoller Liebhaber du sein kannst, mein Liebster!

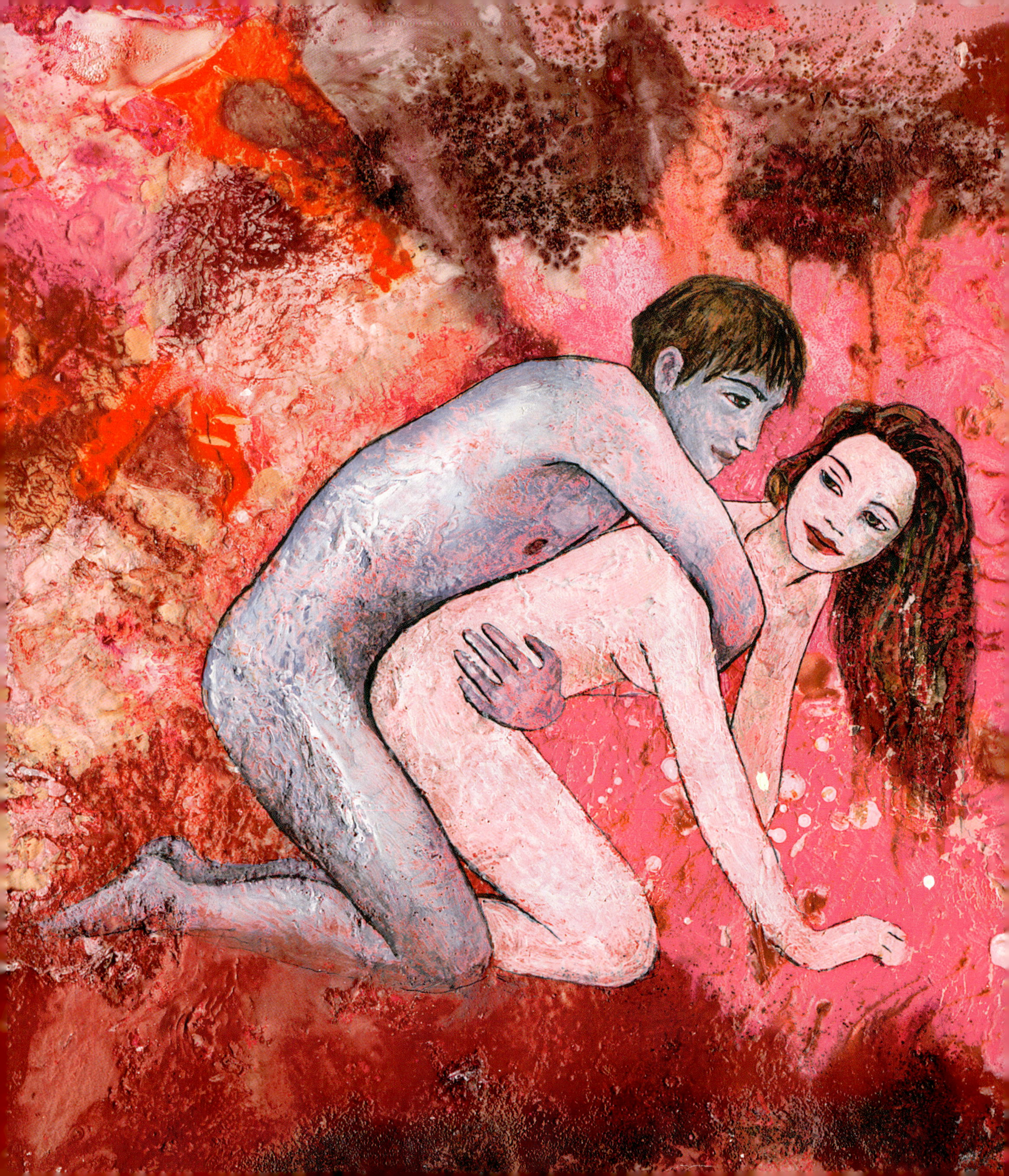

Teil 4

Kamasutra konkret

Im *Kamasutra* fordert der Autor Vatsyayana immer wieder auf, alle Formen des Geschlechtsverkehres zu praktizieren, die beide Partner mögen und die beiden Freude und Lust bereiten. Wenn Sie eine völlig neue sexuelle Praktik gemeinsam mit Ihrem Partner bevorzugen ... nur zu: Erfreuen Sie sich daran. Jeder Mensch hat das Recht, seine Sexualität mit seinem Partner erfüllend zu leben – und wie das getan wird, ist ihre Sache, solange keine anderen Wesen dabei zu Schaden kommen oder gezwungen werden, etwas gegen ihren Willen zu tun.

Die Texte, die in der Wissenschaft von Kamasutra beschrieben werden, sind dann sehr hilfreich, wenn *noch* keine Leidenschaft im Spiel ist. Denn wenn sich einmal das große Rad der Leidenschaft zu drehen beginnt, verschwinden alle Regeln.

Annähern und Erobern

In der klassischen Literatur ist von »Annäherung und Eroberung« die Rede. Hier soll in diesem Zusammenhang zuerst einmal auf die vier Arten von Umarmung eingegangen werden, die sicher auch in unserer Zeit noch relevant sind:

Sprishtaka – die berührende Umarmung
»Der Mann geht unter einem Vorwand so nah neben einer Frau her, dass er dabei ihren Körper berührt.«

Auch in unserer technisch orientierten Welt wird die Kunst des Flirtens, zu der diese Annäherung sicher gezählt werden kann, langsam wieder mit Freude aufgenommen. Dieses »sich zufällig berühren« kann heute allerdings sowohl vom Mann als auch von der Frau ausgehen. So mag es etwa zu solch kurzen ersten Momenten der Berührung kommen, wenn man das erste Mal zusammen spazieren geht oder nebeneinander steht. Im besten Fall spüren beide ein »elektrisches Schauern« und die Energien tanzen ... Die Bereitschaft, sich auf einen Menschen einzulassen, Lust auf ihn zu bekommen, hängt oft von dieser »ersten Berührung« ab, die in unseren Gehirnen das Signal setzt, dass wir mehr davon möchten.

Viddhaka – erobernde Umarmung
»Unter dem Vorwand, sie entferne etwas von seiner Hand, berührt eine Frau mit ihren Brüsten einen stehenden oder sitzenden Mann, damit er nach ihnen greift.«

Dies geschieht eigentlich erst, wenn sich Mann und Frau schon näher kennen und vertrauter miteinander sind.

Udghrishtaka – reibende Umarmung
»Zwei Liebende gehen in der Dunkelheit oder an einem einsamen Ort spazieren ... sie umarmen sich und ihre Körper reiben aneinander.«

Wer kennt sie nicht, die romantischen Mondscheinnächte mit lauem Sommerwind? Hier ergeben sich die schönsten Möglichkeiten, sich nahe zu kommen und die Nähe des geliebten Menschen zu erfahren. Sie beginnen zu erahnen, welche Freude und Wonne sie sich schenken können, und genießen diese Augenblicke mit jeder Faser ihres Seins.

Piditaka – drückende Umarmung
»Bei der oben erwähnten Gelegenheit drückt einer der beiden den Körper des anderen kräftig gegen eine Wand, eine Mauer oder Säule.«

Diese Variante des Drückens wird im leidenschaftlicheren Stadium des Aneinander-Reibens durchgeführt. Sie kann sehr feurig sein, um die Lust aneinander zu steigern, und als beginnendes Vorspiel betrachtet werden. Wenn das Drücken von der Frau ausgeht, ist ihr Verlangen sehr stark und der Mann sollte so schnell wie möglich einen geeigneten Ort finden, damit das Feuer nicht erlischt.

Nun gibt es allerdings auch vier Formen der Umarmung kurz vor und während des Koitus. *Ekangopaguhana* werden sie genannt, das bedeutet, dass die Liebenden sich aneinander drücken:

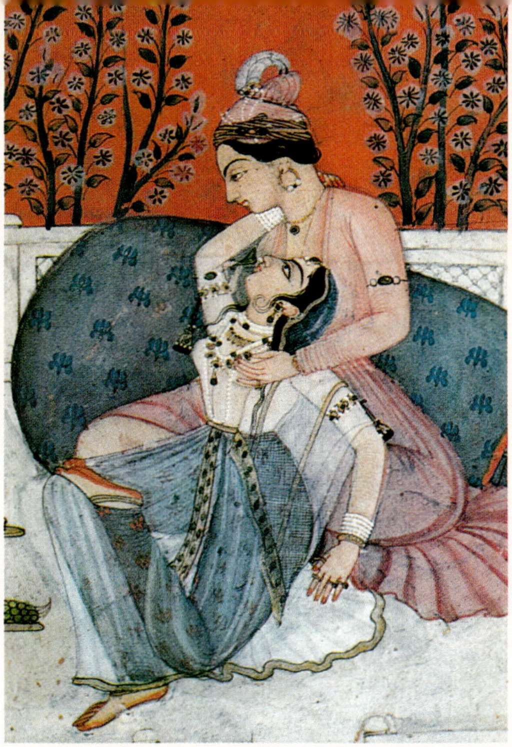

Urupaguhana – »Das Paar drückt sich gegenseitig die Oberschenkel.«

Dieses Drücken passiert meist vor dem Eindringen und lässt die Kraft des Partners erahnen und auch die Stärke, mit der dann die Stöße erfolgen können. Wenn die Frau sehr sanft drückt oder sogar passiv ist, deutet das darauf hin, dass sie im Augenblick eher liebevolle Zuwendung wünscht – und der Mann sollte darauf eingehen, sanft sein und so das Feuer seiner Partnerin entfachen.

Jaghanopaguhana – »Die Frau bedeckt mit ihrem aufgelösten Haar den Mann, gleichzeitig drückt sie ihren Unterleib an ihn (Jaghana) und lädt ihn mit empor gehobenem Oberschenkel zum Eindringen ein.«

In der Zeit der Kurzhaarfrisuren wird Ersteres wohl eher selten vorkommen, drückt sie aber ihren Unterleib mit emporgezogenem Oberschenkel an ihn, so lädt das den Mann sehr eindeutig zum Eindringen ein.

Stanalingana – »Die Frau schmiegt sich mit ihren Brüsten an die Brust des Mannes.«

Diese Art der Berührung mit den Brüsten ist im Sitzen, Liegen und auch im Stehen möglich. Die Frau ist in diesem Fall meist von großer Zärtlichkeit und Verlangen erfüllt und will so auch den Penis spüren.

Lalatika – »Während sich Lippen, Augen und Stirn der Liebenden aneinander drücken, vollzieht sich bereits die Vereinigung.«

Die Zuneigung, die ein Paar während des Beischlafes in dieser Form ausdrückt, ist voll von Vertrauen und Liebe. Das Ineinanderverschmelzen wird sehr innig wahrgenommen und gibt tiefe Zufriedenheit und Glücksmomente.

Küssen und Saugen

Küssen ist eine wunderschöne Sache. Mundhygiene sollte hier selbstverständlich sein. Nach einem genussvollen gemeinsamen Essen aber, wenn beide Partner sich auf die folgende Liebesnacht freuen und einer von beiden voll Leidenschaft lodert, ist es allerdings nicht angebracht, ins Badezimmer zu laufen und sich die Zähne zu putzen – denn das kann die entflammte Lust Ihres Partners erheblich stören. Genießen Sie auch einmal den Geschmack des Weines oder einer Frucht aus dem Mund Ihres Partners. Machen Sie ein Spiel daraus und füttern Sie sich mit köstlichen Desserts, küssen Sie sich dabei ... küssen Sie voll Freude und Lust. Das Zähneputzen können Sie später nachholen.

Wenn Sie Bartträger sind, könnten die Kusstechniken für Sie eingeschränkt sein, denn nicht alle Frauen lieben es, Barthaare in Ihrem Mund zu spüren. Ein kleines, neckisches Kitzeln mag dagegen sehr angenehm sein. Wenn ihre Partnerin nicht gern küsst, dann fragen Sie einfach einmal nach dem Grund.

Im *Kamasutra* werden verschiedene Formen von Küssen beschrieben. Einige Varianten sollen hier vorgestellt werden und Appetit auf mehr machen ... Mit Küssen bedecken kann man Stirn, Augen, das Haar, die Brust des Mannes, die Brüste der Frau sowie die Oberlippe und das Innere des Mundes ...

Gemessener Kuss

»Dies ist ein unfreiwilliger Kuss – das Mädchen wird gegen den Mann gestoßen, der Mund des Mannes drückt sich auf den Mund des Mädchens, während dieses passiv bleibt.«

Als Vatsyayana das *Kamasutra* verfasste, wurden häufig sehr junge Mädchen verheiratet, so waren diese sehr schüchtern – und diese Methode wurde gewählt, um sie ihrem Mann körperlich anzunähern. Bei uns spielt diese Form des Kusses sicher eine untergeordnete Rolle.

Pochender Kuss
Ist erst mal die Schüchternheit des Mädchens überwunden, so reagiert sie auf den Kuss des Mannes, indem sie ihre Unterlippe zuckend auf die des Mannes drückt, ihre Oberlippe aber unbewegt lässt.

Berührungskuss
Hier bedeckt die Frau die Augen des Mannes mit den Händen, schließt selbst ihre Augen und berührt die Lippen des Liebhabers leicht mit der Zunge.

Es ist eine sehr innige und romantische Kusstechnik, die bis heute durchgeführt wird.

Gerader Kuss
»Die Lippen beider Liebenden berühren sich.«

Das ist wohl eine »Standardkusstechnik«; sie wird sehr häufig und gern praktiziert.

Geneigter Kuss
»Die Lippen der beiden Liebenden berühren sich diagonal.«

Diese Technik eignet sich hervorragend, wenn sich die Nasen in die Quere kommen.

Gewendeter Kuss
»Einer der Liebenden hält den Kopf und das Kinn des anderen, dreht das Gesicht zu sich hin und küsst den anderen.«

Gedrückter Kuss
»Hier sind die drei vorangegangenen Varianten gemeint, wenn sie mit Kraft vollzogen werden.«

Der Klammerkuss
»Der Mann nimmt die Lippen der Frau zwischen seine eigenen, wobei dieser Kuss gerade, gedreht, gedrückt oder schräg durchgeführt werden kann.«

Der Kampf der Zungen
»Beim Küssen werden Zunge, Gaumen und Zähne des anderen mit der Zunge berührt.«
Bei uns nennt man das wohl einfach »Zungenkuss«. Jeder Teenager träumt davon, seinen ersten »richtigen« Kuss zu erleben.

Außerdem sind andere Kuss-Arten beschrieben, die sich nicht auf die Lippen beschränken, sondern den ganzen Körper einbeziehen. Da gibt es ganz Wundervolles, etwa

- *Sama* – Küsse zwischen die Oberschenkel, an den Körperseiten und auf die Brust
- *Pidita* – Küsse auf Brüste, Wangen und Nabel
- *Anchita* – Küsse auf Brüste und die Körperseiten
- *Miridu* – Küsse auf Stirn und Augen

Küssen lässt nur dann Leidenschaft beim anderen auflodern, wenn sich die Liebenden gegenseitig annehmen und an den Küssen erfreuen können. Ein gegenseitiges Geben und Nehmen ist in einer gesunden Partnerschaft unverzichtbar und der Grundstein für eine erfüllte Liebesbeziehung.

Die acht Formen des Eindringens

Wenn Sie ein erfülltes Sexualleben in Ihrer Beziehung führen, behalten Sie bitte alles bei, um diese Zufriedenheit aufrechtzuerhalten. Obwohl: Eine neue Variante kann eigentlich niemals schaden! Sollte Ihnen allerdings schon einmal der Gedanke gekommen sein, dass Ihr Liebesspiel raffinierter sein könnte, und sehnen Sie sich nach Abwechslung, so mag Ihnen vielleicht das bereits Gelesene und das Nachstehende helfen, Ihre Partnerschaft wieder in Schwung zu bringen und Spaß und Freude beim Sex zu erleben. Das Bemühen um Ihre Geliebte bekommen Sie garantiert tausend Mal zurück und das sollte Ihnen der Orgasmus Ihres Partners auf alle Fälle wert sein. Folgende Formen des Eindringens mögen Ihre Fantasie vielleicht beflügeln:

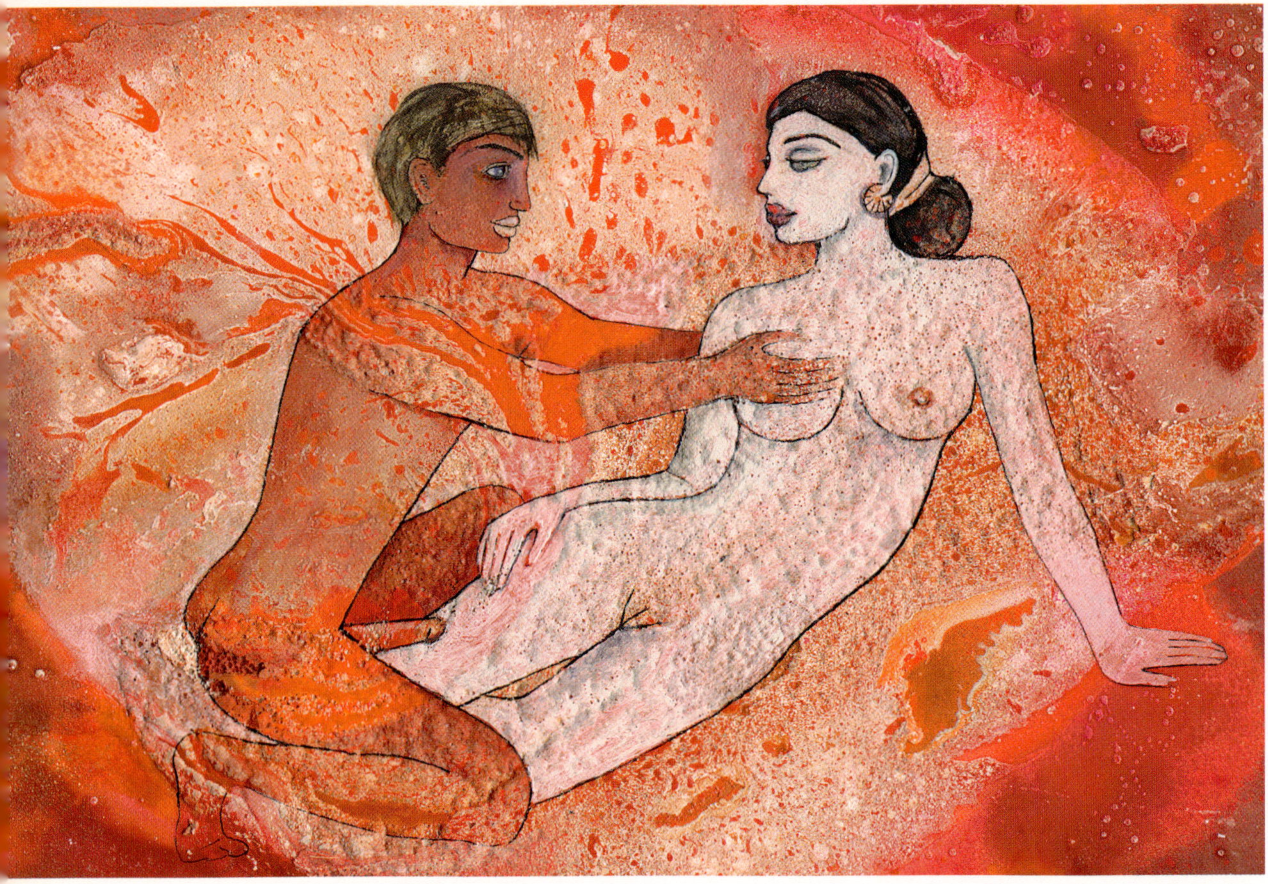

1. *Uptasriptaka* – nach vorn bewegen

Hier ist die »natürliche« Form der Penetration gemeint, die auch im Tierreich üblich ist. Der Penis gleitet wie von selbst in die Vagina ohne Druck oder Manipulation der Hände.

2. *Manthana* – das Aufwühlen

»Der Mann hält seinen Penis und bewegt ihn mit der Hand in der Scheide der Frau nach allen Seiten.«

Das ist eine schöne Bewegung – besonders für den Mann –, weil er die Stärke seines Mannesstolzes gut überprüfen und spüren kann. Wird gern von Pitta-Männern durchgeführt.

3. *Avamardana* – das Reiben

»Die Frau befindet sich in einer höheren Pose, der Mann steht oder liegt niedriger und die Frau führt sich den Penis selbst heftig ein.«

Eine günstige Stellung für die Frau, da sie die Schnelligkeit und Stärke der Bewegungen sehr gut kontrollieren kann.

4. *Piditaka* – das Drücken

»Der Mann führt seinen Penis mit großer Heftigkeit ein und presst ihn zum Schluss noch weiter nach.«

Das ist besonders leidenschaftlich! Diese Penetration ist allerdings erst zu empfehlen, wenn die Säfte der Frau wirklich gut fließen, da es für sie sonst schmerzhaft sein kann.

5. *Vrishaghata* – der Stoß des Bullen

»Der Penis reibt auf allen Seiten der Scheide.«

Am besten können dies Männer vom Hengst-Typ durchführen!

6. *Varahaghata* – der Biss des Wildschweins

»Der Penis reibt nur an einer Seite der Vagina.«

7. *Nirghata* – das Zustoßen

»Der Mann zieht seinen Penis immer ein wenig heraus und stößt seinen Unterleib dann wieder heftig gegen den der Frau.«

Hierbei handelt es sich um eine Variante des Liebesspieles, in der die Leidenschaft geschürt wird. Die Frau genießt das Herausziehen und kann sich sofort wieder einer neuen kleinen Penetration hingeben, vor allem wenn das Herausziehen langsam durchgeführt wird und der Stoß dann heftig erfolgt.

8. *Hula* – das Durchlöchern

»Der Mann dringt von einer erhöhten Stellung aus in die tiefer liegende Vagina der Frau ein.«

Außerdem werden Variationen beschrieben, die einen Rollenwechsel vorsehen: hier übernimmt die Frau die Rolle des Mannes. Diese Positionen werden bevorzugt, wenn die Frau besonders große Lust hat und beim Geschlechtsverkehr dominant sein möchte. Viele Männer genießen es, wenn die Frau auf ihnen sitzt. Besonders wenn sie sich leidenschaftlich gehen lässt und sich einfach nimmt, was sie sich wünscht, schmelzen die Herren der Schöpfung dahin und genießen ihr Glück.

Samdhamsa – das Zangenpaar
»Die Frau hat den Penis in sich, versucht ihn weiter in sich hineinzuziehen und vor allem so lange wie möglich in sich zu behalten.«

Bhramaraka – auf der Spitze drehen
»Die Frau reitet auf dem Penis des Mannes und dreht sich auf ihm im Kreis.«

Eine Position, die nur mit viel Übung durchzuführen ist. Sie stützt sich dabei auf den Körper des Mannes und dieser muss ihr bei den Drehungen helfen, indem er seine Oberschenkel anhebt.

Prenkholita – das Schwingen
»Die Frau wiegt Ihren Unterleib und die Hüften nach allen Seiten (nach vorn und zurück, zu den Seiten kreisend), während sie penetriert ist.«

Der Mann sollte seine Geliebte immer sehr genau beobachten, damit er ihre Wünsche und Bedürfnisse erkennen und ihr den Himmel auf Erden bereiten kann. Es gibt nichts Frustrierenderes für eine Frau als eine sexuelle Begegnung mit einem Mann, die sie nicht befriedigt. Vatsyayana sagt dazu:

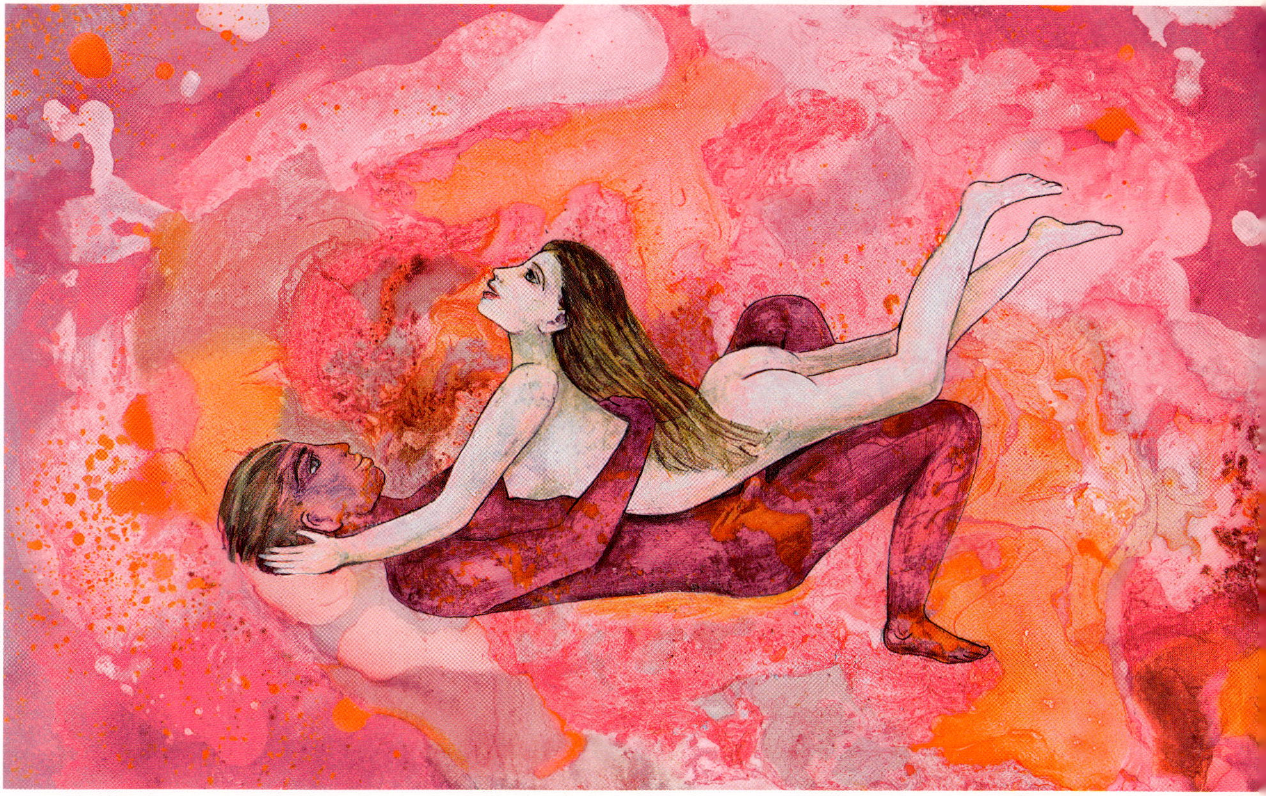

»Frauen sind so zart wie Blumen und sollten rücksichtsvoll und mit sanfter Überredung verführt werden. Nur dann wird sich das Begehren der Frau in Liebe verwandeln und nicht zu einer Aversion gegen Sex führen.«

Wenn eine Frau sofort nach dem Liebesakt zum Tagesgeschehen zurückkehrt, ohne nette Worte für ihren Liebhaber zu finden, ohne ihn zu küssen, zu umarmen und zu liebkosen, sollten Sie als Mann dringend darüber nachdenken, was mit Ihrem Sexualleben nicht stimmt! Frischen Sie Ihre Kenntnisse auf und vor allem: Fragen Sie Ihre Frau nach ihren Wünschen!

… und noch einiges mehr

Hilfsmittel

Schon Vatsyayana, der Autor des *Kamasutra,* beschreibt künstliche Penise aus Blei, Holz, Kupfer, Elfenbein, Zink, Gold und Silber, welche die Frau beglücken sollen, wenn die Erektion beim Mann nicht standhält oder die Größe des Penis für sie zur sexuellen Erfüllung nicht ausreicht.

Penisattrappen oder andere »Vergnügungsutensilien« werden in der heutigen Zeit auf dem Erotikmarkt in großen Mengen angeboten. Allerdings geht es dabei eher um Maßnahmen, die dazu dienen, sich selbst zu befriedigen und seltener darum, mit diesen Hilfsmitteln das Sexualleben einer Partnerschaft aufzupeppen. In manchen Situationen kann ein solches Spielzeug eine Partnerschaft sicher erfrischen und würzen. Wenn Sie ohne Ihre Hilfsmittel die Sexualität mit dem Partner nicht (oder nicht mehr) genießen können, sind Sie wahrscheinlich schon abhängig davon. Eine erfüllte Sexualität mit Hilfsmitteln ist allerdings für eine Partnerschaft immer noch gesünder als gar keine.

Auch erotische Literatur, Filme und Hörspiele mögen dazu dienen, die Lust zu entfachen und Spaß am Sex zu haben.

Vorsicht! ist allerdings geboten bei allen Gegenständen, die in die Vagina oder andere Körperhöhlen eingeführt werden, wenn Sie nicht aus absolut bruchsicherem, verletzungsfreiem Material sind!

Das beste »Mittel« für eine erfüllende Sexualität ist jedoch ein liebevolles Miteinander im Alltag, gegenseitige Achtung und Beachtung sowie Liebkosungen in Worten und Taten: Machen Sie Ihren Mann zum Prinzen und Helden, loben Sie ihn und sagen Sie ihm, wie wunderbar er ist! Bringen Sie Ihrer Frau Blumen mit und huldigen Sie ihr als der schönsten Geliebten und Königin Ihres Herzens!

Oraler Sex

»Es gibt alte Männer, die sind der Ansicht, dass oraler Sex verboten werden sollte. Ich aber denke, dass Liebende in der Hitze der Leidenschaft alles tun sollten, was ihr Herz begehrt. Wenn sie sich gegenseitig gleichzeitig die Genitalien küssen, so wird das Kakila, die Krähe, genannt.«[6]

Oraler Sex ist im *Kamasutra* vor allem den Eunuchen vorbehalten. Für sie war es das Hauptbetätigungsfeld in ihrem sexuellen Leben. In einer Detailbeschreibung von acht Varianten wird der Oralverkehr zwischen Männern beschrieben. Außerdem bedienten sich auch Kurtisanen seiner, um verheiratete Männer »auszunehmen«. Wenn eine Frau den Mann oral befriedigt, dann nennt man das *Sadharana*, was so viel wie »gewöhnlich« bedeutet. Beglückt eine Frau eine andere Frau damit, dann heißt es *Asadharana* oder »ungewöhnlich«.

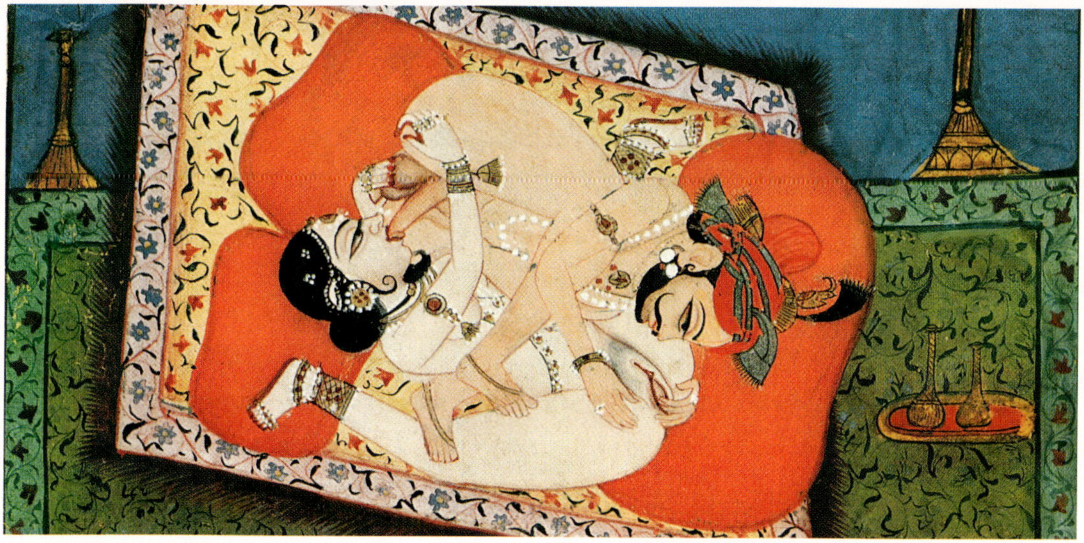

Die drei Formen des Verlangens

»Liebe, die aus einer Tätigkeit entsteht wie jagen, malen, tanzen, spielen«, wird im *Koka Shastra* von den Wissenden *»bedingte« Liebe* genannt. Gemeinsame Interessen waren von jeher eine Möglichkeit, gleich gesinnte Menschen und deshalb »geeignete« Partner kennen zu lernen. Bei Arbeit, Sport und Freizeit entstehen viele Beziehungen, die in einer Liebesbeziehung enden. Wer kennt Sie nicht, die Romanze am Arbeitsplatz, die sich beim Betriebsausflug anbahnte und nun schon zehn Jahre hält. Der Grund, warum viele Frauen und Männer Sportclubs beitreten, ist häufig der gleiche.

»Liebe, die weder einer Tätigkeit noch sonstigen Umständen entspringt, sondern sich spontan im Herzen erhebt, wie das Verlangen des Eunuchen nach intimem Verkehr mit dem Mund, oder von Männern und Frauen, sich zu küssen und sich zu umarmen, wird *spontane Liebe* genannt.« Das erste Kribbeln der Verliebtheit als Teenager, das Verlangen, einen Menschen zu beglücken, eine stürmische Liebesbeziehung, das »Nicht-darauf-verzichten-Wollen« – all das gehört hierher. So spontan, wie sie beginnt, kann die Liebe allerdings leider auch wieder enden.

»Liebe, die sich aus der gleichen Gesinnung der beiden Liebenden ergibt, die in der Seele entsteht, wird als die innigste Form der Liebe betrachtet, als *geistige Liebe.*« Jeder Mensch, der schon einmal einen »Seelenverwandten« kennen gelernt hat, weiß, wovon die Rede ist. Es herrscht zwischen diesen Partnern eine Einheit, die nicht erklärt zu werden braucht. Alles fügt sich von selbst und geht in eine gemeinsame Richtung. Diese Form der Liebe in einer Beziehung zu erleben ist für jeden Menschen sehr beglückend, bereichernd, lehrend und ein Wegbegleiter zum Selbst.

Abneigung gegen den Partner

Eine Frau wird einen Mann nicht mehr beachten, ihn nicht mehr küssen wollen, ihm widerstehen und seiner Gesellschaft überdrüssig werden, wenn der Mann folgende Eigenschaften hat oder erwirbt, so sagt das *Koka Shastra*: Feigheit, Mangel an Ausdauer, Unsauberkeit, Geiz, Rohheit, Grausamkeit beim Liebesakt oder im täglichen Leben, Unsensibilität im Umgang mit der Zeit für die Liebe; wenn er sich weigert, ihr Schmuck zu schenken; die Fehler anderer bemäkelt; sexuelle Lust unterdrückt; wenn er sie vernachlässigt oder gemein zu ihr ist. Zu ergänzen wäre noch: ständige Trunkenheit, Humorlosigkeit, Unehrlichkeit, Fanatismus (Sport, Vereinswesen, Fernsehen, Sex, Arbeit usw.).

Sie wird bedrückt sein; sich weigern, seine Worte zu erwidern; sie wird es nicht mögen, wenn er sie berührt und Schlaf vortäuschen, wenn er ins Bett kommt. In einem solchen Fall wird sie wird froh sein, wenn sie ihn verlassen kann.

Zur Hygiene

In der Ayurveda ist das tägliche Reinigen des eigenen Körpers für das Wohlbefinden auch gleichzeitig für das Reinhalten des Geistes und die spirituelle Ausstrahlung ein absolutes Muss. In der klassischen ayurvedischen Frauenheilkunde gibt es allerdings Einschränkungen, wonach sich die Frauen während der Menstruation mit dem Waschen zurückhalten sollten. Das ist jedoch überholt und auch für unsere Mitmenschen nicht zumutbar.

Umso mehr liegt es im Sinne von Verführung und Erotik, dass der gewählte Partner einen Geruch verströmt, der uns Lust macht. Bestimmt gibt es Momente der Leidenschaftlichkeit, wo gerade der Körperduft einer Frau oder eines Mannes dem Liebespartner so richtig gut gefällt. Dieser Eigengeruch eines jeden Menschen ist es ja auch, der unsere Urinstinkte weckt. Man muss einen Partner »riechen« können. Nichtsdestotrotz: Schweiß- oder Geschlechtsgeruch an einem Menschen, der sich schon ein paar Tage nicht gewaschen hat, ist sehr abstoßend und zudem unhygienisch.

Hygiene bei sich und mit dem Partner und das Verwenden von Präservativen zum Schutz vor Ansteckung sollte in einer erst beginnenden Liebesbeziehung nicht vergessen werden.

Ayurveda-Verhaltensregeln in der Sexualität

In der Ayurveda gibt es außerdem Verhaltensregeln, die besagen, welches günstige und welches ungünstige Tage für Sex sind. Einige sollten auch heute noch gelten:

Nicht zu empfehlen ist Sex

- bei Vollmond
- am Jahrestag des Todes der Eltern
- an großen Feiertagen

- im Hochsommer
- in schmutziger Umgebung
- mit unehrenhaften Absichten
- an öffentlichen Plätzen
- in Kirchen
- auf Friedhöfen
- im Haus eines gerade Verstorbenen
- wenn einer der Partner nicht einverstanden ist
- mit schwer kranken Menschen und
- vor Kindern

Empfehlenswert ist Sex
- mit einem geliebten Partner
- im Winter und im Frühjahr
- nach einem reinigenden Bad
- an einem geschützten, sauberen Ort
- am frühen Abend

Verändertes sexuelles Verlangen stellt sich ein bei
- Krankheit
- Trauer oder
- wenn wir uns Sorgen machen

Dann wird die Lust hintangestellt und Mitgefühl und Zärtlichkeit sind gefragt – sowohl beim Mann als auch bei der Frau. Unser Partner sollte eben in allen Lebenslagen zu uns passen! Gesunde Lusterfüllung kann eine Beziehung lebenslang erfüllen und die Liebe erhalten.

Über Männer- und Frauen-Typen

Typologie nach Kamasutra

Im *Kamasutra* nun können drei Männer-Typen – je nach Größe ihres Penis – unterschieden werden. Das sind:

- Rammler- Typ (eher kleiner Penis)
- Stier-Typ (mittlere Penisgröße)
- Hengst-Typ (großer Penis)

Vatsyayana unterscheidet bei der Frau folgende drei Typen – abhängig von der Weite und Tiefe ihrer Vagina:

- Gazellen-Typ (eher kurz)
- Stuten-Typ (mittlere Größe)
- Elefantenkuh-Typ (große Vagina)

So ergeben sich drei Paare, die bezüglich ihrer Sexualorgane wohl am besten harmonieren: Rammler und Gazelle, Stier und Stute sowie Hengst und Elefantenkuh. Sechs Typen gelten eher als unpassend (das sind Rammler und Stute, Rammler und Elefantenkuh, Stier und Gazelle, Stier und Elefantenkuh, Hengst und Gazelle sowie Hengst und Stute) – insgesamt werden im *Kamasutra* also neun Vereinigungstypen beschrieben.

Durch bestimmte Stellungen können aber auch »ungleiche« Paare eine erfüllte Sexualität leben. Sobald der Mann nackt ist und eine Erektion hat, kann die Frau erkennen, um welchen Männer-Typ es sich handelt und dementsprechend mit geeigneten Stellungen die Lust oder die Vorfreude steigern. Der Idealfall ist, wenn die Geliebten nicht nur im Geiste, sondern auch was die Größe der Geschlechtsteile anbelangt, harmonisieren. Vor dem Sex lässt sich jedoch selten auf die Größe der Vagina oder des Penis schließen.

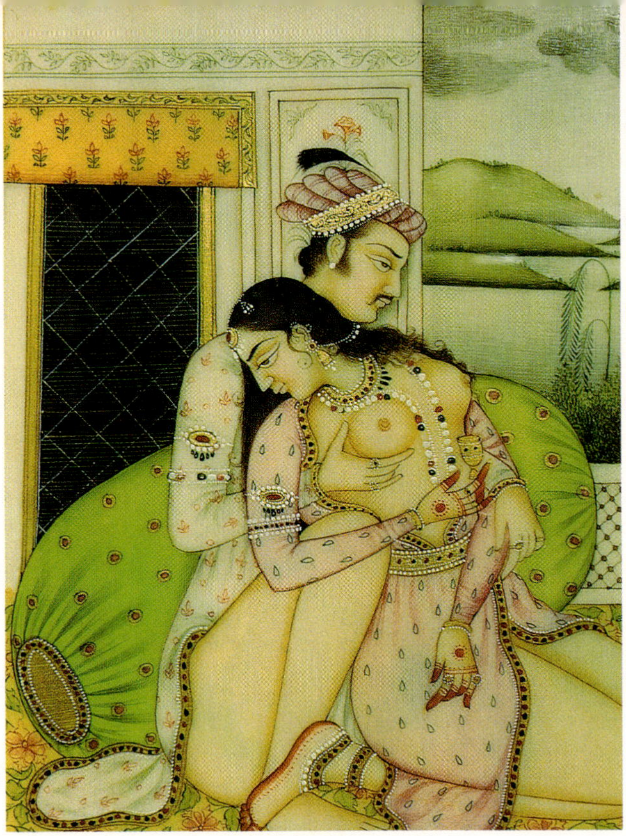

Bei Beratungsgesprächen stellt sich immer wieder heraus, dass viele Ehemänner nicht damit zurechtkommen, wenn sich die Vagina ihrer Frau nach der Geburt der Kinder geweitet hat. Wichtig ist in jedem Fall, dass die Partner miteinander über solche Dinge sprechen, sich ihre Wünsche und Vorstellungen mitteilen. Liebe und Einfühlvermögen tragen sicher viel dazu bei, dass die sexuelle Beziehung nicht darunter leiden muss. Es gibt einfache Tipps, die dem Paar helfen, dass es trotz dieser Veränderung Lust erfahren und Erfüllung finden kann. Lusterfüllung sollte immer für beide Partner möglich sein, und wie Sexualität ausgeführt wird, das sollte von beiden so gewollt sein.

In den westlichen Ländern ist es kein allzu großes Problem mehr, Partner in Bezug auf Sexualität vor der Eheschließung »auszuprobieren«. Das hat sicher den Vorteil, dass auch Frauen in der Sexualität Wünsche haben, die vom Mann erfüllt werden sollten. Beim Sex erkennt man sehr rasch, ob der Partner der geeignete sein kann oder ob die Suche nach dem »Traummann« noch fortgesetzt werden muss.

Die verschiedenen Positionen

Bei gleichen Typen wird die einfache Stellung empfohlen, das heißt, die Frau liegt auf dem Rücken und der Mann dringt von vorn in sie ein, wobei die Beine der Frau weder zu eng zusammenliegen noch zu weit geöffnet werden sollen. Wenn sich Gazellen-Frau und Hengst-Mann dem Orgasmus nähern, sollte die Frau auf dem Rücken liegen und die Beine sehr weit spreizen. Die Elefantenkuh-Frau, die eine sehr große Vagina hat, sollte ihre Schenkel beim Verkehr mit einem Rammler- und Stier-Mann fest zusammenpressen.

Im *Kamasutra* wird eine Vielzahl von Stellungen für den Geschlechtsverkehr zwischen

Menschen, die vom Typ her nicht ideal zusammenpassen, empfohlen. Wer sie alle kennen lernen möchte, lese einfach im *Kamasutra* nach (siehe unter *Literaturtipps*, Seite 228). Hier sollen nur einige dieser Vereinigungstechniken beschrieben werden, da sie zum Teil sehr schwierig nachzuvollziehen sind. Ayurveda ist generell der Ansicht, dass Elefantenkuh-Frauen am meisten Sex haben können, auch mehrmals täglich. Stuten-Frauen dagegen gemäßigt und regelmäßig. Gazellen sollten darauf achten, dass sie immer wieder genügend Erholungsphasen haben, um ihre Körpergewebe zu regenerieren. Nun zu den Stellungen, die Sie vielleicht inspirieren – oder einfach nur erstaunen – mögen:

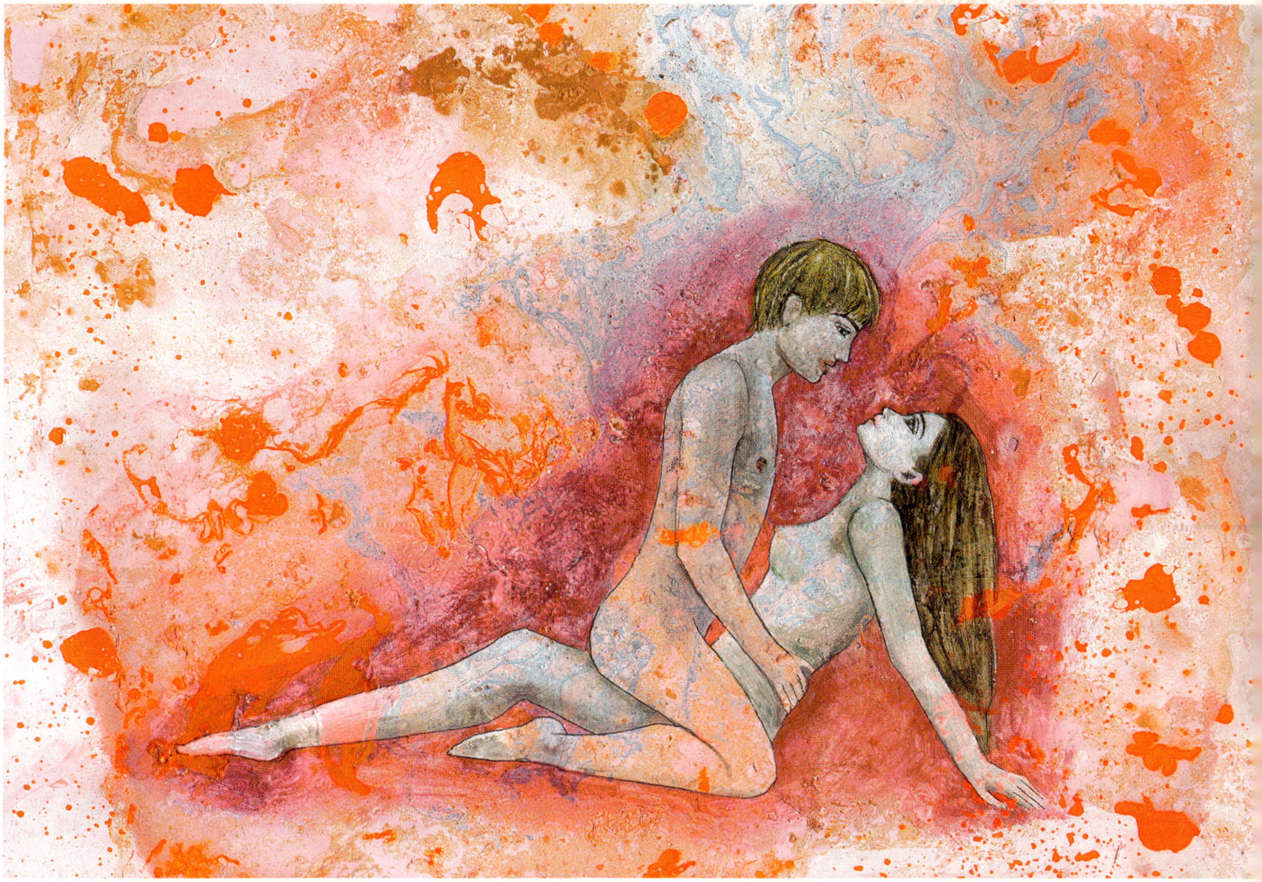

Samputaka – Vereinigung im Liegen

Hier gibt es zwei Varianten:

1. *Parshva* oder seitlich liegend, wobei sich beide ins Gesicht sehen
2. *Uttana* – hier liegt die Frau auf dem Rücken. Je nachdem in welcher Position sich der Mann befindet, bieten sich Untervariationen an (probieren Sie selbst aus ...)

Piditaka – die drückende Position

Die Frau drückt ihre Oberschenkel so eng wie möglich aneinander, und das auch noch nach dem Geschlechtverkehr.

Vadavaka – die Stutenposition

Wenn die Frau nach dem Koitus den Penis des Mannes festhält (wie eine Stute). Diese Übung wird zwischen Elefantenkuh-Frau und Rammler empfohlen. Die Frau kann dem Mann damit viel Wonne schenken.

Veshtitaka – die windende Position

Die Frau drückt Ihre Oberschenkel eng an den Geliebten – dabei dreht sie ihren linken Oberschenkel nach rechts, den rechten nach links – so kann sie ihren Unterleib enger machen.

Jrimbhitaka – die weit geöffnete Position

Hier legt der Mann die Oberschenkel der Frau vor dem Eindringen auf seine Schultern. Diese Stellung ermöglicht ein sehr tiefes Eindringen des Penis in die Frau.

Bhugnaka – die aufsteigende Position

Die Frau hebt beide Oberschenkel hoch. Diese Position wird der Elefantenkuh-Frau empfohlen, so verengt sich ihre Öffnung ein wenig.

Venudaritaka – der gesplitterte Bambus

Die Frau streckt ein Bein, das andere liegt auf der Schulter des Mannes.

Paravrittaka – die gedrehte Position
Hierbei handelt es sich um eine Stellung, die geübt werden muss. Der Penis bleibt in der Frau und der Mann dreht sich nach der Vereinigung in der Frau, während sie sich an seinem Rücken festhält.

Piditaka – die Krebsposition
Hier winkelt die Frau ihre Beine an und hebt sie gleichzeitig empor; die Füße sind in der Nabelgegend des Mannes.

Padmansana – die Lotosstellung
Die Oberschenkel der Frau sind gekreuzt, der linke Fuß liegt auf dem rechten Oberschenkel, der rechte Fuß liegt auf dem linken Oberschenkel.

Ungeeignete Positionen

Aus Sicht der Ayurveda werden allerdings einige Positionen als ungeeignet angesehen, da sie zu einer Vermehrung der Bioenergien führen können. Wie Sie bereits erfahren haben, ist jedes Ungleichgewicht auf eine Disharmonie im Körper zurückzuführen und kann über kurz oder lang zu Krankheiten führen. Durch zu viel Sex oder falsche Stellungen können sich speziell bei der Frau Störungen einschleichen, die relativ einfach behoben oder in Zukunft vermieden werden können.

Typologie nach Ayurveda

Im Folgenden ist nun aufgeführt, worauf Sie mit Ihrer Konstitution beim Sex achten sollten, damit Sie keine Störungen der Bioenergien provozieren. Die ayurvedischen Ratschläge sind darauf bezogen, Ihre vorherrschende Bioenergie nicht noch weiter zu vermehren.

Sex in Maßen und Ihrer Konstitution entsprechend wird Ihre Gesundheit fördern und Sie zufrieden und ausgeglichen sein lassen!

Vata-Typen

brauchen unbedingt ein Vorspiel, sei es in Form eines guten Essens oder von zärtlichen Umarmungen und Streicheleinheiten ... Wichtig ist in jedem Fall eine entspannte Atmosphäre; also: vermeiden Sie Stress. So können Sie sich fallen lassen und das Spiel genießen. Sanfte, zärtliche Liebesstellungen sind für Vata-Konstitutionen etwas Wunderbares. Sie gleichen den Überschuss an Vata aus und führen im Orgasmus zu einem zufriedenen, glücklichen Liebesleben ... und das wirkt sich natürlich auch auf die Partnerschaft aus.

Achten Sie auf Folgendes:

1. Wenn die Frau beim Sex die Bauchlage einnimmt, wird sich Vata sehr vermehren. Besonders abzuraten ist diese Stellung vor der Menstruation, da sie zu großen Störungen mit Menstruationsschmerzen führen kann.
2. Zu häufiger Sex ohne Regenerationsmöglichkeit vermehrt das Element Vata sehr stark und ist deshalb zu vermeiden.
3. Exzesse, die einen Vata-Menschen noch zusätzlich seelisch überfordern, sollten generell vermieden werden, denn jede Form von Stress wird ihn belasten und sein Gleichgewicht stören.
4. Im Winter, wo Vata ohnehin vorherrscht, sollten Sie Sex nur in sehr gut geheizten Räumen haben und auf warme, nährende Speisen davor und danach nicht verzichten.

Pitta-Typen

brauchen ein sehr fantasievolles Vorspiel; lassen Sie keine Langeweile aufkommen. Je besser Sie vorbereitet sind, wenn Sie sich mit einer Pitta-Konstitution einlassen, umso mehr wird sie es Ihnen danken. Pitta-Menschen können relativ oft Sex haben, ohne dabei gleich alle körperliche Reserven aufzubrauchen. Trotzdem müssen auch sie darauf achten, ausreichend zu trinken und zu essen. Nehmen Sie im Sommer ein kühlendes Bad; beruhigende Farben im Schlafgemach kommen Ihnen außerdem zugute, damit Sie vor dem Sex nicht in hitzige Diskussionen fallen und es dann gar nicht mehr zum Eigentlichen kommt.

Achten Sie auf Folgendes:

1. Wenn Sie als Frau beim Sex häufig auf der linken Seite liegen kann die Pitta-Energie nicht ungehindert fließen. Es kommt so zu einem Rückstau des Feuers im Körper. Und sollten Sie einen Kinderwunsch haben, wird die Fruchtbarkeit dadurch eingeschränkt, da durch die vermehrte Hitze Eizelle und Sperma quasi »verbrennen«.
2. Zu scharfes Essen und zu viel Alkohol sollen Pitta-Menschen ebenfalls meiden.
3. Außerdem neigen Sie zu Körpergeruch. Nicht alle Menschen kommen mit den starken Ausdünstungen zurecht. Waschen und Duschen Sie sich auf alle Fälle vor dem Verkehr.
4. Wenn Sie einen Geliebten haben, der Ihren persönlichen Geruch wie ein Aphrodisiakum liebt, warten Sie nicht lange. Tauchen Sie ein in den See aus Moschus und Intimgerüchen.

Kapha-Typen

können regelmäßig Sex haben – das ist fast schon ein Muss. Sie brauchen Sex, am besten jeden Tag. Manchmal sogar morgens und abends. Wenn sie das Glück haben und ihnen auch ein Kapha-Partner zur Seite steht, können sie Sex haben, solange und soviel sie wollen – im Bett oder an ihren anderen Lieblingsplätzen. Ihre körperliche Konstitution lässt sich auch wilden Sex gern gefallen, sie profitieren sogar zusätzlich, denn beim Sex können sie abnehmen.

Achten Sie auf Folgendes:

1. Vermeiden Sie Stellungen, bei denen die Frau auf der rechten Seite liegt, das führt zu einer Vermehrung von Kapha und behindert den normalen Energiefluss zum Uterus. Die Folge können vermehrter Ausfluss, Myome oder Zysten sein.
2. Kapha-Menschen haben zwar die körperliche Ausdauer für viel Sex, aber sie sind manchmal im Geist sehr träge und brauchen deshalb Stimulation vom Partner, damit es überhaupt zu einer leidenschaftlichen Begegnung kommen kann.
3. Kochen Sie mit pikanten Gewürzen frische Speisen, um diesen Typ »in Fahrt« zu bringen, und zünden Sie nicht nur in der Küche ein Feuer an. Legen Sie schwungvolle Musik auf, laden Sie zu einem Tänzchen ein. Wenn das Feuer geschürt ist, haben Sie

schon fast gewonnen, dann ist Ihr Kapha-Partner fast nicht mehr zu bremsen. Machen Sie auf keinen Fall den Fehler, ihm etwas zu essen hinzustellen, denn das könnte ihn vielleicht sogar vom Sex abhalten.

... und noch mehr über Ihren Typ

Sind Sie Vata-Frau und Gazelle?

Bitte achten Sie darauf, dass sie nicht zu exzessiv Sex haben. Sind Sie gerade in der Anfangsphase Ihrer Verleibtheit und ist ihr Liebeshunger sehr groß, dann legen Sie Ihr Rendezvous immer so, dass Ihr Partner zwischendurch arbeiten muss, damit Sie sich erholen können. Nach vierzehn Tagen Urlaub mit Ihrem Geliebten werden Sie erst einmal Erholung brauchen, um wieder auf die Beine zu kommen.

Sind Sie Pitta-Frau und Stute?

Dies ist eine wahrhaft gelungene Kombination: Sie können in der Anfangsphase der Verliebtheit Ihrem Verlangen nach Sex nachgeben, wann immer Sie wollen. Reserven sind vorhanden, also kann auch ein für kurze Zeit ausschweifendes Sexualleben Ihrem Energiepotenzial nicht viel anhaben. Der Partner, den Sie gewählt haben, muss allerdings Fantasie beweisen und sollte Ihnen wundervolle Orgasmen schenken, sonst wird es Ihnen bald langweilig und Sie sehen sich nach einem anderen Liebhaber um.

Sind Sie Kapha-Frau und Elefantenkuh?

Der Mann, den Sie erwählt haben, sollte möglichst ein Hengst-Mann sein. Jeder Stier- oder Rammler-Typ wird spätestens nach einer Woche die Flucht ergreifen, denn Ihr Liebeshunger ist unersättlich ... und kurze Zeit nach einem Orgasmus haben Sie schon wieder Lust auf ein neues Spiel. Das hält nicht jeder Mann aus: Versorgen Sie ihn zwischendurch mit köstlichem Essen, damit seine Kraftreserven nicht zu schnell erlahmen und Sie hemmungslos Ihrer Lust frönen können.

Sind Sie Vata-Mann und Rammler?

Sie sind ein Fantast und hegen die tollsten erotischen Gedankenspiele. Die Frauen lieben es, Ihnen zuzuhören, und erwarten sich allerlei Abenteuer von Ihnen. Leider lässt Ihre Konstitution das nicht immer zu. Es ist schwierig, als Frau zu verstehen, warum der Traumprinz auf einmal nach einem kurzen Telefonat das Weite gesucht hat. Versuchen Sie, zwischen den Liebesabenteuern wieder ausreichend Energie aufzutanken: Essen Sie frische, nährende Speisen; ölen Sie sich nach Ayurveda regelmäßig ein – dann steht Ihrem Durchhaltevermögen nichts mehr im Wege. Mit einer Vata-Frau haben Sie eine wunderbar passende Gefährtin gefunden. Sie können Traumreisen auf die Liebesinsel mit ihr machen und brauchen um ihre eigene Körperenergie nur in der Anfangsphase zu bangen. Die Pitta-Frau verlangt Ihnen da schon mehr ab, sie besteht vor allem darauf, dass sie bekommt, was ihr versprochen wurde. Bei der Kapha-Frau haben Sie körperlich eindeutig das Nachsehen, mit Ihren Reserven können Sie nur bei täglichen Ölmassagen und zwei warmen Mahlzeiten am Tag mithalten. Aber Sie wird Ihre Fantasie lieben und damit können Sie sicher vieles ausgleichen.

Sind Sie Pitta-Mann und Stier?

Sie können Frauen beglücken und müssen dafür nicht viel tun. Allein Ihre Ausstrahlung, die manchmal nur so sprüht vor Erotik, lässt Frauenherzen schneller schlagen. Übertreiben Sie es nicht mit Alkohol und scharfen Gewürzen, das treibt Ihre Leidenschaft und Emotionalität sehr hoch – und wenn Sie ein wenig länger zappeln müssen, als Sie möchten, könnte das der Grund sein, warum Sie einen Streit vom Zaum brechen …

Kühlen Sie sich rechtzeitig ab, springen Sie unter die kalte Dusche. Die Frau, die sie liebt, wird Ihnen Ihren Hitzkopf in den meisten Fällen nachsehen, denn: durch Ihre Leidenschaft können Sie vieles wettmachen.

Sind Sie Kapha-Mann und Hengst?

Mutter Natur hat Sie erschaffen für ein pralles, üppiges Sexualleben. Wenn Sie sich vom Fernseher lösen und auf Ihre Partnerin sensibel eingehen, sind Sie der ideale Mann: Sie sorgen für eine dauerhaft befriedigende Sexualität. Achten Sie auf Ihr Gewicht und auf

Ihre Gedanken. Lassen Sie es nicht durchgehen, dass Sie körperlich träge werden und lieber über die Fußballergebnisse nachdenken als über eine kleine Überraschung für Ihre Frau.

Ihre Traumfrau könnte eine Pitta-Frau sein, denn sie kann körperlich mithalten, ersinnt allerdings auch immer Neues, das Sie auf Trab hält. Sie wird Ihnen richtig »einheizen«. Die Vata-Frau braucht viel Zärtlichkeit, Einfühlungsvermögen – und Ruhepausen. Die Kapha-Frau, die auch zu Trägheit neigen kann, sollte Sie sexuell fordern, damit Sie nicht zu viel Zeit mit Essen verbringen. Suchen Sie sportliche Betätigung und legen Sie ab und zu einen Fastentag ein, so steht einem dauerhaften Liebesleben nichts im Wege.

Tipps für Verbindungen zwischen den drei einfachen Konstitutionstypen

Vata-Frau & Vata-Mann

Bitte schalten Sie Ihren Verstand ein und geben Sie sich nicht jedem Lustgefühl hin, denn über kurz oder lang werden Sie keine Reserven mehr für Ihren Alltag haben. Sex nach einem romantischen Essen zu zweit wird Ihnen gut tun und Ihre Kräfte nicht völlig schwinden lassen. Trinken Sie im Anschluss Milch mit Ghee und Zucker, um sich wieder aufzubauen. Einmal am Tag ein warmes Essen – das ist ein Muss für Sie beide! Bremsen Sie Ihren Partner ein wenig, indem Sie ruhige Musik hören, ein schönes warmes Bad nehmen oder sich einen kleinen Spaziergang gönnen!

Vata-Frau & Pitta-Mann

Die Vata-Frau liebt es, gestreichelt zu werden, und braucht Zärtlichkeit bei einem schönen Vorspiel. Der feurige Pitta-Mann denkt an Sex und die Natur in ihm möchte diesem Wunsch so schnell wie möglich gerecht werden. In diesem Fall muss der Pitta-Mann lernen, Rücksicht auf seine Partnerin zu nehmen, und ihr Zeit lassen, damit Sie sich an seinem Feuer erwärmen kann. Die Vata-Frau sollte es dem Pitta-Mann allerdings auch nicht übel nehmen, denn er hat so große Lust und denkt in diesem Moment nicht daran, dass sie vielleicht gerade nicht möchte. Drüber reden ist auch hier das A und O. Die Vata-Frau kann sich auf Ihren Mann vorbereiten, indem sie warm badet und erotische Literatur liest. Sie sollte schon »angewärmt« sein, dann kann ihr der Pitta-Mann mit seiner Leidenschaft eine wunderbare Liebesnacht schenken.

Vata-Frau & Kapha-Mann

Beide brauchen Wärme, um sich wohl zu fühlen. Die ideenreiche Vata-Frau tut sich leicht, den Kapha-Mann mit ihren Fantasien zu beflügeln. Wenn er dann allerdings in Fahrt ist, hört er so schnell nicht mehr auf. Das heißt, die Vata-Frau wird körperlich bald erschöpft sein, der Kapha-Mann aber möchte mehr und mehr – und wird mit der Zeit aber eine Frau vorfinden, die einfach keine Lust mehr hat und sich langsam zurückzieht. Der Kapha-Mann kann seiner Partnerin helfen, indem er Verständnis für sie aufbringt und sie körperlich nicht überanstrengt. Er sollte sich ein ausgleichendes Hobby suchen. Nicht umsonst sind die Fitnessklubs voll mit Kapha-Männern, die ihre überschüssige Kraft dort loswerden. Die Vata-Frau kann ihrerseits sehr viel mit nährendem, wärmendem Essen für sich tun, um die Energieverluste wieder zu ersetzen. Sie sollte ausreichend schlafen und sich fit halten, damit sie ihrem Kapha-Mann eine lustvolle Frau sein kann und selbst Spaß hat.

Pitta-Frau & Pitta-Mann

Dies ist eine Kombination, die sich sehen lassen kann! Beide sprühen von Energie; sie wollen Sex – sofort – und tun es auch. Alles bleibt liegen und stehen und sie reißen sich, wenn es sein muss, die Kleider vom Leib, fallen übereinander her und lieben auch schnellen Sex. Nach dem Sex ist die Welt wieder in Ordnung und sie gehen ihrer gewohnten Arbeit nach. Das funktioniert natürlich nur, wenn beide fit sind und durch die richtige Ernährung und einen ausgeglichenen Lebensstil Ihre Kräfte unterstützen. Der Pitta-Mann sollte seiner Frau Komplimente machen und Blumen und Konfekt mitbringen. Sie liebt es, verwöhnt zu werden. Sie kann übrigens den Mann überraschen, indem Sie ihn einlädt, mit ihm in ein schönes Restaurant zu gehen, und ihn beim Nach-Hause-Kommen mit ihrer neuen Unterwäsche verführt.

Pitta-Frau & Vata-Mann

Dies ist eine Verbindung, die für die Pitta-Frau nicht ganz einfach ist, denn der Vata-Mann spricht gern über die sexuellen Abenteuer, die er mit ihr erleben wird ... aber es kommt leider zu selten dazu. Er verzettelt sich in seiner Fantasie und wenn es so weit ist, geht ihm sprichwörtlich »der Saft« aus. Eine kurze Zeit kann er die Pitta-Frau beglücken, aber es kostet ihn viel Kraft, sie zu befriedigen. Die Pitta-Frau kann den Vata-Mann unterstützen, indem Sie ihn bekocht und liebevoll umgarnt. Sie soll ihm sagen, wie wunderbar er ist, damit beflügelt sie ihn – und wenn sie dann im heißen Wasser mit ihm badet, wird sie es bestimmt schaffen ... Der Vata-Mann sollte sich ein wenig zurückhalten und nur versprechen, was er wirklich halten kann, denn seine Frau nimmt ihn beim Wort – und da kann er konstitutionell einfach nicht mithalten.

Pitta-Frau & Kapha-Mann

Dies ist eine ideale Möglichkeit für die Pitta-Frau: Sie kann Sex haben, wann immer sie möchte und solange sie möchte. Vorrausgesetzt, sie kann den Kapha-Mann dazu motivieren und ihn hinter seinem Schreibtisch hervorlocken. Die Pitta-Frau sollte beim Kochen vorsichtig sein und den Kapha-Mann in seiner Trägheit nicht durch zu viel Pasta und Pizza unterstützen. Je frischer und feuriger sein Essen und die Umgebung sind, desto frecher ist der Sex mit ihm. Versackt er nicht im Wohnzimmer vor dem Fernseher, dann kann sie schauerlich wundervolle Liebesabenteuer mit ihm erleben und die gemeinsame Erotik wird die Beziehung jeden Tag neu beleben.

Kapha-Frau & Kapha-Mann

Beide können sehr träge sein und brauchen unbedingt etwas, das sie auf Trab bringt. Das können Freunde sein, die sie zum Sport mitnehmen oder zum Tanzen. Wichtig ist, dass beide Abwechslung wollen, sonst endet diese Beziehung vor dem Fernseher (mit Chips, Bier und Cola). Irgendwann, wenn die Waage zwanzig Kilo zu viel anzeigt, kann es passieren, dass ein Partner an Sex gar keine Freude mehr hat und der andere eine »neue Weide« sucht. Das könnte allerdings dann genau das sein, was eine solche Partnerschaft wieder in Schwung bringt, denn wenn sich außergewöhnliche Aufregungen einstellen, wird Pitta angeregt und der alte Phlegmatiker wird auf einmal zum charmanten Frauenhelden. Wenn Kapha-Frau und Kapha-Mann auf sich achten und Ihre Ernährung anpassen, steht einer wonnigen, sinnlichen Sexualität nichts im Weg; sie haben beide Spaß daran und können so viel Sex haben, wie sie nur wollen: je mehr Sex, umso besser und umso gesünder.

Kapha-Frau & Vata-Mann

Die beiden Typen sind weit entfernt voneinander und doch können Sie sich sehr nahe kommen und auf das Allerbeste ergänzen. Der Vata-Mann kann die Kapha-Frau als sinnliche Venus aufs Podest stellen. Sie wird ihn anhimmeln als den Poeten und Helden, der ihr die Welt zu Füßen legen will. Sie wird ihn verführen; da sie den ruhigen Seiten des Lebens aber auch viel abgewinnen kann, hat der Vata-Mann genügend Zeit, um seine Batterien wieder aufzuladen und seine willige Frau zu beglücken. Beide sind sich gegenseitig Stütze und Antrieb. Nicht umsonst haben die Walküren oft kleine Vata-Männer und keiner kann verstehen warum. Endlich ist das Geheimnis gelüftet!

Kapha-Frau & Pitta-Mann

Der Pitta-Mann kann sein Feuer mit dieser Frau so richtig ausleben. Sie hat die Reserven, um ihm standzuhalten, und gleichzeitig die Ruhe, um ihn nicht komplett zu entleeren. Emotional kann der Mann lange seine Leidenschaft leben; übertreibt er aber gar zu sehr und kann sich nicht beherrschen, wird die Kapha-Frau ungehalten reagieren. Der Pitta-Mann hat in dieser Frau eine Partnerin gefunden, die mit ihm durch dick und dünn gehen kann und sein Feuer in den Lenden zu schätzen weiß.

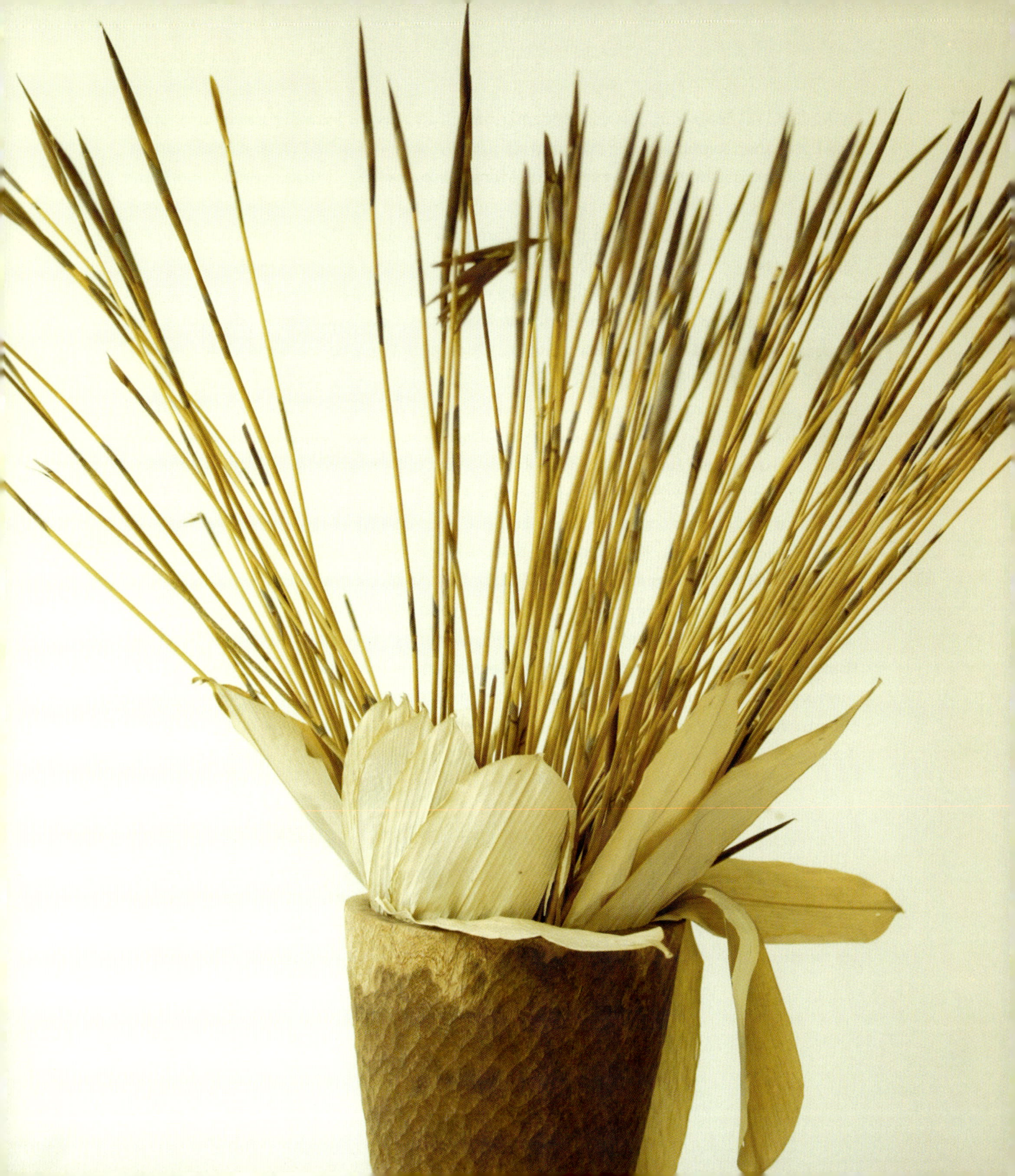

Nachwort

Die Sinne beleben

Für jeden Menschen gibt es den richtigen Zeitpunkt, um in ein vielleicht schon etwas eintöniges, eingefahrenes Leben wieder frischen Wind hineinzubringen. Wer sich in einer Buchhandlung nach einem neuen Werk umsieht, der erhofft sich Bereicherndes, Neues, Bestätigendes zu finden. Ich habe Bücher gelesen, von denen ich mir Rat und Tat erwartete und ich habe Bücher einfach aus einer Laune oder Intuition heraus gekauft – beides hat mir meist eine neue Perspektive gegeben. Die Möglichkeit, Dinge und Situationen mit anderen Augen zu betrachten und eine neue Antwort zu finden, ist das wunderbarste beim Lesen. Vieles vom großen Wissen der Bücher tragen wir bereits in uns! Oft wird beim Lesen nur bereits Geahntes erweckt, manchmal ändert sich die Sichtweise, manchmal offenbart sich sogar der Schritt in eine neue Dimension. Filme, Vorträge, Bücher – sie alle können uns helfen, eine Neuerung zu wagen.

Im Rahmen der Gespräche bei Ayurveda-Beratungen tauchte immer wieder der Aspekt auf, dass es zu wenig Zärtlichkeit, zu wenig Sex und zu wenig Zuneigung in der Partnerschaft gibt. Auf der einen Seite stehen die unzufriedenen Frauen, die sich von ihren Männern mehr erhofft hatten. Mutter und Hausfrau zu sein ist eine wunderbare Sache, aber es reicht oft nicht aus, um eine Frau zu erfüllen. Auf der anderen Seit gibt es unbefriedigte Männer, deren Frauen seit Jahren nur für den Haushalt und die Kinder da sind. Woran liegt das? – Unserer Erfahrung nach wird die Wahrnehmung, das heißt unsere Sinne immer mehr vernachlässigt. Sie zu beleben und zu regenerieren, das liegt uns sehr am Herzen.

Wir hoffen, dass Sie durch *Das Ayurveda-Kamasutra* wieder Lust bekommen haben zu experimentieren! So können Sie die Sinne in Ihrem Leben wieder beleben und damit auch neue Lust an Sinnlichkeit finden. Dieses Buch soll deutlich aufzeigen, wie Ihr Leben bereichert und gesünder werden kann durch eine glückliche, erfüllte und vor allem gelebte Sexualität und indem Sie Ihre Sinnlichkeit einfach zulassen. Ayurveda wirft Licht auf so viele Bereiche, die alle miteinander nur dazu dienen, Ihren Körper und Geist mit Gesundheit zu erfüllen und wieder aufzubauen, damit Sie sich der »schönsten Sache der Welt« voll und ganz hingeben können: der erfüllten Liebe!

Die eigenen Sinne richtig zu nutzen, das heißt, Ihrer Sinnlichkeit nachzugehen, beginnt schon damit, dass Sie richtig hinsehen, Dinge wahrnehmen und sich damit auseinander setzen. Nur wenn Ihre Sinne klar sind, können Sie selbst entscheiden, was Ihnen gut tut und was nicht. Stärken Sie Ihre eigene Wahrnehmung – das gilt für alle Lebensbereiche: vom richtigen Essen bis hin zur Partnerwahl! Immer mehr Menschen lassen sich von der reichen Medienwelt vorgaukeln, was gut für sie ist und wie sie was tun sollen.

Wache, gesunde Sinne helfen Ihnen, Ihre unmittelbare Umgebung mit Menschen, Natur und abstrakten Dingen selbst richtig wahrzunehmen; Ihren gesunden Menschenverstand dazu einzusetzen, dass Sie bereichert werden. Die Freude und das Glück, das Sie schenken können, wenn Ihre Wahrnehmungsfähigkeit geschult ist und Sie sensibel mit Ihren Mitmenschen und Ihrem Partner umgehen können, diese Freude kommt zu Ihnen zurück und wird Sie mit Zufriedenheit erfüllen.

Wir hoffen, dass Ihnen dieses Werk das uralte Wissen von Ayurveda und *Kamasutra* näher gebracht hat und Sie Ihren Körper neu erleben und Ihre Sinnlichkeit ohne schlechtes Gewissen genießen können.

Viel Neues, Prickelndes auf dem Weg der Sinne und eine Partnerschaft, die voll Wunder steckt – das wünschen wir Ihnen!

Anhang

Anmerkungen

1 Die Zitate aus den altindischen Schriften wurden allesamt vom Autor Dr. Hans Rhyner selbst aus dem Englischen ins Deutsche übersetzt.
2 »No Sex. Singles in Deutschland« in: *Spiegel Online. Das Panorama* vom 23.5.2002.
3 Ursula Krebs: »Sex ist Gesund«, in Gesundheit 6/02, Seite 45 ff.
4 Ebenda.
5 Vatsyayana: Kamasutra. Kapitel 6.
6 Ebenda, Kapitel 4.

Literaturtipps

Amendt, Günther: *Sexfront. Erweiterte Neuausgabe.* Rowohlt Verlag, Reinbek bei Hamburg 1989.

Bhagavad Gita. Mit einem spirituellen Kommentar von Bede Griffiths. Kösel Verlag, München 1993.

Gesundheit (hrsg. von Kommerzienrat Dr. Rudolf Bohrmann). Verlag Gesundheit GmbH, A-Leopoldsdorf.

Hirschi, Gertrud: *Lust auf Yoga. 84 Yogakarten für individuelle Übungsfolgen mit Begleitbuch.* Verlag Hermann Bauer, Freiburg 1997.

Hooper, Anne: *Das Kamasutra. Die Kunst der Sinnlichkeit.* Dorling Kindersley, Starn 2000.

Iyengar, B. K. S.: *Licht auf Pranayama. Das grundlegende Lehrbuch der Atemschule des Yoga.* O. W. Barth Verlag, München 2000.

Kipling, Rudyard: *Kim.* dtv, München 1999.

Pegrum, Juliet: *Vastu Vidya. Die indische Kunst des harmonischen Wohnens.* Urania Verlag, Neuhausen 2001.

Rhyner, Dr. Hans Heinrich: *Das Praxis-Handbuch Ayurveda. Gesund leben, sanft heilen.* Urania Verlag, Neuhausen 2001.

Rhyner, Dr. Hans Heinrich: *Gesund leben, sanft heilen mit Ayurveda.* Urania Verlag, Neuhausen 2001.

Rhyner, Dr. Hans Heinrich: *Mit Yoga im Gleichgewicht. Übungsprogramme zur Aktivierung und Entspannung.* BLV, München 2001.

Rosenberg, Kerstin: *Gesund, schön und sinnlich. Das Ayurveda-Praxisbuch für Frauen.* Verlag Hermann Bauer, Freiburg 2000.

Sahni, Julie: *Das große indische Kochbuch. Mit 200 Originalrezepten aus allen Regionen.* Wilhelm Heyne Verlag, München 2001.

Sahni, Julie: *Das große vegetarische indische Kochbuch. 200 Rezepte aus dem Ursprungsland der gesunden Ernährung.* Wilhelm Heyne Verlag, München 2001.

Satya Singh: *Das Kundalini Yoga Handbuch. Für Gesundheit von Körper, Geist und Seele.* Wilhelm Heyne Verlag, München 1990.

Schmieke, Markus: *Vastu. Gesund und harmonisch wohnen. Ein praktischer Ratgeber.* Falken Verlag, Niedernhausen 2000.

Swami, Sivananda Radha: *Geheimnis Hatha-Yoga. Symbolik – Deutung – Praxis.* Verlag Hermann Bauer, Freiburg 1998.

Vatyayana: *Kamasutra. Leitfaden der Liebeskunst.* Otus Verlag, St. Gallen 2002.

Vatyayana: *Kamasutra.* Parkland Verlag, Köln 2001.

Verma, Vinod: *Die Lebensküche. Meine besten Ayurveda-Rezepte.* Mary Hahn Verlag, München 2002.

Autorenkontakte, Kurse & Seminare

Schweiz:

Ayurveda-Praxis
Dr. Hans H. Rhyner
Bergstraße 8
9100 Herisau
Tel.: 0041/(0)71/3 50 16 60
E-Mail: dr.rhyner@bluewin.ch
www: ayurved.ch (Bezugsquelle)

Österreich:

Ayurveda-Fachinstitut Anemonya
Irene Karner
Burggasse 117/17
1070 Wien
Tel.: 0043/(0)1/4 05 55 87
E-Mail: irenekarner@aon.at
ayurveda@newsclub.at (Bezugsquelle)
www: Ayurveda-Institut.com (Bezugsquelle)

Bezugsquellen für ayurvedische Mittel

(ohne Anspruch auf Vollständigkeit)

Deutschland:
Bastei Apotheke
Karl-Theodor-Str. 38, 80803 München
Tel.:0 89/39 48 80
Fax: 0 89/34 59 61

Österreich: siehe Anschrift Seite 230

Schweiz: siehe Anschrift Seite 230